Dʀ Paul VAUTHEY
Ex-Interne des Hôpitaux,
Médecin consultant à Vichy

GAZ DE L'ESTOMAC

A L'ÉTAT NORMAL ET PATHOLOGIQUE

FERMENTATIONS STOMACALES

ET LEURS GAZ

A.-H. STORCK, ÉDITEUR
LYON

INTRODUCTION

Les aliments, en arrivant dans la cavité gastrique n'y rencontrent pas toujours les conditions physiologiques qui concourent au bon fonctionnement de l'organe, aux modifications normales qu'ils subissent pour devenir nutriments, conditions dont les deux principales sont la sécrétion et la propriété motrice des tuniques stomacales.

On s'était beaucoup occupé d'abord de la fonction sécrétoire de l'estomac, surtout quand on eut la possibilité d'obtenir facilement et pratiquement ces liquides sécrétés ; depuis Spallanzani en effet, qui pour avoir du suc gastrique faisait avaler à un aigle apprivoisé une éponge attachée à une ficelle, les moyens d'extraction et les procédés d'examen se sont considérablement perfectionnés : aujourd'hui l'usage courant des sondes stomacales, la pompe gastrique, les repas d'épreuve rendent à la fois facile et pratique l'étude des troubles de la sécrétion.

Depuis plusieurs années, on a restreint quelque peu cette importance trop considérable, presque univoque, qui avait été accordée aux sécrétions normales et a leurs modifications pathologiques, en étudiant de plus près le fonctionnement mécanique de l'estomac et les troubles apportés aux propriétés motrices des tuniques musculaires. Aussi maintenant, dans tous les cas d'affection stomacale, ceux-ci doivent être soumis à un examen aussi attentif que les troubles sécrétoires.

A ces deux questions, principalement à la dernière, s'en rattache une troisième : celle des fermentations anomales et l'étude des gaz auxquels elles donnent naissance dans la cavité gastrique.

Le tube digestif renferme des gaz, ce fait a été reconnu de tous temps, et de nombreux auteurs en ont fait, en se plaçant à des points de vue plus ou moins particuliers, une étude se rattachant ordinairement à des faits isolés.

Dans ces dernières années, les gaz produits par les fermentations anomales, ont été l'objet de recherches cliniques et expérimentales, surtout de la part des auteurs allemands qui se sont fait un nom en pathologie stomacale. En France, au contraire, les fermentations secondaires se trouvent citées fréquemment au cours de la description des diverses affections gastriques, les gaz produits sont énumérés dans nombre de travaux, signalés dans les ouvrages classiques, mais on ne trouve pas d'étude d'ensemble ; on n'a pas cherché à en déduire des conséquences pouvant avoir quelque intérêt tant au point de vue diagnostique, que pronostique et thérapeutique.

C'est pourquoi, sur les conseils de M. le professeur agrégé Devic, nous avons rassemblé tous les travaux qui sont venus à notre connaissance, et cherché à faire de cette question une étude aussi complète que possible, et dans ce but nous avons pratiqué un certain nombre d'expériences tendant à contrôler les faits énoncés.

Mais les fermentations anomales ne constituent pas la seule origine des gaz de l'estomac ; on en a cité au contraire de multiples, et parmi celles-ci la principale est l'air extérieur. Nous nous sommes proposé de rechercher quelle était l'importance respective de toutes ces causes, d'étudier plus longuement les principales et de voir quelles conséquences pratiques il est possible de tirer de cette étude.

Notre travail portera donc sur les *Gaz de l'estomac à l'état normal et pathologique,* quelle que soit leur origine.

Mais nous insisterons sur deux des principaux points de cette question, que nous étudierons dans des chapitres séparés : 1º les fermentations secondaires, 2º les phénomènes déterminés chez les hystériques par l'arrivée ou la présence des gaz dans l'estomac.

CHAPITRE PREMIER

Historique

Les gaz qui apparaissent dans le corps de l'homme en général, et dans les voies digestives en particulier, sont très anciennement connus.

Hippocrate a écrit un livre entier sur les vents ou flatuosités ; il dit que les aliments restent quelquefois trop longtemps dans l'estomac, et donnent alors lieu à une production exagérée de gaz. Après lui, les anciens auteurs avaient décrit des flatulences, l'émission d'éructations fréquentes, et donnaient à la maladie le nom de *morbus ructuosus*. On en avait fait une entité morbide et nombreux étaient les accidents auxquels elle donnait naissance : ils résumaient à peu près toute la pathologie. « Les médecins qui attribuaient toutes les maladies aux vents furent nommés Pneumatiques. Cette secte eut autrefois de la vogue. On dit qu'Hippocrate en était, et qu'elle a eu pour elle Athénée, Agathinus, Hérodote, Magnus, et le célèbre Arétée. » (Combalusier).

Tantôt complètement abandonnée, tantôt reprise par quelques auteurs, cette idée s'est conservée jusqu'aux siècles derniers. A ce moment elle reparaît, on fait à nouveau de la pneumopathologie ; de nombreux traités des maladies venteuses voient le jour. Un des plus importants est celui de Combalusier (1727) qui réagit contre cette manière de voir, il recherche les causes prochaines et éloignées des vents, et donne à cette question sa place plus restreinte. Il rappelle les noms de Jean Fienus, van Helmont, Stahl, Fr. Hoffman, Boërhave, van Swieten, Rozetti, Hecquet. *Index catalogue of the Library* donne des indications bibliographiques relativement nombreuses remontant au siècle dernier.

Mais bientôt cette question générale des maladies venteuses était abandonnée, et vers le commencement du siècle les gaz renfermés dans toute la longueur du tube digestif prenaient une importance moindre, et tendaient à devenir une affection plutôt symptomatique, capable néanmoins de déterminer quelques accidents graves. On cherchait alors la composition de ces gaz, et on commençait à discuter quelques théories sur leur origine.

C'est de cette époque que datent les mémoires de Jurine (1789), Bernard Gaspard (1812), Gerardin (1814), Magendie (1815), Leuret et Lassaigne (1825), Portal (1825).

Le travail le plus important fut alors celui de P. Baumès, de Lyon (1832 et 1833) ; après avoir cité de nombreuses observations anciennes, de Bonnet, Morgagni, Combalusier, Bichat, il étudie les « Causes et les effets des gaz ou vents dans les voies gastriques ». Il indique les théories que l'on donnait de l'origine de ces gaz, exhalation, sécrétion, irritation, inflammation, et il développe très longuement sa théorie de l'exhalation à la surface de la muqueuse, du flux gazeux analogue au flux sanguin, aux flux liquides de toutes sortes, obéissant comme ceux-ci à la loi : *ubi stimulus, ibi fluxus.*

Chevillot, dans sa thèse (Paris 1833) donne l'analyse des gaz de l'estomac et des intestins de l'homme à l'état de maladie.

Duplay, dans son travail sur l'ampliation morbide de l'estomac (*Arch. gén. de médecine*, oct. 1833), n'étudie les gaz stomacaux, pas plus que Rilliet ne le fera dans son mémoire sur la dilatation de l'estomac (*Gazette hebdomadaire, 1859*).

A ce moment, on s'occupa surtout de l'accumulation en quantité exagérée des gaz dans tout le conduit gastro-intestinal, c'était la pneumatose, la tympanite, qui ont été étudiées dans les mémoires principaux de Josat (thèse Paris 1840), Fournier (thèse Paris 1846), Amédée Latour (*Bulletin de thérapeutique*, 1846), Fonssagrives, Ripoll (*Bulletin gén. de thérapeutique* 1866).

Dans la seconde moitié de ce siècle, de nombreux auteurs ont cherché à élucider la question complexe des dyspepsies en se basant sur les données physiologiques de la digestion ; diverses théories ont été émises, et de nombreuses classifications furent édifiées ; dans toutes, nous trouvons signalée une forme spéciale, la dyspépsie flatulente. C'est que l'existence des gaz stomacaux rejetés par la bouche, les flatuosités, la flatulence en somme, phénomène fréquent chez les dyspeptiques, attirait dans certains cas toute l'attention des cliniciens et prenait le plus souvent une importance telle qu'on décrivait cette forme comme une entité presque complètement indépendante.

Mais dans la période toute récente, les causes de la formation des gaz stomacaux ont été étudiées de plus près et c'est sur les fermentations anomales de l'estomac et les gaz qu'elles déterminent que se sont principalement portées les investigations depuis une vingtaine d'années. C'est en Allemagne surtout que les recherches ont été faites ; après la publication de plusieurs observations isolées de Waldenburg (1864), Carius-Friedreich (1865), Senator (1868), Popoff (1870), Emminghaus (1872), Betz (1874), Frerichs (1874), Ewald (1874), Schultze-Friedreich (1874), Heynsius (1874), Pœngsen (1879) et Korak, parurent les résultats des travaux de Naunyn (1882) et de son élève Minkowski (1888) ; ils furent bientôt suivis des études complètes et détaillées de Riegel (1892), Kuhn (1892), Hopper Seyler (1892 et 1895) Boas (1892 et 1896), Zawadzky (1894), Strauss (1894 et 1896), Kaufmann (1895), Bial (1895), Wissel (1895). En Angleterre, Mac Naught a publié un cas de gaz inflammables de l'estomac, dont il a fait une étude détaillée (1890). En

France on ne trouve pas de travaux d'ensemble de cette question, mais ·les différents traités de physiologie, de pathologie stomacale, les ouvrages classiques, Traité de M. Bouveret principalement, consacrent quelques pages aux gaz de l'estomac et aux fermentations anomales. Nous devons énumérer néanmoins un certain nombre de travaux visant certains points particuliers, tels que les agents des fermentations, l'action antiseptique du suc gastrique, les phénomènes d'auto-intoxication sous la dépendance des produits nés de ces fermentations : Vignal (1887), Abelous (1889), Strauss et Wurtz (1889), Kayser (1894), Duclaux, Bouchard (1889) et ses élèves Charrin, Roger. Mentionnons aussi les travaux faits en Belgique par Dallemagne (1895), A. Mills (1896).

En même temps on étudiait les phénomènes morbides déterminés chez les hystériques par la présence ou l'arrivée des gaz dans l'estomac, et principalement la déglutition de l'air atmosphérique. Outre les traités spéciaux, nous citerons Deniau (th. Paris 1883), Bouveret (1891), Pitres (1895), Obici (1895), G. de la Tourette (*Traité de l'hystérie*, 1895), Verhoogen (1896).

CHAPITRE II

Gaz stomacaux à l'état normal

Il est naturel de penser que le tube digestif, cavité
allongée communiquant avec l'atmosphère ambiante
par ses deux extrémités, puisse renfermer une certaine
quantité de gaz emprunté au milieu extérieur ; on peut
admettre aussi qne des éléments gazeux soient produits *in situ*, comme le fait se présente d'ailleurs au
sein d'autres organes sans communication avec l'air
extérieur, par exemple la vessie (Heynse) (1), les cavités séreuses (péricarde, plèvres, péritoine), le foie
(Hintze) (2), dans l'intérieur de certains abcès (3). Mais
ces derniers faits sont toujours liés à l'évolution de
processus pathologiques. Le tube digestif, au contraire,
contient des gaz à l'état normal. « Leur présence est
un fait général. » (Coutaret). La plupart des physiolo-

(1) Heynse : *Zeitschrift f. Klin. Med.*, t. XXIV, 1894.
(2) Hintze : *Münch. med. Wochenschrift*, 1895, n° 10.
(3) Barjon : *Arch. provinciales de Chirurgie*, juillet 1895.

gistes ont reconnu que si on ouvre un animal vivant, à jeun ou en pleine digestion, le tube digestif tout entier, estomac aussi bien qu'intestin, renferme constamment des gaz. Cependant il faut noter quelques divergences. C'est ainsi qu'à côté de Ripoll, qui prétend que « dans les conditions physiologiques normales, le tube intestinal renferme à l'état de vacuité comme à l'état de plénitude, une certaine quantité de gaz », de divers auteurs, comme Longet, Béclard, qui trouvent chez les animaux, pendant le travail de la digestion ou à l'état de jeûne, le conduit gastro-intestinal constamment rempli de gaz, Hunter (cité par Coutaret) affirme qu'il n'y a jamais d'air dans l'estomac sain en pleine digestion : le ventricule est fortement appliqué sur les aliments, sans interposition d'aucun gaz ; par contre, hors du temps de la digestion, leur présence dans l'estomac est un état normal. D'un autre côté, tandis que Leven trouve toujours des gaz dans le tube digestif d'un animal à jeûn, et même en quantité supérieure à celle que contient l'intestin d'un animal nourri, Breunton (cité par Leven) prétend au contraire que chez l'animal à jeûn le tube gastro-intestinal ne contient pas de gaz ; il conclut du fait de l'absence d'aliments à l'absence de gaz, principal argument sur lequel il établit sa théorie de l'origine de ces gaz, théorie que nous verrons plus loin.

Néanmoins, on peut dire avec Sigaud que le contenu abdominal constitue « essentiellement une cavité remplie de gaz, communiquant avec l'air extérieur ».

On trouve ces gaz dans toute l'étendue du tube digestif. Une quantité moindre se rencontre dans l'estomac, du reste variable. La majeure partie au contraire a pour siège l'intestin. Lorsqu'on ouvre l'abdomen chez les animaux vivants, « le paquet intestinal s'échappe au dehors et fuit sous les doigts qui cherchent à le faire rentrer, phénomènes dus à la réplétion gazeuse. » (Béclard.)

Nous devons signaler l'absence complète de gaz dans le tube digestif du fœtus et du nouveau-né ; mais peu après la naissance, même avant l'ingestion de lait (Beaunis), ils commencent à y paraître. Les premières bulles d'air pénètrent dans l'intestin avec la salive avalée, avant même que l'enfant ait pris aucune nourriture. Quelquefois pourtant Baumès a vu des enfants venir au monde « avec des gaz ou vents en assez grande quantité dans les voies gastriques : le ventre est ballonné, ces gaz se font jour ordinairement par l'anus, avec, ou avant, ou après l'issue du méconium. » C'est une des raisons sur lesquelles il s'appuie pour soutenir sa théorie de l'exhalation.

L'estomac, à l'état normal, pendant la période de digestion ou en dehors d'elle, renferme donc constamment des gaz. Leur présence nous est d'ailleurs démontrée par un certain nombre de signes que nous allons passer en revue. Ce sont les éructations, l'émission de gaz par l'anus, l'examen direct de la région stomacale, percussion, auscultation, l'examen de l'estomac chez les cadavres.

« L'éructation est caractérisée par la projection brusque et bruyante dans la cavité buccale de gaz provenant de l'estomac. » (Bouveret.) Les gaz ayant tendance par leur poids spécifique à gagner les parties les plus élevées de la cavité gastrique, forcent le cardia, remontent le long de l'œsophage, et déterminent la plupart du temps, au moment de leur expulsion, un bruit rauque occasionné par la vibration de l'extrémité supérieure de ce conduit qui résonne à la façon d'une anche membraneuse. Les éructations sont bien plus souvent le fait d'un état pathologique, mais fréquemment elles se montrent, à l'état isolé, chez la plupart des personnes bien portantes ; il est vrai qu'on leur trouve parfois quelque cause, qui, sans constituer l'état de maladie, crée un état légèrement différent de ce qui constitue exactement l'état physiologique, par exemple un repas trop copieux, la fumée de la cigarette ou de la pipe.

Pitres fait remarquer que l'éructation peut être produite par l'expulsion des gaz provenant de l'estomac, ou seulement de l'œsophage ; il y a une éructation gastrique et une éructation pharyngienne ou œsophagienne. L'éructation peut donc ne pas toujours révéler la présence des gaz stomacaux.

L'émission de gaz par l'anus nous est un témoin plus direct de l'existence de gaz intestinaux ; mais comme l'estomac et l'intestin forment un même système dont les deux parties sont très fréquemment en communication l'une avec l'autre, on peut en déduire que le tube digestif tout entier, l'estomac compris, renferme des gaz à l'état normal, l'émission de ceux-ci par l'anus étant elle-même un phénomène physiologique.

L'examen de la région stomacale nous démontre plus directement la présence de gaz dans l'estomac. A l'état normal, on n'observe pas la distension gastrique qu'il est fréquent de trouver dans les cas pathologiques. La percussion, au contraire, donne constamment une notable sonorité de la région stomacale ; ce tympanisme normal indique une cavité renfermant des gaz, le son en est d'ailleurs variable avec la quantité de ceux-ci.

Certains auteurs ont prétendu que, à l'état normal, il est possible d'obtenir le bruit de clapotage, bruit hydro-aérique comparable à celui que l'on détermine par l'agitation d'une bouteille à moitié pleine d'eau. Lorsqu'il existe, il « indique la présence simultanée de gaz et de liquides dans une poche placée à l'épigastre » (Glénard). « Il est dû à la collision des gaz et des liquides gastriques » (Bouveret). Glénard l'a vu disparaître brusquement à la suite d'une éructation. Duplay père (1833) a noté sa disparition après un vomissement, et sa réapparition après ingestion de liquides. Ce phénomène est-il physiologique ? Divers auteurs l'admettent ; d'après eux, le bruit de clapotage est obtenu d'une façon à peu près constante quand on le recherche un peu au-dessus de la limite inférieure normale de l'estomac (ligne de Bouchard), et peu de temps après l'ingestion d'aliments, principalement de liquides ;

après un repas ordinaire, copieux, il peut être perçu pendant plusieurs heures. Ce sont les conditions topographiques et chronologiques que fixe Baradat au clapotement normal chez un sujet normal. Lorsque ce bruit est perçu en dehors de ces conditions, il est anomal. Audhoui soutient aussi que le clapotage stomacal est un phénomène indifférent, tantôt physiologique, tantôt pathologique. D'autres auteurs le considèrent comme un symptôme uniquement pathologique, ainsi pour Chomel il était caractéristique de la dyspepsie des liquides. Lorsqu'il est perçu au-dessous de la ligne qui joint l'ombilic au point le plus rapproché du rebord costal gauche, il est pathognomonique de la dilatation stomacale (Bouchard). Diverses autres conditions pathologiques peuvent d'ailleurs le déterminer, principalement la dislocation verticale, l'atonie. Mais à l'état normal, chez un sujet sain, il est habituel de constater son absence, même immédiatement après l'ingestion d'un verre d'eau, et lorsque dans certains cas il existe, on peut supposer un léger trouble morbide dans les propriétés de la tunique musculaire, ce que Bouveret appelle l'hypotonie.

Divers autres bruits entendus au niveau de l'estomac doivent être imputés à la présence des gaz, brassés au milieu du contenu gastrique, ou s'échappant dans le duodénum; tantôt ce sont des gargouillements, tantôt des grondements sourds, des borborygmes.

Tous ces signes se trouvent reproduits par la distension artificielle de l'estomac, soit par insufflation, soit par ingestion de substances capables de dégager des gaz (CO_2) ; ici les mêmes phénomènes sont dus aux mêmes causes, et on peut conclure à l'existence de gaz dans l'estomac à l'état normal.

Enfin, chez les sujets n'ayant eu pendant leur vie aucun trouble gastrique, et chez lesquels on ne trouve à l'amphithéâtre aucune lésion stomacale, la plupart du temps cet organe est légèrement distendu ; ses parois s'affaissent immédiatement, dès qu'une ouverture est pratiquée, tandis que s'échappe une petite quantité de gaz inodores, ordinairement non inflammables ; et on ne trouve le plus souvent qu'une petite quantité de liquide, variable du reste, on le conçoit.

Quelle est l'origine des gaz que l'on rencontre normalement dans la cavité gastrique ? De nombreuses causes ont été signalées pour expliquer leur présence dans l'estomac et nous pourrons en énumérer un certain nombre d'une importance très minime, la quantité des gaz étant d'ailleurs peu considérable à l'état normal.

Les gaz de l'estomac peuvent pénétrer dans sa cavité par l'un ou l'autre de ses orifices, ou prendre naissance dans son intérieur même.

L'orifice supérieur, par l'intermédiaire du conduit pharyngo-œsophagien, met la cavité gastrique en communication avec l'air extérieur, et diverses causes peuvent faire pénétrer une certaine quantité de cet air dans l'estomac. Ce sont d'abord les mouvements de déglutition physiologique des aliments et des boissons, qui entraînent, mécaniquement, toujours un peu d'air atmosphérique ; il y a donc en même temps déglutition involontaire de gaz. La pénétration d'une petite quantité d'air avec les aliments solides est un fait constant et normal. La déglutition des liquides produit le même effet, et même cette quantité d'air ingéré paraît être maxima quand on avale le liquide par petites gorgées. Aubert rapporte le moyen qu'employait Duroziez (in *Traité des maladies du cœur*) pour distendre un estomac affaissé et faciliter la recherche par la percussion de la limite inférieure du cœur ; ce moyen consistait à « faire boire le malade à petits coups ». Il en est de même pour l'ingestion des liquides chauds. Chaque déglutition de la salive entraîne aussi dans l'estomac un peu d'air.

Outre cette petite quantité qui est comprise dans la déglutition des aliments, des boissons, de la salive, on peut en signaler une autre faible quantité qui a pénétré les aliments pendant la mastication, qui s'est infiltrée entre les molécules liquides des boissons, qui a été emprisonnée dans la salive, liquide légèrement visqueux, constamment agité au milieu du courant de l'air inspiré et expiré, qui lui donne son apparence spumeuse.

Pour Amédée Latour, les aliments contiennent une certaine quantité d'air, qui dégagé par la mastication pénètre dans l'estomac. Mais cet air, d'ailleurs en quantité très faible, est dégagé dans la bouche et mêlé à l'air extérieur, et s'il pénètre dans l'estomac, ce n'est que par un des mécanismes précédents.

Ce n'est pas seulement au moment de la déglutition physiologique, que l'air atmosphérique peut être introduit involontairement dans l'estomac. Ewald signale cette pénétration sous l'influence des inspirations forcées, par des quintes de toux. Baumès prétend aussi qu'une petite quantité d'air peut être entraînée dans l'estomac par les mouvements de la respiration.

Pour Coutaret, cette quantité d'air serait plus considérable par le humage, pendant les grandes inspirations, les brusques quintes de toux. G. Sée cite également ces deux dernières causes ; il ajoute que ce phénomène est dû dans certains cas au vide que la pression abdominale peut produire dans l'estomac, lors de ses états alternatifs de distension et de vacuité. Parfois de petites bulles d'air, dit Landois, pénètrent dans l'estomac parce que la pression intérieure devient négative. A la suite de nombreuses recherches récentes, Contejean soutient que, en effet, sur des animaux vivants, non endormis, dans la station normale quadrupède, on peut observer une pression négative dans les grandes cavités splanchniques, estomac, vessie, rectum. Nous devons noter que la majorité des physiologistes s'accordent à dire que cette pression est toujours positive, indépendamment des variations que lui font subir les mouvements respiratoires.

Pitres décrit une cause analogue de pénétration de l'air dans l'estomac ; mais il s'agit ici d'une aspiration thoracique : « Lorsque la poitrine se dilate, la glotte restant fermée, le vide intra-thoracique est forcément exagéré et tous les organes du médiastin se trouvent plongés dans un milieu de pression négative. Chacun réagit à sa façon. L'œsophage, lui, tend à s'ouvrir, et l'air extérieur s'engouffre dans sa cavité..... l'aspiration thoracique cessant de se produire, l'air enfermé dans la cavité œsophagienne est refoulé dans l'estomac à travers l'orifice peu résistant du cardia. »

A côté des causes précédentes, ordinairement capables de ne faire pénétrer dans la cavité gastrique qu'une quantité relativement faible de gaz, s'en place une autre plus importante et plus intéressante, la déglutition vraie d'air atmosphérique seul, d'un bol gazeux soumis aux mêmes conditions qui poussent le bol alimentaire de la bouche dans l'estomac. Les faits signalés plus haut ne constituent pas la déglutition vraie, bien que Pitres l'ait appelée déglutition aérienne ; cette appellation doit être réservée aux phénomènes suivants.

Cette déglutition d'air atmosphérique seul peut être volontaire ou indépendante de la volonté. Involontaire, elle est le plus souvent pathologique ; cependant elle peut se faire quelquefois à l'état normal : ainsi, pour Viault et Jolyet, la base de la langue, en venant toucher les parois du pharynx, suffit à provoquer un mouvement de déglutition qui peut entraîner de l'air, à défaut de salive ; de même, d'après Landois, quand le larynx et l'os hyoïde sont brusquement projetés en avant, de l'air pénètre dans l'espace situé en arrière du larynx, et quand celui-ci reprend sa position, cet air est poussé dans l'estomac ; on peut, dit-il,

distinctement percevoir sur soi-même le mouvement
de haut en bas de cette masse gazeuse.

Mais ordinairement cette déglutition d'air est volontaire. Le côté physiologique de cette question a été
spécialement étudié et bien traité par P. Aubert (de
Lyon). Certaines personnes peuvent facilement avaler
de l'air à volonté ; beaucoup le font presque instincti-
vement, sans se rendre compte du phénomène, nous en
reparlerons un peu plus loin. « Quelques personnes
réussissent du premier coup à avaler de l'air lorsqu'on
leur en suggère l'idée ; pour d'autres il faut un peu
plus d'étude, et quelques-unes ne peuvent y arriver »
(Aubert). La déglutition de l'air paraît se faire comme
celle des liquides ou des solides, le bol aérien est poussé
dans l'œsophage par le même mécanisme et d'après les
mêmes lois que le bol alimentaire. Brinton y trouve
pourtant quelque différence : pour lui, il faudrait une
sorte d'effort, qui introduit l'air du pharynx dans la
partie supérieure de l'œsophage, et de là dans l'estomac.
Aubert en signale une autre, qui paraît surtout tenir à
la densité moindre de l'air ; celui-ci « chauffé dans les
cavités buccale et pharyngienne, tend plutôt à s'élever
qu'à descendre, de sorte que la pesanteur, qui sans
être un facteur important de la descente des aliments
y joue pourtant un rôle, agit en sens inverse pour la
déglutition de l'air ». Cette raison ne peut avoir qu'une
faible importance, attendu que le bol gazeux est enfermé
dans le canal pharyngo-œsophagien, dont les contractions, par tranches successives, l'isolent de la partie

supérieure et le poussent devant elles. Il faudrait peut-
être tenir compte aussi de la tendance du gaz à s'échapper par la moindre fissure, et surtout de la compressi-
bilité de l'air, en raison de laquelle les contractions du
conduit perdraient de leur énergie, leur action serait
par ce fait diminuée. Une autre différence est très bien
expliquée par Aubert, auquel nous cédons la parole :
« Le bol alimentaire, ayant franchi les piliers anté-
rieurs, est soustrait à l'action de la volonté ; il n'en
est pas de même du bol aérien que l'on peut rejeter
facilement au dehors tant qu'il n'est que dans le pharynx, avec un peu plus de difficulté lorsqu'il est assez
avant dans l'œsophage, et probablement tant qu'il n'a
pas franchi le cardia. Alors qu'une seule gorgée de
liquide ou une seule bouchée d'aliments descend facilement et sans qu'on y pense jusqu'à l'estomac, il est
difficile de déglutir entièrement une seule gorgée d'air.
Quand on le fait, on sent le bol aérien descendre lentement, et on ne peut le pousser un peu vite et sûrement
jusqu'à l'estomac que par une série de déglutitions
rapprochées et par la *vis a tergo* que les bols aériens
successivement introduits exercent les uns sur les
autres. »

Cet air dégluti peut donc s'arrêter dans l'œsophage
ou pénétrer dans l'estomac ; on comprend alors l'éructation œsophagienne et l'éructation gastrique. Nous
verrons plus loin les caractères particuliers que revêt ce
phénomène dans certains cas pathologiques, chez les
hystériques.

Si, à la suite de la déglutition volontaire de l'air extérieur, il ne se produit pas d'éructations, il se fait une accumulation qui donne lieu à des symptômes simulant un état morbide ; ce fait serait bien connu de certains conscrits simulateurs qui provoquent par ce procédé des tympanites énormes ; une observation de ce genre a été publiée autrefois par Dejardin, dans sa thèse inaugurale sur les gaz intestinaux (1814).

Nous trouvons encore, dans le mémoire détaillé d'Aubert, que l'éructation qui suit la déglutition volontaire d'air, expulse de l'estomac une certaine partie des gaz contenus. C'est pour arriver à ce résultat que de nombreuses personnes, dont les digestions sont pénibles, provoquent après le repas quelques éructations qui diminuent la tension gastrique et les soulagent ; pour cela, elles font un léger effort, dont la conséquence est la déglutition d'une petite quantité d'air. La déglutition ici est toujours volontaire, mais elle se fait sans que le sujet se rende compte qu'il vient de déglutir de l'air ; en effet si on l'engage ensuite à avaler de l'air, souvent il ne peut y parvenir et prétend ne pas connaître la façon d'y réussir. C'est le même phénomène qui se produit lorsqu'un médecin simule devant un client la façon d'avaler une capsule médicamenteuse, de l'opiat ; il fait une déglutition a vide et entraîne de l'air dans son estomac, souvent sans s'en rendre compte ; ainsi Diday, à la suite de la communication d'Aubert à la Société de médecine de Lyon, se reconnaît, sans s'en douter, avaleur d'air ; il

a remarqué qu'à la suite de cette déglutition simula-
trice il rejette par éructations une certaine quantité
de gaz.

En plus de l'orifice cardiaque de l'estomac, des gaz
peuvent pénétrer dans sa cavité par l'orifice pylorique.
En raison du sphincter musculaire très actif. ce passage des gaz de l'intestin dans l'estomac n'est pas fréquent à l'état normal. On trouve cependant le fait
signalé par plusieurs auteurs, Beaunis, Bayard, Baumel, etc. Leven admet que les gaz se forment dans
l'intestin et sont refoulés dans l'estomac par les contractions antipéristaltiques intestinales. D'ailleurs le
gaz des marais, qu'on a, de rares fois à l'état normal,
trouvé dans le mélange gazeux de l'estomac, ne peut
être produit que par les fermentations qui se passent
dans l'intestin, principalement le gros intestin. « Il ne
peut provenir que de l'intestin, car il ne se forme que
hors de la présence de l'oxygène. » (Landois). On peut
donc admettre que les gaz de l'intestin pénètrent dans
l'estomac en forçant le pylore ; mais ce phénomène
s'observe plutôt dans les cas pathologiques, comme
nous le verrons au chapitre suivant, par exemple s'il y
a un obstacle siégeant sur l'intestin, ou par atonie du
sphincter.

Il nous reste à examiner si des gaz peuvent se développer à l'état normal dans la cavité gastrique.

Les aliments et surtout les boissons peuvent renfermer des gaz variables en quantité et en qualité,
qu'il n'est pas impossible de voir se dégager dans

l'intérieur de l'estomac. Les liquides de boisson surtout contiennent toujours des gaz en dissolution. Ainsi l'eau potable renferme des gaz naturels, CO_2, O, Az, et un petite quantité d'AzH_3 ; exceptionnellement, lorsque l'eau est impure, on peut y trouver de l'hydrogène sulfuré, phosphoré, du gaz d'éclairage. C'est une des qualités de l'eau de boisson d'être toujours et convenablement aérée, c'est-à-dire dans un rapport approchant de 20 à 22 cm. c. d'Az, 9 à 10 cm. c. d'O, 20 à 25 cm. c. de CO_2 libre. Cette eau doit sa saveur agréable principalement à CO_2 qu'elle contient. Cette saveur est variable et plus prononcée dans les eaux gazeuses soit naturelles soit artificielles, qui peuvent renfermer de 150 à 1000 cm. c. de CO_2 par litre (Beaunis). L'ingestion de ces eaux gazeuses sera suivie du dégagement d'une plus grande quantité de gaz dans l'estomac. Les boissons fermentées, les vins mousseux, la bière, les cidres mousseux, renferment dans leur intérieur, par la mise en bouteilles avant la fin de la fermentation, une quantité plus ou moins considérable de CO_2, qui se dégage facilement dans la cavité gastrique.

La quantité des gaz ainsi dégagés sera souvent peu considérable, surtout si, comme le pensent de nombreux physiologistes, les liquides font un très court séjour dans l'estomac ; néanmoins, pendant les repas surtout, avec des eaux fortement gazeuses, la quantité produite peut être assez notable.

La salive, incessamment déglutie à l'état normal, renferme aussi des gaz dissous, qui peuvent se dégager dans la cavité stomacale ; ces gaz peuvent être extraits de la salive par le vide. Pflüger a donné les chiffres suivants : pour 100 cmc. de salive sous-maxillaire du chien, oxygène 0,6 ; CO^2 22,5 ; Az 0,8. Külz a trouvé dans la salive parotidienne de l'homme les proportions pour 100 en volume : Oxygène 1,46 ; Az 3,2 ; CO^2 libre 4,7 ; CO^2 combiné 62. Une partie de CO^2 en effet n'est pas extraite par la pompe, mais elle est mise en liberté par un acide. Pflüger l'évalue à 42,2 % obtenue par l'acide phosphorique, tandis que son tableau précédent indique pour CO^2 chassé par le vide 22,5 %. Cette portion combinée de CO^2 est mise en liberté dans l'estomac lorsque la salive arrive au contact de l'acide chlorhydrique qui décompose les carbonates.

Pour en finir avec les liquides capables de laisser dégager des gaz dans la cavité stomacale, signalons ce fait que la bile quelquefois reflue dans l'estomac, et que d'autre part la bile renferme aussi une petite quantité de gaz dissous qui pourraient se dégager.

Certains aliments ont la propriété de donner naissance à des gaz en quantité parfois considérable et par suite pathologique, mais très souvent aussi en quantité modérée et chez les personnes bien portantes ; ce sont certains féculents, les aliments dits venteux, haricots, pois, châtaignes, choux, fruits crus. Les aliments végétaux en général donnent beaucoup plus de gaz que les aliments d'origine animale.

Une autre cause, signalée par Luton (in Jaccoud), de

la présence des gaz dans l'estomac normal, nous paraît peu admissible, ou du moins il est difficile d'en comprendre le mécanisme : ce sont les mouvements qui s'opèrent dans la masse du chyme pendant la digestion, opinion qu'il donne sous le nom de Hunter.

Ces diverses causes n'ont en somme qu'une faible importance, eu égard à la quantité des gaz qui en dépendent. Nous avons à étudier deux points qui ont plus d'intérêt : c'est d'abord l'exhalation des gaz à la surface de la muqueuse, et la production de gaz par les modifications que subissent les aliments dans le travail de la digestion normale.

La première a été longuement étudiée, et vivement soutenue par Baumès. D'après lui (Lettre 1re) la production des gaz dans les voies gastriques est due dans certains cas à une action vitale, à une véritable exhalation, qui peut avoir et a effectivement lieu pendant l'état de santé, mais qui le plus souvent dépend d'un état pathologique de la muqueuse gastro-intestinale, excitation, irritation ; parfois elle est une des terminaisons de l'inflammation même ; il y a exhalation gazeuse, aussi bien qu'il y a exhalation séreuse, exhalation muqueuse ; *ubi stimulus, ibi fluxus,* le flux pouvant être séreux, muqueux, hémorrhagique, ou gazeux. Baumès rejette plusieurs autres causes de production des gaz digestifs, et insiste sur l'exhalation normale dans l'estomac sain, considérablement accrue s'il y a lésion de la muqueuse. Une des raisons principales qu'il discute (Lettre 2e) est l'existence d'une tympanite véritable chez quelques enfants à leur naissance ; cette tympanite ne peut être due à l'introduction et à la déglutition de l'air, à la mastication, à la digestion, aux aliments. Elle serait due simplement à la propriété que possèdent tous les corps organisés, végétaux et animaux, d'exhaler des gaz de nature et d'abondance variable.

Amédée Latour soutient cette hypothèse ; pour lui, il est certain que le tube digestif des animaux exhale normalement une certaine quantité de gaz, mais il conclut en avouant son ignorance sur le mode de production de cette exhalation.

Fonssagrives pense que la théorie développée par Baumès est la plus plausible pour expliquer l'existence des gaz normaux de l'estomac, « et, si elle n'est pas susceptible d'une démonstration directe, elle réunit plus que toutes les autres une somme très convaincante de vraisemblance ».

De nombreux auteurs ont admis et signalé une telle origine ; pour eux il y a exhalation gazeuse de la muqueuse du tube digestif normal, le sang des capillaires gastriques abandonne à sa surface une partie des gaz qu'il contient. Un de leurs principaux arguments, qu'on trouve cité partout, leur est fourni par l'expérience de Magendie : la ligature d'une anse d'intestin vide est rapidement suivie de sa distension par des gaz. Ainsi Ripoll admet sans conteste, dans les conditions physiologiques normales, deux sources de gaz : exhalation ou sécrétion spontanée, — transformation des aliments soumis à la digestion ; — « en effet : 1° il est courant que les intestins se remplissent de gaz, chez quelques individus sinon chez tous, pré- cisément par le fait de la diète prolongée... »

Pourtant certains auteurs ont formulé des réserves, Longet par exemple, qui pense qu'en l'absence des aliments et des réactions chimiques de la digestion « il est difficile d'affirmer si le dégagement gazeux provient de la décomposition des humeurs sécrétées par la muqueuse intestinale ou ses annexes, ou si le sang laisse exhaler ses gaz (CO_2, Az, O) à travers les parois des vaisseaux ».

D'autres, au contraire, contestent vivement l'exac- titude de cette opinion, ainsi Brinton, qui apporte plusieurs arguments, mais qui tombe dans une erreur opposée, en attribuant la plus large part, dans la production des gaz, aux transformations alimentaires normales ; à la suite d'une diète absolue, dit-il, les gaz manquent dans la plus grande partie du tube digestif. Quant à l'expérience de Magendie, il lui retire une partie de sa valeur « car il n'est pas certain que toutes les particules alimentaires aient été chassées de l'anse intestinale isolée : or 0 gr. 06 d'amidon ou de sucre fournit par décomposition 125 c. de gaz. »

G. Sée considère comme impossible, Ewald ne veut pas admettre que les gaz, et particulièrement CO_2, proviennent du sang « comme le disent Lehmann, Planer, et foule de physiologistes » (G. Sée) : en effet les analyses de Planer donnent chez le chien cinq heures après le repas 25,2 % de CO_2 en volume, tandis que d'après Strassburg on ne trouve dans le sang artériel que 4 à 5 volumes % du même gaz.

Verhoogen est d'avis que cette sécrétion gazeuse de la muqueuse gastro-intestinale constitue « une simple supposition dont l'exactitude n'a en tout cas jamais été établie. »

A côté de cette exhalation gazeuse, il faut signaler des phénomènes d'osmose, des échanges gazeux, qui se feraient au niveau de la muqueuse gastro-intestinale. Comme nous le verrons plus loin, les gaz de l'estomac, l'air atmosphérique surtout, subissent en arrivant dans cette cavité des modifications continuelles ; le sang absorbe de l'O et exhale du CO_2, « 2 volumes de CO_2 pour 1 volume d'O absorbé » (Landois). C'est pourquoi dans les gaz du chyme il y a une proportion beaucoup plus considérable de CO_2 que d'O ; Planer y a trouvé pour 100 volumes de gaz $CO_2 = 25,20$; $Az = 68,68$; $O = 6,12$. — Cette différence s'accuse progressivement de l'extrémité supérieure du tube digestif à l'extrémité inférieure, O diminuant, tandis que CO_2 augmente ; mais la présence de CO_2 dépend alors de plusieurs autres causes qui augmentent la quantité de ce gaz principalement. Il se passerait donc là quelque chose d'analogue à la respiration, l'estomac serait le siège d'une véritable respiration rudimentaire. Cette respiration stomacale, tout à fait insignifiante chez les animaux supérieurs, remplacerait chez les animaux inférieurs la respiration branchiale ou pulmonaire. « Ainsi les Cobitis avalent de l'air à la surface de l'eau, en absorbent l'O dans l'intestin et rejettent finalement par l'anus cet air chargé de CO_2. » (Erman, cité par Landois) ; les Tuniciers et certains Acariens auraient aussi une respiration intestinale.

On trouve dans de nombreux auteurs, parmi les causes capables de donner lieu à la production de gaz dans le tube digestif, la suivante : modifications subies par les aliments pendant l'acte important de la digestion. « D'autres gaz proviennent surtout des réactions chimiques des aliments, des mouvements de décomposition et de recomposition qui résultent du mélange même des divers liquides du tube digestif. » (Longet) — Pour Coutaret « les aliments dans leur transformation en nutriments donnent naissance à des gaz..... Certains aliments en dégagent plus que d'autres, haricots, choux, lentilles ». Ce serait donc par leur simple élaboration physiologique que ceux-ci donneraient des gaz. Baumès, A. Latour, Fonssagrives, Ripoll, Béclard admettent que les gaz proviennent principalement des nombreux échanges chimiques que les éléments éprouvent quand ils sont élaborés ; pour eux les actes de la digestion donnent une plus ou moins grande quantité de gaz. Citons aussi Deniau *(Hystérie gastrique)*. « Le seul travail de la digestion pourrait produire des gaz qui sont en quantité normale ou en excès. » Mais tous ceux qui ont insisté sur cette question, en lui attachant une impor-

tance plus ou moins grande suivant les cas, n'ont pas
cherché à reconnaître comment se fait cette production de gaz ni quelle est exactement la nature des gaz
formés. D'ailleurs ce nous semble une cause bien
minime à l'état normal, surtout pour les gaz de l'estomac ; certaines conditions pathologiques au contraire
paraissent susceptibles de déterminer de cette façon le
dégagement d'une quantité souvent considérable de
gaz. C'est aussi ce que dit Baumès : « Les gaz résultent
de l'opération comme chimico-vitale qui constitue la
digestion, mais surtout quand il y a mauvaise digestion ou indigestion complète. » (Lettre 1re).

Les modifications que subissent les aliments, pendant leur trajet à travers le conduit gastro-intestinal,
pour être transformés en nutriments, sont produites
par les parties actives des sécrétions digestives, par les
ferments ; ce sont des fermentations normales, physiologiques ; dans l'estomac, c'est une véritable fermentation pepsique. De nombreux auteurs, parmi eux
A. Gautier, nous apprennent que la fermentation pepsique ne donne jamais de gaz. G. Sée admet que : « les
digestions proprement dites ne développent pas de gaz,
ou plutôt la fermentation des gaz ne les accompagne
pas d'une manière nécessaire. » Or, Pasteur a démontré, d'autre part, qu'il n'y a pas de fermentation sans
mise en liberté simultanée de gaz ; et il s'en formera
d'autant plus que la fermentation digestive sera plus
longue et plus laborieuse (Coutaret).

Voyons plus spécialement, à ce point de vue, la fermentation lactique, qui se produit normalement dans l'estomac au début de la digestion. Ewald et Boas reconnaissent, dans la digestion d'un repas mixte, trois périodes successives, et dans la première on trouve uniquement de l'acide lactique, dû à la fermentation des hydrocarbonés. Il existe donc dans l'estomac normal une fermentation physiologique aux dépens des hydrates de carbone. La fermentation lactique s'accompagne-t-elle de la production de gaz? Willième nous donne une réponse : « On a cru jusqu'à ces dernières années que la fermentation lactique, la plus commune de toutes, pouvait s'opérer sans donner lieu à aucun dégagement de gaz. » C'est l'opinion généralement admise. D'ailleurs les équations chimiques nous le montrent : le glucose et l'acide lactique ayant la même composition centésimale, le rôle chimique du ferment consiste à produire dans la molécule de glucose une simple modification isomérique :

$$C^6H^{12}O^6 = 2 \ (C^3H^6O^3)$$
$$\text{Glucose} \qquad \text{Acide lactique}$$

Pour les féculents, on n'a pas davantage de développement gazeux :

$$C^6H^{10}O^5 + H^2O = 2 \ (C^3H^6O^3)$$
$$\text{Amidon.}$$

$$C^{12}H^{22}O^{11} + H^2O = (C^3H^6O^3) \ (1)$$
$$\text{Saccharose}$$
$$\text{Maltose}$$
$$\text{Lactose.}$$

(1) Formules empruntées aux Leçons de chimie médicale de Hugounenq, 1894, page 96.

P. Vauthey.   3

Pourtant, à la suite de Pasteur, plusieurs auteurs admettent une production de gaz ; ainsi Willième ajoute à la phrase que nous avons citée de lui plus haut : « Selon Pasteur la fermentation lactique donne naissance à de l'acide lactique, de la mannite, de la gomme, de l'acide butyrique, de l'alcool, CO_2, H, le tout en proportions très capricieuses. » Dans un cas de dilatation stomacale avec éructations de gaz inflammables, Naught a isolé un bacille, se rapprochant du *Clostrydium butyricum*, qui se cultiva très bien dans du liquide de Pasteur où il donna en grande quantité des gaz inflammables (CO_2 et H probablement, dit-il, car ils ne furent pas analysés) ; le liquide renfermait uniquement de l'acide lactique, pas d'acide butyrique. Ce cas, bien qu'emprunté à la pathologie, nous montre une production de gaz dans le cours de la fermentation lactique. La vérité serait peut-être dans l'opinion donnée par A. Chapuis, qui expose l'équation de la fermentation lactique et ajoute : « La fermentation ne devrait donc théoriquement donner naissance à aucun dégagement gazeux. Mais il est rare qu'il ne se produise pas en même temps de la fermentation butyrique, qui donne alors lieu à une production d'H et de CO_2. » En somme la fermentation lactique en général peut s'accompagner d'une production gazeuse ; mais la fermentation lactique normale de l'estomac paraît ne pas produire de dégagement notable de gaz, il en est de même de toutes les modifications physiologiques des aliments ingérés, de la fermentation pepsique elle-même.

A côté des fermentations physiologiques, existe-t-il dans l'estomac normal des fermentations secondaires ? On peut répondre par l'affirmative, mais il faut ajouter qu'elles sont presque nulles chez l'homme en bonne santé, et par conséquent ne sont pas susceptibles de fournir une quantité bien abondante de gaz. Pour Viault et Jolyet, parmi les résultats de la digestion stomacale, il y a des gaz dont une partie « est due à la fermentation secondaire lactique et butyrique de la glucose, produite par la diastase salivaire ou par un ferment lactique soit soluble (Hommarsten) soit figuré (microbes, vibrions), il en résulte une formation de gaz, et l'acide butyrique reste mêlé au chyme ; ces fermentations secondaires n'ont guère lieu à l'état normal, à moins d'alimentation féculente excessive ». Beaunis dit que les gaz de l'estomac viennent peut-être aussi d'une fermentation butyrique, « en effet Chevreul a trouvé de l'hydrogène dans l'estomac d'un supplicié ». G. Sée reconnaît aussi dans l'estomac une petite quantité de gaz de décomposition. Brinton pense que quelques fragments d'aliments peuvent « échapper à l'influence antiputride des sucs digestifs », et la fermentation anomale qu'ils subissent serait indiquée par un excès d'hydrogène. Ainsi donc dans certains cas, chez les gros mangeurs, chez les personnes qui ingèrent une notable quantité de féculents, de farineux secs, de légumes verts, il y a quelques fermentations secondaires, peu actives du reste, avec une production de gaz dont l'abondance est minime, dans l'estomac normal d'un organisme sain.

Pour terminer l'étude des causes et des origines des gaz stomacaux, signalons seulement les faits qui peuvent se présenter à titre exceptionnel chez l'homme en bonne santé, tels que la décomposition de sulfates ingérés, la production d'H_2S après absorption d'eaux sulfurées.

Nous avons eu l'occasion de citer, dans les pages précédentes, plusieurs des gaz que l'on rencontre dans l'estomac ; leur nombre est assez limité, et normalement leur quantité est de même peu considérable. Les causes productrices pourraient d'ailleurs nous indiquer leur nature et leur abondance. Les principaux sont Az, CO_2, O ; d'autres sont moins fréquents et moins abondants, H, quelquefois CH_4, très rarement H_2S, C_2H_4 (éthylène). On conçoit que le rapport de ces divers gaz dans le mélange stomacal soit très variable, en raison de la multiplicité des causes, et de la prédominance de l'une ou de l'autre ; ainsi tantôt on trouvera en majorité les éléments de l'air atmosphérique, d'autres fois ce seront les gaz apportés par les liquides de boisson, ou ceux provenant des fermentations alimentaires.

A l'état normal, la quantité de gaz de l'estomac est très peu considérable, surtout si on la compare aux gaz de l'intestin ; elle est du reste fort variable avec les personnes, et chez le même individu avec le régime alimentaire ; néanmoins elle n'est pas subordonnée complètement au mode d'alimentation ; elle varie en effet chez les animaux maintenus à jeun, et chez ceux soumis au même régime ; une même alimentation chez un même sujet peut modifier la quantité et la composition du mélange gazeux.

De nombreuses analyses des gaz stomacaux ont été faites, chez les animaux vivants (chiens), chez l'homme, chez des suppliciés, sur les cadavres, par plusieurs auteurs notamment Jurine, Chevreul, Magendie, Chevillot, Leuret et Lassaigne, Planer, Tappeiner. La plupart ont cherché, sur les animaux et sur l'homme, quelles différences produisaient des régimes variés. Ces analyses se trouvent consignées dans la plupart des traités de physiologie et de chimie biologique. Nous donnerons les tableaux suivants :

a), — Chez les animaux :

Analyses de Planer (cité par Landois), chez le chien :

Nourriture animale : $CO_2 = 25,2$, — $Az = 68,7$, — $O = 6,1$ % en volume.
— végétale : $CO_2 = 32,9$, — $Az = 66,3$, — $O = 0,8$ » »

G. Sée donne les mêmes chiffres.

Analyse de Leuret et Lassaigne (cités par Baumès) : chien nourri avec viande :

$CO_2 = 43$, — $H_2S = 2,04$, $Az = 31$, — $CH_4 = 20$ en volume.

Tappeiner (cité par Hoppe-Seyler) : chez les chiens, nourriture de choux, viande, lait, donne dans l'estomac : H, CO_2, pas de CH_4 (qui se produit au contraire en grande quantité dans l'estomac). A. Gautier (in

Chimie biologique) rapporte les analyses suivantes de Tappeiner :

	Porc nourri 14 jours de choux	Porc nourri 3 jours de lait et viande	Oie nourrie d'avoine et d'orge	Lapin nourri de pois pendant 3 semaines
CO_2	53,8	42,4	62.7	16,6
O	2,3	5,4	0,0	1,3
Az	17,5	40,1	6,0	76,2
H	25,2	12,2	31,3	2,1
CH_4	1,4	0,0	0,0	3,8

b). — Chez un supplicié de 24 ans (2 heures avant son supplice, mangea du pain, du fromage de Gruyère, et but de l'eau rougie), gaz recueilli par Magendie et analysé par Chevreul (*Annales de chimie et physique*, t. II) :

Pour 100 volumes : $O = 11,0$, — $CO_2 = 14,0$, — $H = 3,55$, — $Az = 71,45$

Chez un supplicié de 23 ans qui avait mangé des mêmes aliments et au même moment, les mêmes auteurs n'ont trouvé dans l'estomac qu'une seule bulle gazeuse.

c) Sur des cadavres humains maintenus à des températures basses, Planer (cité par Wurtz, in *Chimie biologique*), a trouvé les chiffres suivants :

	CO_2	H	Az	O
I	20,79	6,71	72 50	»
II	33,83	27,58	38,22	0,37

d) Enfin, chez l'homme vivant, Ewald et Ruppstein (cités par Wurtz, par A. Gautier) ont analysé les gaz des éructations et donnent les résultats suivants :

	CO_2	H	CH_4	C_2H_4	O	Az
I	11,40	21,51	2,71	»	11,41	46,44
II	20,37	20,57	10,75	0,2	6,52	41,32

Les tableaux précédents nous montrent des variations assez notables dans les proportions du mélange gazeux de l'estomac à l'état normal. On y voit aussi que les gaz les plus abondants et les plus constamment abondants sont Az et CO_2, tandis que CH_4, C_2H_4, H_2S sont rares et en quantité minime.

Voyons maintenant rapidement quelle est l'origine plus directe de chacun de ces gaz.

L'acide carbonique a été signalé comme pouvant provenir de toutes les causes énumérées, air atmosphérique, boissons gazeuses et fermentées, salive, transformations alimentaires, fermentation lactique (?), exhalation des capillaires de la muqueuse (?), échange osmotique avec l'oxygène de la cavité gastrique, décomposition des carbonates par les acides stomacaux; enfin, il pourrait venir de l'intestin où se font toujours des fermentations secondaires.

L'azote provient presque exclusivement de l'air atmosphérique; l'exhalation secondaire, si elle existait, ne pourrait en fournir une telle quantité, étant donnée la faible partie de ce gaz dissous dans le sang ; d'autre.

part aucune fermentation ne peut produire de l'azote libre (G. Sée) ; cependant A. Gautier fait remarquer les quantités énormes de ce gaz dans l'estomac des chiens et des porcs nourris de viande, et admet que l'azote peut se dégager dans les fermentations putrides, toujours en très faible proportion ; mais ce serait alors un fait pathologique.

L'hydrogène, ordinairement moins abondant, paraît naître aux dépens des fermentations physiologiques et secondaires de l'estomac sain ; il peut provenir aussi des fermentations intestinales.

L'oxygène du mélange stomacal est uniquement constitué par l'oxygène de l'air atmosphérique ; par le fait de la respiration rudimentaire qui se ferait au niveau de la muqueuse, il est absorbé en partie par le sang qui rejette en échange deux volumes d'acide carbonique ; c'est pourquoi, dit Planer, la proportion d'oxygène est excessivement faible et celle de CO_2 très considérable. Une petite quantité peut aussi provenir de l'eau de boisson, de la salive.

Le formène, l'éthylène sont produits par les transformations alimentaires, et principalement par les fermentations de l'intestin. Le formène se dégage dans la panse des ruminants par décomposition microbienne de la cellulose (Tappeiner), qui peut se faire aussi dans l'intestin de l'homme, mais non dans la cavité gastrique normale.

L'hydrogène sulfuré est exceptionnel dans l'estomac des sujets sains; on peut l'y trouver à la suite de l'ingestion de produits sulfurés, de sulfates, d'eau de Carlsbad.

On a attribué aux gaz normaux du tube digestif un certain nombre de fonctions physiologiques, d'ordre mécanique surtout, et la plupart d'une importance secondaire. A ce point de vue, la cavité gastro-intestinale forme un tout complet, et les gaz de l'estomac, en particulier, participent à ces fonctions que nous allons signaler seulement.

A l'état de santé, la présence d'une certaine quantité de gaz est une condition indispensable au bon fonctionnement des voies digestives ; leur présence, non accidentelle, est liée d'une manière nécessaire à l'accomplissement des fonctions gastro-intestinales (Fonssagrives). Ils maintiennent béante la cavité du tube digestif, contribuent à aider à la régularité des contractions viscérales et favorisent ainsi la progression des matières alimentaires. La masse gastro-intestinale, remplie de gaz dans toute sa longueur, soutient les viscères abdominaux, transmet les pressions également dans tous les sens, et amortit les chocs. Ils jouent par rapport à l'abdomen le même rôle que l'air inspiré par rapport à la cage thoracique : ils fixent les parois et fournissent un point d'appui résistant aux muscles dont la contraction est indispensable à l'accomplissement de l'effort (Longet).

Les parois du tube digestif se trouvent soutenues et déplissées, la circulation n'est nullement gênée dans les vaisseaux de toute espèce qui le parcourent ; l'absorption et la sécrétion se font dans des conditions favorables, la distension du tube gastro-intestinal par les gaz restant d'ailleurs dans les limites physiologiques (Dr Guérard, cité par Longet).

Sigaud insiste sur la tension gazeuse intra-abdominale : « L'état physiologique est un équilibre entre la pression atmosphérique et la tension gazeuse du tube digestif ; il est une condition nécessaire pour que la péristaltique gastro-intestinale reste normale. De là, le rôle prépondérant, ignoré jusqu'à présent, de la tension gazeuse intra-abdominale. »

Glénard assigne aux gaz digestifs le rôle de relever les anses intestinales en diminuant leur poids spécifique, assurant ainsi la perméabilité du conduit.

Citons aussi l'opinion de Fonssagrives pour qui il existe une action chimique de dissolution exercée par le mélange gazeux sur divers principes des aliments, et celle de Graves (rapportée par Longet, qui ne l'accepte pas comme fondée) qui reconnaît une influence chimique des gaz sur les phénomènes de la digestion.

Les gaz de la cavité gastrique, avons-nous dit, prennent une certaine part à ces fonctions, qui doivent être rapportées plutôt à l'ensemble des gaz enfermés normalement dans le tube digestif tout entier, surtout les intestins.

Nous mentionnerons seulement, à propos des gaz de l'estomac même, l'influence de l'air dont le contact accélère les mouvements (Colin).

Enfin, la déglutition volontaire d'air atmosphérique et son émission presque immédiate par éructations provoquent souvent l'issue des gaz contenus dans l'estomac après un repas copieux et diminuent la tension gênante que peut présenter cet organe chez des individus en bonne santé (Aubert). C'est une action qui pourra être utilisée dans les cas pathologiques.

L'air parfois est emmagasiné, après déglutition volontaire ou inconsciente, dans l'estomac, d'où il pourrait passer dans l'appareil pulmonaire et contribuer de cette façon à entretenir une respiration suffisante pendant un court moment ; « l'estomac devient une sorte de réservoir d'air qui permet de prolonger le séjour dans un milieu irrespirable ». C'est ce que le professeur Lacassagne a constaté chez un plongeur, le capitaine James, qui parvenait, grâce à ce moyen, à rester plus de quatre minutes complètement immergé.

Que deviennent ces gaz de l'estomac ? Normalement ils sont soumis à des modifications constantes. Brassés par les contractions stomacales, ils font entendre parfois des grondements sourds, des borborygmes.

Ils peuvent être expulsés par l'orifice cardiaque (éructation), ou par l'orifice pylorique, isolément ou avec le chyme.

Baumès considère l'exhalation et l'absorption des gaz à la surface de la muqueuse gastro-intestinale comme une fonction naturelle, physiologique, du tube digestif. Les gaz de la cavité gastrique seraient donc absorbés ou résorbés. Les gaz passent dans le sang et s'éliminent par les poumons (Cl. Bernard, cité par G. Sée). On en donne comme preuve la diminution progressive de l'oxygène dans le mélange gazeux à mesure qu'on approche de l'extrémité inférieure du tube digestif. Von Mehring (1893) a reconnu chez le chien l'absorption par la muqueuse de l'estomac de la majeure partie de CO_2 de l'eau de Seltz introduite à l'aide d'une sonde œsophagienne.

En résumé la présence constante de gaz dans la cavité stomacale est un fait normal, physiologique. De leurs causes multiples, beaucoup sont d'une faible importance, d'autres sont fort discutables (exhalation, fermentations pepsiques, fermentation lactique normale) ; la principale origine serait l'air atmosphérique, dégluti, ou entraîné par la déglutition alimentaire.

CHAPITRE III

Gaz stomacaux à l'état anomal

Dans certaines conditions pathologiques, les gaz que nous avons vus exister, en quantité variable, plutôt faible dans le tube digestif normal, deviennent notablement plus abondants, parfois même s'accroissent au point de donner lieu à des accidents graves et urgents, tels, qu'on a cité des cas de mort autrefois.

Mais à quel moment ces gaz peuvent-ils être considérés comme pathologiques ? L'état anomal n'est en effet qu'une affaire de degré, et « là comme dans toutes les questions relatives à la santé et à la maladie, il faut tenir compte du *poco piu e poco meno* » (Brinton). D'après Lasègue, c'est seulement quand ces fluides sont en excès et deviennent incommodes que leur présence est réellement anomale. « L'anomalie n'est donc qu'une simple exagération d'un état normal. »

A ce point de vue, il y a lieu de faire une distinction ; les gaz de l'estomac peuvent être considérés comme anomaux, comme pathologiques, sans qu'ils soient présents en quantité exagérée ; c'est qu'ils sont en effet expulsés au fur et à mesure de leur production ; dans d'autres cas ils ne sont pas rejetés, s'accumulent dans la cavité gastrique, et donnent alors naissance à ces symptômes incommodes dont parle Lasègue. Ainsi donc il peut y avoir (isolément ou concomitamment) *production plus abondante de gaz*, par arrivée ou formation dans la cavité stomacale, et *accumulation*.

Mais la question de quantité des gaz n'est pas la seule qui intervienne dans la production de l'état anomal ; la *qualité, la nature des gaz* est un autre facteur dont il faut tenir compte. Les gaz seront également pathologiques quand il y aura prédominance, dans le mélange, de l'un d'eux peu abondant dans l'estomac sain, ou lorsqu'on constatera la présence évidente d'un gaz normalement exceptionnel.

Chevillot est un des premiers à donner l'analyse des gaz recueillis dans l'estomac de sujets malades ; il a pratiqué des examens après la mort, et a trouvé six gaz, en proportions variables, dit-il : Az, CO^2, H, O, CH^4, H^2S. Il avait noté que les gaz, chez l'homme sain et l'homme malade, sont de même espèce de part et d'autre, mais l'H serait plus fréquent chez l'homme sain, ce serait le contraire pour l'Az.

Depuis on a fait de nombreuses analyses, surtout dans des cas morbides particuliers. Dans toutes, on retrouve les gaz reconnus dans l'estomac normal ; rarement, pourtant, on a cité aussi de l'ammoniaque, peut-être aussi du sulfhydrate d'ammoniaque, parfois de l'éthylène; Kuhn a signalé dans un cas des traces d'oxyde de carbone.

Le mélange gazeux de l'estomac, fréquemment rejeté par les éructations, est tantôt inodore, tantôt fétide, d'odeur variable, d'autres fois rappelle l'odeur des aliments récemment ingérés.

Le plus souvent ce mélange gazeux n'est pas inflammable; parfois, au contraire, les gaz brûlent, grâce à la présence plus abondante d'hydrogène et de carbures d'hydrogène. Josat (th. de Paris 1840) avait déjà signalé ce fait. Un certain nombre d'observations ont été publiées depuis; la *Revue scientifique* du 12 février 1887 résume une de celles-ci et fait mention de cas analogues. Nous aurons à y revenir au chapitre des fermentations anomales de l'estomac.

La quantité des gaz peut être souvent considérable, d'ailleurs très variable avec les causes productrices, comme aussi leurs proportions dans le mélange stomacal.

Les gaz pathologiques peuvent reconnaître les mêmes origines que les gaz normaux; toutes les causes énumérées au chapitre précédent sont donc susceptibles, en théorie, de produire une quantité anomale de gaz, à condition qu'elles exercent leur action à un degré plus élevé, avec une activité plus grande, pendant un temps plus prolongé, etc. Mais quelques-unes sont *a priori* incapables de fournir une grande abondance de gaz, tels sont l'entraînement de l'air par la déglutition physiologique des aliments, le dégagement des gaz dissous dans l'eau, la salive, ou incorporés aux aliments, les mouvements qui s'opèrent dans la masse du chyme. Au contraire la déglutition des liquides à petits coups, comme l'a indiqué Duroziez, peut amener dans l'estomac une quantité d'air suffisante pour produire une légère distension ; l'ingestion des eaux gazeuzes, des vins mousseux, laissera dégager de l'acide carbonique en abondance. Les transformations des aliments sous l'influence des fermentations pepsiques ne donneront pas plus de gaz qu'à l'état normal. Quant à l'exhalation vasculaire, que nous n'avons pas admise à la suite de nombreux auteurs ; dans le tube digestif d'un sujet sain, elle ne paraît pas devoir être invoquée davantage dans les cas pathologiques ; on peut en effet trouver d'autres raisons pour expliquer le développement rapide des gaz digestifs, comme nous le verrons au chapitre V ; ce phénomène se montre fréquemment chez les hystériques. Cependant Bardet soutient encore aujourd'hui l'origine vasculaire des gaz, lorsque ceux-ci sont produits instantanément dans l'estomac à vide, sans déglutition, par le seul fait de l'irritation déterminée par l'ingestion d'une quantité légère d'eau ou d'aliments ; aucune fermentation, dit-il, n'est capable de fournir aussi rapidement une telle masse de gaz ; d'après lui il y a, par trouble nerveux, atonie des tuniques stomacales et osmose gazeuze. Quelques auteurs, A. Robin entre autres, se rangent à cette manière de voir.

Nous avons admis que, à l'état normal, une faible quantité des gaz pouvait venir de l'intestin. Pour Bouveret, « il n'est pas démontré que les gaz intestinaux puissent refluer dans l'estomac au point d'en provoquer une excessive distension ». Pourtant dans certains cas pathologiques, obstacle sur le duodénum ou la partie supérieure de l'intestin, incontinence du pylore, des gaz peuvent s'accumuler en grand nombre au niveau de l'estomac, ceux de l'intestin au-dessus de l'obstacle venant s'ajouter à ceux de la cavité gastrique.

Des gaz peuvent arriver dans l'estomac par des voies accidentelles, mettant la cavité gastrique en communication directe avec des organes renfermant eux-mêmes ces gaz, dans les cas, par exemple, de fistule gastro-thoracique après perforation par ulcus, ou de gastro-entéro-anastomose.

Nous devons citer ici une autre source de gaz pathologiques. Baumès mettait en partie sur le compte de l'inflammation la production, l'exhalation des gaz; si l'inflammation arrivait à un degré plus avancé, à la suppuration, à la gangrène, il pouvait se dégager des gaz de putréfaction. Bouveret signale aussi la présence de gaz fétides dans la gastrite phlegmoneuse.

Il nous reste à voir deux causes plus importantes et capables, à elles seules, de déterminer dans la cavité gastrique la présence des gaz en assez grande abondance; ce sont surtout les fermentations secondaires de l'estomac, avec les putréfactions qui s'y rencontrent

plus rarement, et la déglutition involontaire d'air atmosphérique, observée chez les nerveux, principalement
les hystériques. Toutes les autres causes que nous avons
d'abord examinées successivement sont repoussées au
second plan, et peuvent venir le plus souvent s'ajouter
à ces deux dernières. Nous les étudierons plus longuement dans les deux chapitres qui suivent.

En somme les gaz pathologiques de l'estomac reconnaissent principalement deux sources : a, les aliments
aux dépens desquels se font les fermentations anomales et des putréfactions (donnent CO_2, H, CH_4, H_2S) ;
b, l'air atmosphérique, dégluti volontairement (chez
des simulateurs ou par gorgées répétées de liquide),
et involontairement (donnent O, Az, CO_2). Ce sont les
principales causes de la quantité exagérée des gaz
dans la cavité gastrique ; ces gaz peuvent être expulsés
par l'un ou l'autre orifice, ou bien par le fait de
certaines circonstances être retenus à l'intérieur de
l'estomac. L'accumulation pourrait aussi se faire aux
dépens de gaz qu'on pourrait considérer comme normaux ; ces gaz qui, à l'état normal, naissent ou arrivent
dans l'estomac peuvent n'être pas rejetés, et après un
certain temps donner lieu à des phénomènes d'accumulation. Il faut donc distinguer, surtout au point de vue
symptomatique, l'accroissement de quantité des gaz et
leur accumulation.

Il faudrait aussi tenir compte de la tension et du
volume de ces gaz, et de leurs modifications ; certains
phénomènes pathologiques sont en effet sous la dépen-

dance de l'augmentation de volume des gaz présents sans augmentation de leur quantité ; nous aurons l'occasion d'en parler plus loin.

Nous pourrions résumer dans le tableau suivant les causes les plus importantes :

Arrivée des gaz par le cardia
- Déglutition de liquides à petites gorgées.
- Déglutition volontaire d'air atmosphérique (simulateurs).
- Déglutition involontaire d'air atmosphérique (hystériques).

Arrivée des gaz par le pylore
- Incontinence du pylore.
- Tumeurs, compression du duodénum.

Arrivée de gaz par des voies accidentelles
- Fistule gastro-thoracique après perforation par ulcère.
- Chez sujets ayant subi une gastro-entéro-anastomose.

Dégagement des gaz dans l'estomac
- Boissons gazeuses, vins mousseux.
- Modifications alimentaires chez gros mangeurs.
- Fermentations anomales (dans la plupart des affections gastriques, primitives ou secondaires).

Accumulation des gaz
- Paralysie, relâchement des parois stomacales
  - par lésions des tuniques (néoplasme, etc.).
  - par lésions des nerfs.
  - » centrales.
  - par névroses.
- Obstacles à l'expulsion
  - par compression des orifices.
  - par lésions des orifices.
  - par spasmes réflexes.
  - par spasmes des névroses.

Dilatation des gaz présents
- Paralysie des parois stomacales par réflexe ou par névrose.

Nous devons ajouter que plusieurs de ces diverses causes peuvent coexister et joindre leurs effets.

Les symptômes déterminés à l'état anomal par les gaz de l'estomac sont d'abord, plus accentués, ceux que l'on constate chez l'individu sain. Les éructations sont plus abondantes et plus fréquentes, se répétant parfois à de courts intervalles, et pouvant rejeter des quantités énormes de gaz (jusqu'à 1.400 cmc. Bardet). Le son tympanique est plus accentué. Il y a parfois énorme distension de l'estomac, qui forme une voussure remplaçant la dépression normale du creux épigastrique et dessine le contour de l'organe, constituant ainsi une véritable caisse de résonnance pour les bruits nés au voisinage (cœur, poumons). Les bruits intra-stomacaux par collision des gaz et des liquides (clapotage, succussion), les borborygmes sont plus intenses et plus facilement perçus. Parfois on entend des bulles gazeuses éclatant dans la cavité gastrique avec un bruit amphorique et métallique. Signalons aussi le bruit de glouglou rythmé par la respiration (Strümpell, Clozier, Bouveret) pour la production duquel la stase gazeuse de l'estomac est une cause adjuvante (Tournier).

D'autres symptômes sont plus particuliers à l'état pathologique.

L'ensemble de tous ces signes constitue une sorte de syndrome, à allures variables d'ailleurs, qui a été étudié et décrit de tout temps. Les noms de flatulence, de tympanisme ou tympanite, de météorisme, de pneumatose se rapportent à la même idée : troubles morbides dus à l'existence des gaz digestifs en excès. C'étaient autrefois des affections spéciales, du groupe des maladies venteuses, et décrites dans les traités de pneumopathologie. Ils représentent actuellement un ensemble symptomatique déterminé par la surabondance des gaz sous la dépendance d'affections et de causes variées, ou par l'augmentation de leur volume.

La flatulence se sépare des trois autres par son siège presque uniquement stomacal, de plus elle a pour caractère plus particulier l'*expulsion des gaz* par les éructations.

Au contraire, le tympanisme, le météorisme et la pneumatose sont le plus souvent généralisés au tube gastro-intestinal tout entier, pouvant être néanmoins localisés, et cela assez fréquemment à l'estomac, par exemple ; de plus ils sont déterminés plus spécialement par l'*accumulation des gaz* ou leur *dilatation*.

La flatulence se présente au cours de nombreuses maladies de l'estomac ; elle accompagne fréquemment des troubles dyspeptiques, et prend quelquefois une importance telle qu'elle avait souvent capté presque complètement l'attention, si bien qu'on en fit une forme spéciale, presque une maladie indépendante sous le nom de dyspepsie flatulente. Elle n'est en réalité qu'un ensemble symptomatique commun à beaucoup d'affections stomacales ; ce n'est pas un type nettement déterminé (Glénard). Aussi Bouveret remplace le mot dyspepsie flatulente par l'appellation plus vraie de syndrome dyspeptique flatulent, caractérisé par : sensations incommodes de pesanteur et de plénitude à l'épigastre, ballonnement, bientôt éructations, pyrosis, puis accablement, prostration des forces, lourdeur de tête, somnolence, parfois accélération du cœur et de la respiration; la quantité des gaz produits pendant la digestion peut être considérable, alors distension notable de l'estomac, puis de l'intestin, éructations incessantes et très abondantes.

La tympanite, le météorisme, la pneumatose répondent davantage à l'accumulation des gaz. Le plus souvent généralisés à tout le tube digestif, ils peuvent être aussi localisés; nous aurons en vue le plus possible leur localisation à l'estomac. Souvent ces trois mots sont pris l'un pour l'autre, employés dans le même sens pour indiquer le même phénomène; certains auteurs, au contraire, ont voulu donner de chacun une définition plus précise, qui varie du reste de l'un à l'autre. Nous citerons un certain nombre de ces définitions pour montrer ces différences. H. Hirtz (in Jaccoud) dit : « Si ces gaz augmentent, le fonctionnement de l'appareil digestif est entravé, il y a tympanite; s'ils sont simplement dilatés ou retenus dans un point du tube digestif, il y a pneumatose, alors que la quantité n'en est nullement augmentée. » Il y a ici distinction entre production exagérée et accumulation, dans le premier cas c'est de la tympanite, dans le second de la pneumatose. Luton (in Jaccoud) définit

la tympanite par son principal symptôme, le tympanisme; c'est, dit-il, la distension gazeuse de l'abdomen
telle que celui-ci résonne à la percussion comme un
tambour (τυμπανον) A l'article Météorisme du dictionnaire de Dechambre, nous voyons cette désignation
réservée au gonflement de l'abdomen par des gaz
autant que ceux-ci sont contenus dans le tube digestif,
tandis que le mot tympanite « désigne à la fois l'accumulation des fluides élastiques dans l'estomac et les
intestins, et leur présence dans la cavité du péritoine ».
Pour G. Sée, le météorisme consiste dans le développement des gaz gastro-intestinaux. Il se produit,
d'après Coutaret, dès que le volume des gaz dépasse la
moyenne normale. Deniau prétend que la tympanite
est la simple distension de l'estomac ou de l'intestin
par les gaz qu'ils renferment. « Les accumulations de
gaz, dit Eichorst, dans l'estomac et les intestins, sont
chose fréquente et constituent la tympanite. » Ripoll
compare la pneumatose à la flatulence : la première se
développe ordinairement indépendamment de toute
ingestion alimentaire, et n'est à peu près constamment
que le résultat de l'exagération dè la sécrétion spontanée, reconnaissant pour cause primitive une lésion
fonctionnelle du système nerveux; la flatulence au
contraire a sa source presque exclusive dans les aliments ingérés, que la production des gaz soit due à la
constitution physique ou chimique de ces aliments, ou
à leur élaboration vicieuse. Diday a décrit une
pneumatose gastrique périodique caractérisée par une

distension subite de l'estomac, suivie d'éructations
qui font cesser le malaise. Citons aussi Verhoogen
pour qui « le météorisme est dû à une accumulation
de gaz dans l'intestin ; le tympanisme au contraire
reconnaît pour cause principale l'activité contractile
du diaphragme ».

Nous voyons par là que les différents auteurs, consi-
dérant la production et l'accumulation des gaz digestifs,
leur ont attribué pour les désigner un nom en rapport
plutôt avec leurs idées personnelles et les divers points
de vue auxquels ils se sont placés ; ceux-ci étant variables, les appellations ont varié de l'un à l'autre.
Cependant quelques-uns ne veulent pas donner une
définition aussi tranchée ; Amédée Latour disait déjà
que le mot tympanite, appliqué au développement des
gaz dans les voies digestives, « est impropre, car il
indique un phénomène qui n'est pas constant ». D'autres,
au contraire, rapprochent la tympanite, le météorisme,
la pneumatose, et même la flatulence, et ne voient
entre tous ces phénomènes que des différences de
degré. Ainsi, pour Fonssagrives, il résulte de l'accroissement anomal des gaz digestifs, à son degré inférieur
la flatulence, à un degré plus élevé une véritable
pneumatose. Coutaret prétend que « la flatulence
comprend tous les degrés du développement gazeux :
ballonnement, renvois, borborygmes, météorisme, tympanisme ; depuis un simple malaise jusqu'à la pneumatose amenant étouffement et syncope ». D'après
Luton (in Jaccoud), le signe capital de la tympanite est

le développement plus ou moins marqué de l'abdomen avec une progression indiquée par les noms de flatulence, météorisme, ballonnement, tympanisme comme degré extrême. « Ces termes, dit-il, ne sont pas absolument synonymes, mais se rapportent à un même ordre d'idées, il vaudrait mieux les grouper sous un seul titre, pneumatose gastro-intestinale; » et il ajoute : « Dès lors, on ne s'arrêterait plus arbitrairement à tel ou tel élément de la série, comme la tympanite par exemple, et on éviterait ainsi de créer des mots factices qui s'imposent ensuite trop exclusivement à l'attention de l'observateur. » C'est la même idée que nous lisons dans Dechambre (article Météorisme) : « Mieux vaut se borner à exprimer par un seul mot l'état pathologique caractérisé, dans tous les cas, par la pneumatose, en laissant au praticien le soin d'en discerner les causes diverses pour lui appliquer les moyens de traitement appropriés. »

En effet, ces mots tympanisme, météorisme, pneumatose signifient surtout la distension gazeuse du tube digestif déterminant quelques symptômes morbides, mais aucun n'indique l'origine et les causes de ces phénomènes. La flatulence doit être laissée en dehors car elle comprend un ensemble de signes plus particuliers. Au contraire, les symptômes déterminés par l'accumulation des gaz, par la distension gazeuse, quelle qu'en soit l'origine, quelles qu'en soient les causes, pourraient être désignés indifféremment sous les noms de tympanisme, de météorisme, de pneumatose; peut-être pourrait-on leur faire exprimer des degrés dans l'intensité du phénomène, ou bien les choisir de préférence lorsque tel symptôme sera prédominant; c'est ainsi qu'on dirait tympanite s'il y a sonorité exagérée, tympanisme, que météorisme indiquerait la distension, extrême du tube digestif et de l'abdomen. Mais ce sont des points de détail sur lesquels nous ne nous arrêterons pas.

Les gaz pathologiques de l'estomac déterminant la flatulence, la tympanite, le météorisme ou la pneumatose, ont un certain nombre d'effets morbides variés, d'ordre mécanique, réflexe, toxique, des effets sur l'estomac même ou sur l'intestin. Nous allons les étudier rapidement.

Les principaux effets immédiats sont d'ordre mécanique, sous la dépendance de la distension gastrique qui peut être extrême; notons d'abord des malaises et même de véritables douleurs plus ou moins irradiées aux lombes, à l'hypochondre, et attribuées à la compression ou au tiraillement des fibres nerveuses terminales de l'estomac. Cette distension de l'estomac peut déterminer le déplacement des viscères mobiles; d'après Cuffer, l'estomac empiète et appuie sur le foie, dont la zone de matité se trouve ainsi modifiée, et qui, peu à peu, se congestionne et augmente de volume, puis le rein droit se déplace à son tour. Les accidents plus graves résultent du refoulement du diaphragme et de la compression du cœur, des poumons; on constate alors de l'anxiété, de l'agitation, de l'insomnie, des accès d'oppression et de palpitations, symptômes variables dont l'intensité peut augmenter parfois rapidement jusqu'à une terminaison funeste. « Les choses peuvent aller jusqu'à compromettre l'existence par les progrès de l'asphyxie et la congestion veineuse de l'encéphale, et jusqu'à justifier ainsi les opérations qu'on tente en pareil cas. » (Luton). Colin prétend aussi que les gaz exagérés sont « la cause d'une dilatation outrée, d'une atonie de la tunique charnue et de la suspension du cours des matières, même quelquefois de la mort par asphyxie ». Cadet signale également la possibilité de la mort par asphyxie. Pour Deniau, les accidents peuvent devenir graves et se terminer même par la « mort par les progrès de l'anhématose ou par une syncope, comme M. Huchard l'a vu pour une de ses malades. » Bouveret cite un accès de dyspnée mortel, causé par une distension gazeuse extrême (cas dû à Silberstein). Le docteur Zantiotis, de Réni (Russie), a observé un cas de mort par asphyxie rapide due à une pneumatose stomacale aiguë. Signalons, en passant, un procédé différent de terminaison fatale, observé par Morgagni dans plusieurs cas et rapporté par Baumès : la mort était arrivée à la suite d'accidents graves constitués par absorption, dans la circulation lymphatique et veineuse, de gaz qui n'y sont pas dissous, ni combinés aux liquides.

Mais ces faits mortels sont exceptionnels, et Gilles de la Tourette à un point de vue particulier dit : « A part cette affirmation de M. Huchard, ni M. Cadet, ni

M. Deniau ne donnent une observation probante de terminaison fatale due à la pneumatose des hystériques. »

Notons que la mort s'observe moins rarement sur les ruminants, chez qui, à la suite d'une ingestion abondante de fourrages verts, le développement considérable de gaz dans les poches stomacales détermine parfois la mort par asphyxie, à moins qu'une intervention sanglante ne donne issue rapidement à ces gaz.

En général, chez l'homme, l'évolution n'est pas aussi sombre, surtout si l'estomac renferme seul une telle abondance de gaz, et les symptômes s'amendent progressivement, pour disparaître complètement, par l'expulsion buccale ou anale de ces gaz. Baumès avait déjà à ce point de vue fait des distinctions : si les parois stomacales ont conservé leurs propriétés, les gaz sont « en partie absorbés, en partie rejetés », ils déterminent une tension passagère, des borborygmes, quelques douleurs vagues, « c'est plutôt un malaise qu'une maladie » ; si, au contraire, le « plan musculaire est lésé, aminci, ayant perdu sa force, resserré », les gaz sont retenus et donnent des symptômes plus graves ; c'est alors une véritable maladie. Il faut donc qu'il y ait accumulation de gaz plus abondamment formés pour donner des conséquences graves ; celles-ci sont atténuées par la possibilité de leur expulsion plus ou moins rapide après leur production.

L'estomac lui-même est influencé par les gaz anomaux qui peuvent apporter un certain trouble dans son fonctionnement. Le principal serait l'atonie, la dilatation, l'insuffisance motrice, succédant aux distensions répétées. Par contre, les gaz pourraient produire quelques résultats heureux ; ainsi d'après Colin « les mouvements de l'estomac sont accélérés par le contact de l'air » ; — « il est probable, dit Bouveret, que ce gaz (CO_2 dégagé du bicarbonate de soude) exerce une action sédative sur la muqueuse gastrique », et pour Linossier « CO_2 peut agir comme analgésique ». Il est peu probable que l'acide carbonique du mélange gazeux pathologique, provenant par exemple des fermentations anomales, ait la même influence favorable.

Quant aux phénomènes réflexes observés dans la plupart des maladies d'estomac, ils peuvent être mis en partie sur le compte des gaz anomaux, tel est, par exemple. l'asthme nocturne (Broadbent) dû à un réflexe parti des branches pneumogastriques de l'estomac dilaté.

Les effets toxiques sont sous la dépendance des fermentations secondaires ; nous les étudierons au chapitre suivant, avec un certain nombre d'autres effets dépendant de cette même cause.

Comme effets indirects, ou plutôt à titre de complications, la distension gazeuse de l'estomac peut avoir un rôle adjuvant dans la rupture, au niveau d'un ulcère, par un traumatisme sur l'épigastre (Bouveret). Citons aussi la pénétration des gaz stomacaux dans le péricarde, à la suite de la perforation par un ulcère de la petite courbure ou du cardia ; Bouveret rapporte une observation de Jürgensen, qui trouva à l'autopsie, après perforation de l'estomac par ulcère : emphysème sous-péritonéal très étendu, hydropneumothorax double, sang spumeux dans ventricule droit, veines jugulaires et sus-hépatiques.

Nous venons d'étudier d'une manière générale les gaz anomaux de l'estomac, leur origine, leur nature, leurs symptômes et leurs effets. Nous nous occuperons maintenant des deux causes principales, les fermentations secondaires, et la déglutition involontaire d'air atmosphérique chez les hystériques ; nous joindrons à celle-ci l'étude de quelques autres phénomènes produits par les gaz du tube digestif chez cette même catégorie de malades.

CHAPITRE IV

Fermentations anomales de l'estomac et gaz auxquels elles donnent naissance

Sous l'influence de certaines conditions morbides, les fermentations physiologiques ou pepsiques de l'estomac peuvent être profondément troublées ; la masse alimentaire alors, incomplètement ou mal élaborée en raison de la défectuosité des fonctions normales, se trouve livrée à la merci de diverses actions étrangères ; la principale est la pullulation de microorganismes, qui à la faveur de l'état pathologique déploient leur activité au sein d'un terrain favorable. Les fermentations anomales prendront dès lors naissance, dont une des conséquences est la production de gaz en quantité et de qualité variables ; et si, dans ces cas, on recueille en un vase allongé le contenu stomacal retiré par la pompe ou obtenu par vomissements, la séparation de ce mélange en trois couches, signalée par Riegel, nous montre les bulles gazeuses nées au sein de la bouillie venant se rassembler et former une mousse à la surface. Ou bien, le même liquide de pompage ou de vomissements, non filtré et maintenu à la température ordinaire ou mieux à une température voisine de 38°, donnera lieu après un temps variable au dégagement d'une quantité plus ou moins abondante de gaz. Dans ces mêmes cas, on trouvera dans la bouillie stomacale de nombreux produits de décompositions, de transformations plus profondes (acides organiques, acides gras, ptomaïnes, etc.), qui n'existent pas, ou du moins en très petite quantité, dans le chyme normal. De même, on pourra déceler dans l'urine la présence des sulfoconjugués plus abondants.

Les fermentations anomales de l'estomac se font donc aux dépens des matières alimentaires ingérées et mal élaborées ; elles varient avec la nature des substances capables de subir les fermentations que renferme le contenu stomacal, et aussi avec les mêmes substances fermentescibles. L'agent actif de ces fermentations est représenté par un nombre considérable d'organismes inférieurs (levures, ferments, bacilles), qui trouvent là un milieu favorable à leur végétation et à leur accroissement, à la faveur du reste de certaines conditions, parmi lesquelles on a cité les modifications des sécrétions, de l'acidité, les associations microbiennes, l'abondance des liquides, du mucus, la stagnation et la rétention ; par contre ils ont à lutter dans certains cas contre diverses influences capables de diminuer leur vitalité ou d'entraver leur développement.

Ces conditions favorables, ces causes des fermentations anomales se trouvent ordinairement réalisées dans la plupart des affections gastriques, et aussi dans beaucoup de maladies, soit générales, soit d'un autre organe, ayant un certain retentissement sur le fonctionnement de l'estomac. C'est dire que les fermentations anomales ne sont pas une entité morbide définie : elles se rencontrent au cours d'une autre maladie, aux symptômes de laquelle s'ajoutent les troubles qu'elles provoquent.

Diverses espèces de fermentations se font au sein de la cavité gastrique ; nous pouvons distinguer, avec Pasteur, des fermentations acides (lactique, butyrique, acétique, etc.), la fermentation alcoolique, la fermentation alcaline de certains auteurs. Cette dernière se rapproche de la fermentation putride, et de fait il arrive parfois que de véritables putréfactions, dont le siège presque exclusif est le tube intestinal, se produisent déjà dans l'estomac. Certains auteurs opposent la fermentation lactique et les fermentations gazeuses ou plutôt les étudient complètement en dehors l'une de l'autre, la première, comme nous l'avons vu (chap. II), ne devant pas théoriquement donner naissance à des gaz. Mais en réalité, dans un estomac pathologique, elle est fréquemment suivie d'une fermentation butyrique, qui se fait aux dépens de cet acide lactique au fur et à mesure de sa production ; de plus, elle la favorise, l'agent de la fermentation lactique détruisant l'oxygène libre, nuisible au développement du ferment butyrique. La fermentation lactique serait ainsi un terme de passage, le premier pas d'une fermentation gazeuse.

Nous n'examinerons pas successivement ces diverses fermentations ; mais nous étudierons d'abord le milieu aux dépens duquel se font les fermentations, quelles fermentations peuvent se produire et quels gaz prennent naissance, puis les agents de ces fermentations, et les conditions qui les favorisent, celles qui les entravent ou les arrêtent.

Les fermentations anomales de l'estomac n'ont pas pour unique résultat la production de gaz pathologiques. Le cadre de notre étude nous oblige dans le cours de ce chapitre à insister particulièrement sur ce point, qui nous paraît avoir un certain intérêt, les troubles déterminés par la présence de ces gaz ayant parfois une place prépondérante ; mais nous traiterons complètement la question des fermentations anomales, qui a d'ailleurs son importance, car celles-ci peuvent donner un certain nombre de notions sur les troubles gastriques qui les occasionnent.

§ 1. — AUX DÉPENS DE QUELLES SUBSTANCES SE FONT LES FERMENTATIONS ANOMALES ? — GAZ PRODUITS.

Ainsi donc, les matières alimentaires, n'étant plus soumises aux transformations physiologiques des fermentations digestives, dans des conditions que nous déterminerons plus loin, sont envahies par une énorme quantité d'agents fermentatifs, qui y déterminent des fermentations anomales plus ou moins actives. Celles-ci varient avec la composition du contenu stomacal, elle-même très variable avec l'alimentation. Dans les diverses affections de l'estomac, l'influence de la variété d'alimentation est évidente. Ainsi il est courant qu'une nourriture mixte, particulièrement quand on donne du lait aux malades, fournit les conditions d'un dégagement gazeux ; une alimentation purement animale ne lui donne pas facilement naissance, tandis que les hydrates de carbone, et surtout les sucres accroissent d'une façon marquée la capacité de fermentation du contenu stomacal (Kuhn). La nature des ingesta a donc une grande importance : aussi Boas distingue trois types de fermentations aux dépens de chacun des groupes d'aliments : fermentation des hydrocarbonés, fermentation des albuminoïdes, fermentation des corps gras.

Diverses propriétés du milieu fermentescible paraissent être de quelque importance dans la production des fermentations, telles sont ses réactions, sa concentration, son état de division, d'humidité ; nous aurons l'occasion d'y revenir plus loin.

A. Fermentation des hydrocarbonés. — Physiologiquement les hydrates de carbone de l'alimentation doivent être modifiés et passer à l'état de glucose pour être absorbés. Un certain nombre de sucres sont directement absorbables ; d'autres doivent être intervertis ; les amylacés doivent subir l'action des ferments solubles qui les saccharifient. Ces transformations, ces fermentations normales se produisent sans dégagement gazeux.

Au contraire, si les hydrocarbonés sont envahis par des ferments figurés (champignons, levures, bactéries), un certain groupe de ces corps, les sucres, subissent directement les fermentations microbiennes, tandis que les amylacés doivent être préalablement saccharifiés ; cette transformation se fait probablement au moyen d'un ferment soluble, d'une amylase sécrétée par les ferments figurés eux-mêmes, qui alors font fermenter le sucre ainsi produit.

Dans le tube digestif, souvent les ferments figurés trouvent les hydrocarbonés en état de fermenter immédiatement, c'est-à-dire les sucres fermentescibles (maltose, glucose, lévulose), la saccharification des amylacés ayant été plus ou moins produite par les ferments solubles physiologiques.

Les fermentations, que subissent spontanément les hydrates de carbone abandonnés à l'invasion des germes extérieurs sont de plusieurs sortes ; les principales sont les fermentations lactique, butyrique, alcoolique, acétique ; on peut ajouter une fermentation muqueuse signalée par Pasteur et Kramer, et la fermentation de la cellulose. Ewald donne le schéma suivant de la marche des quatre premières.

$$C^6H^{12}O^6 \text{ (sucre)}$$

$$2\,(C^2H^6O) + 2\,CO^2 \qquad\qquad 2\,(C^3H^6O^3)$$
Alcool   Acide lactique

$$C^2H^6O + O = C^2H^4O + H^2O \qquad\qquad C^4H^8O^2 + 2\,CO^2 + H^4$$
Aldéhyde   Acide
butyrique

$$C^2H^4O + O = C^2H^4O^2$$
Acide
acétique

Schultzen et Wilson (cités par Ewald), ont montré que ces deux ordres de fermentations peuvent exister simultanément ; le plus souvent elles se produisent isolément, ou du moins il y a prédominance très notable de l'une ou de l'autre. Ewald et Ruppstein ont aussi observé chez un même malade tantôt l'une, tantôt l'autre.

La *fermentation lactique* est due à l'action du bacille lactique de Pasteur sur les sucres. Théoriquement elle ne s'accompagne d'aucune production de gaz, comme le montrent les équations chimiques rapportées précédemment (chap. II, page 33). Cependant la marche de la fermentation aux dépens des amylacés, sans saccharification préalable, peut être représentée par la formule suivante (empruntée au *Dictionnaire de physiologie* de Richet, art. Amylacés) :

$$C^6H^{10}O^5 + 6\,O = C^3H^6O^3 + 3\,CO^2 + 2\,H^2O$$
Amidon

Il y aurait donc ici dégagement d'acide carbonique.

La *fermentation butyrique* suit la fermentation lactique, quelquefois elle se produit en partie, simultanément, aux dépens de l'acide lactique nouvellement formé, au fur et à mesure de sa production.

Elle est due surtout au *bacillus butyricus*, bien étudié par Prazmowsky. Dans le contenu stomacal, les sucres sont donc le substratum indirect de cette fermentation, ils donnent l'acide lactique, d'où naît l'acide butyrique.

$$2\,(C^3H^6O^3) = C^4H^8O^2 + 2\,CO^2 + H^4$$

Mais elle peut aussi se produire directement aux dépens des hydrocarbonés, sucres et amylacés, d'après les équations suivantes :

$$C^6H^{10}O^5 + H^2O = C^4H^8O^2 + 2\,CO^2 + H^4$$
Amidon

$$C^6H^{12}O^6 = C^4H^8O^2 + 2\,CO^2 + H^4$$
Glucose

$$C^{12}H^{22}O^{11} + H^2O = 2\,(C^4H^8O^2) + 4\,CO^2 + H^8 \quad (1)$$
Saccharose
maltose

Notons, dans toutes ces fermentations butyriques, le développement abondant d'acide carbonique et surtout d'hydrogène.

____

(1) Equations empruntées à Hugounenq (*loc. cit.*)..

Dans d'autres conditions et sous l'influence de certains autres microorganismes (principalement levures). les hydrocarbonés peuvent subir la *fermentation alcoolique;* là encore ils doivent être à l'état de glucoses. Il y a production d'alcool (surtout alcool éthylique) et dégagement de CO_2.

$$C^6H^{12}O^5 = 2(C^2H^6O) + 2CO^2$$

Mais les phénomènes de transformation ne s'arrêtent généralement pas à ce point, et de même que la fermentation lactique précède et favorise la fermentation butyrique, de même à la fermentation alcoolique nous voyons succéder la *fermentation acétique;* son agent est le *mycoderma aceti,* qui transforme l'alcool en acide acétique ; l'équation chimique n'indique pas de dégagement gazeux.

$$C^2H^3O + 2O = C^2H^4O^2 + H^2O$$

La *cellulose,* qui entre pour une grande part dans l'alimentation des herbivores, et pour une plus minime dans l'alimentation de l'homme, peut subir, sous l'action d'un ferment spécial (*bacillus amylobacter*), une fermentation qui donne naissance à un mélange gazeux composé de CO^2, d'H et de CH^4. Popoff (cité par G. Sée) a déterminé cette fermentation et obtenu ce dernier gaz, « en mettant au contact la cellulose et le suc gastrique du bœuf avec le contenu du cloaque ».

Enfin les hydrocarbonés peuvent subir une *fermentation muqueuse*. Pasteur a décrit un ferment qui provoque dans un certain nombre de jus sucrés une sorte de transformation visqueuse. Strauss signale que le sucre de raisin peut se dédoubler, sous l'influence d'un ferment organisé, en gomme, mannite, CO_2 et H_2O. Kramer a décrit la même fermentation muqueuse avec formation des mêmes produits, aux dépens de certains hydrocarbonés en présence d'une quantité suffisante de substances albuminoïdes et de substances minérales, parmi lesquelles les phosphates alcalins.

B. Fermentation des albuminoïdes. — L'action sur les albuminoïdes des ferments solubles physiologiques consiste essentiellement en une hydratation de la matière protéique, qui aboutit, après une série de phrases intermédiaires, à la formation de peptones.

Avec les ferments figurés, les albuminoïdes subissent des transformations plus profondes. La molécule protéique va être disloquée, et les divers groupements qui la constituent mis en liberté ; néanmoins c'est toujours grâce aux mêmes processus d'hydratation. Abelous (in *Dictionnaire de physiologie* de Richet), expose d'après A. Gautier la série de ces transformations : Les bactéries diverses font d'abord subir un commencement d'hydratation à la matière organique, grâce aux ferments solubles élaborés par elles. Puis l'attaque devient plus vive, des scindements moléculaires se font avec formation de produits infects. D'abord apparaissent quelques gaz, H, CO_2, et des acides gras, acétique, lactique, butyrique. Puis la matière devient fortement alcaline ; il se forme de l'AzH_3, puis une très faible quantité d'Az, une trace de H_2S et de composés phosphorés volatils complexes. Au bout de quelque temps il ne se fait plus que du CO_2 et de l'AzH_3. Alors se forment des acides amidés à poids moléculaire élevé, de la tyrosine, de l'indol, du phénol, etc., etc. ; enfin des peptones plus ou moins toxiques et des bases alcaloïdiques (ptomaïnes). Quand les bactéries aérobies interviennenl seules, il ne se produit que peu ou pas de gaz odorants.

En somme, peuvent prendre naissance, au cours de décomposition bactérienne des albuminoïdes, des gaz (H, CO_2, H_2S, Az), des produits volatils, des produits fixes, des bases toxiques. C'est une véritable fermentation putride.

. G. Sée prétend que le gaz des marais (CH_4) peut se développer aussi aux dépens des substances protéiques.

Les albuminoïdes sont capables de donner naissance à une fermentation alcaline, qui serait probablement la fermentation putride. Mais « on ne sait rien de bien précis sur ces métamorphoses des albuminoïdes, qu'Escherich a désignées sous le nom de fermentation alcaline » (Charrin).

C. Fermentation à base de corps gras. — Les fermentations que subissent les graisses ne sont pas très connues. Dans les fermentations et les putréfactions digestives, sous l'influence de microörganismes inconnus, les graisses neutres peuvent être dédoublées en glycérine et acides gras. Certains microorganismes agissent alors sur la glycérine, et provoquent des fermentations qui sont très variables. Quand la réaction est neutre, il se forme, outre de l'acide succinique et un mélange d'acides gras, de l'H et du CO_2 (Landois).

Les acides gras que l'on retrouve dans l'estomac ont été ingérés avec toutes les graisses (acides oléique, palmitique, margarique, stéarique), ou bien mis en liberté dans plusieurs fermentations ou putréfactions stomacales (acides butyrique, acétique, succinique, etc.).

Or, ces acides gras, surtout à l'état de savons calcaires, constituent un bon milieu fermentescible, aux dépens duquel se dégagent des gaz, CO_2, H, CH_4.

En résumé les trois groupes de substances alimentaires, pendant les transformations que leur font subir les ferments figurés, donnent naissance à un certain nombre de gaz, que l'on retrouve dans les estomacs pathologiques ; les plus fréquents et les plus abondants sont CO_2 et H ; d'autres, H_2S et CH_4, sont produits en moindre quantité : on a signalé aussi un dégagement d'Az ; rappelons que d'après G. Sée, aucune fermentation n'est capable de produire de l'Az libre, ce gaz provenant exclusivement de l'air avalé.

§ 2. — Agents des fermentations

Ces diverses sortes de fermentations sont provoquées par les nombreux ferments figurés qui peuvent exister dans l'estomaç.

Nous devons d'abord signaler l'absence constante de microorganismes dans tout le tube digestif du nouveau-né. Mais on en trouve peu de temps après la naissance, alors même que l'enfant n'a encore pris aucune nourriture. D'après Escherich, on peut en reconnaître la présence quatre à sept heures après l'accouchement, quelquefois seulement au bout de douze à dix-huit heures; ces microorganismes pénétreraient probablement par suite des efforts respiratoires que fait le nouveau-né; il est possible que quelques-uns remontent par l'anus. Donc pendant toute la période fœtale et durant quelques heures chez le nouveau-né, il n'y a pas de ferments figurés; c'est une des raisons pour lesquelles le tube digestif ne renferme pas de gaz pendant ce même temps (voir chap. II, p. 13). Mais dès que l'enfant a pu avaler un peu d'air avec la salive ou le lait, des microorganismes et des gaz s'y rencontrent.

Popoff a recherché l'époque d'apparition et la propagation des microbes dans le canal digestif des animaux (veaux, chiens, chats). Il a trouvé que le méconium des animaux qni viennent de naître ne renferme jamais de bactéries; celle-ci y apparaissent quelques minutes après la naissance, plus vite et plus nombreuses chez les animaux qu'on laisse téter que chez ceux que l'on garde à jeûn. Dans ce dernier cas, vingt-quatre heures après la naissance, les microbes peuvent encore être absents. Mais, d'après lui, la pénétration des microbes se fait de haut en bas, par l'œsophage, et non par l'orifice anal comme le croyait Escherich.

Les germes extérieurs pénètrent donc par la bouche, peut-être aussi par l'anus, pour envahir le tube digestif du nouveau-né, qui en était absolument dépourvu. A partir de ce moment, on en trouve toujours, d'espèces, nombreuses, et en notable quantité, celle-ci du reste variable avec différentes causes, régime, âge de l'individu, état de santé ou de maladie, etc. Il ne faut pas être surpris qu'ils puissent s'y développer en grande abondance, car les nombreux microorganismes, introduits journellement avec les aliments et l'air atmosphérique, trouvent dans le tube digestif d'excellentes conditions de culture : substances azotées, en partie peptonisées, humidité et température favorables. Leur présence a d'ailleurs été reconnue depuis longtemps; ainsi Roger cite les noms de Leuwenhœk, Leuret et Lassaigne, Gruby et Delafond.

Dans l'estomac en particulier, ceux que l'on reconnaît pénètrent principalement par le cardia, avec les aliments et les boissons, la salive ; ils proviennent de l'air extérieur, soit directement, soit après un séjour plus ou moins long dans les cavités buccale ou nasale, où ils ont pu subir certaines modifications, au point de vue de leur vitalité et de leur virulence ; certains peuvent venir des poumons par déglutition des crachats. D'autres ont pour origine le contenu intestinal. On peut donc trouver dans la cavité gastrique toute la série des microbes qui constituent les hôtes habituels de la bouche, auxquels il faut ajouter les germes de l'air, ceux qui pullulent dans les aliments, les nombreux agents des fermentations et putréfactions intestinales. Tous ces microorganismes peuvent exister, peu abondants il est vrai, à l'état normal dans l'estomac sain ; ils sont beaucoup plus nombreux et se développent avec plus d'intensité lorsque certaines conditions pathologiques se trouvent réalisées.

On a signalé dans l'estomac des lésions dues aux agents de la tuberculose, du favus, du muguet, etc. Mais en général, et on peut dire presque toujours, les organismes inférieurs contenus dans la cavité gastrique n'y exercent aucune action pathogène, en ce sens qu'ils pullulent seulement dans le milieu stomacal, les uns provoquant des fermentations secondaires, les autres étant obligés de passer dans l'intestin pour recouvrer leur virulence, si leur vitalité a été conservée.

De nombreux mémoires ont été publiés sur ce sujet, et ont fait connaître une notable quantité d'espèces trouvées et cultivées par les auteurs, qui ont en même temps recherché les propriétés de plusieurs d'entre elles.

Nous avons déjà cité (pages 69 et suivantes) les

bacilles lactique, butyrique, les levures alcooliques, le mycoderma aceti, le B. amylobacter, que l'on retrouve fréquemment dans la cavité gastrique.

Leuret et Lassaigne (1825), Gruby et Delafond (1843) ont reconnu des monades et des infusoires, qu'ils considéraient comme des produits de la digestion, de la transformation des aliments. Longet (1861) signale des éléments confervoïdes avec leurs spores, n'ayant d'ailleurs aucune valeur.

En 1842 Goodsir découvrait dans la cavité gastrique le petit cryptogame auquel il a donné le nom de *sarcina ventriculi*. Avec lui de nombreux auteurs, Bell, Hasse, Busch, ont signalé sa fréquence dans un grand nombre de dyspepsies. Budd et d'autres ont noté qu'on le trouvait surtout quand l'estomac se.vide incomplètement. Falkenheim (1885), Oppler (1894) en ont fait une étude complète. La sarcine est représentée à l'état parfait par de petites masses cubiques, ordinairement composées de quatre, parfois de huit ou seize cellules cubiques réunies, dérivant d'une seule; leur union dessine des stries perpendiculaires entre elles qui ont fait comparer ce petit organisme à un ballot de soie ; quelquefois on trouve ces cellules isolées dans le contenu gastrique. La sarcine existe aussi bien dans l'estomac normal que dans les cas pathologiques; elle paraît se trouver de préférence dans les estomacs dilatés. Elle n'a du reste aucune importance, et n'intervient pas dans les processus de fermentation.

Miller (1885) a trouvé des microorganismes en grand

nombre dans toutes les parties du tube digestif. Dans l'estomac en particulier il reconnut huit des espèces qu'il avait pu isoler de la bouche.

Il faut arriver à de Bary (1886) pour avoir la première recherche méthodique des microbes de l'estomac. Dans le service de Kussmaul, cet auteur explora le contenu gastrique pour y déterminer les espèces microbiennes dans seize cas, la plupart se rapportant à des estomacs malades, quelques-uns à des estomacs sains. Il reconnut, dans les matières extraites par lavage ou après vomissements, des sarcines, des levures, des champignons filamenteux, *oïdium albicans, mucedo mucor,* formes indéterminées, le *leptothrix buccalis,* diverses bactéries, *B. amylobacter, B. subtilis,* et un bacille qu'il a nommé *B. geniculatus.*

Vignal (1886) a trouvé dans la cavité buccale dix-neuf microorganismes qu'il a étudiés et décrits ; parmi les espèces qu'il a reconnues ensuite dans les matières fécales, six avaient déjà été trouvées par lui dans la bouche, ce sont: le bacille de la pomme de terre, les bacilles *b, c, d (coli commune* d'Escherich), *e,* le coccus *k.* On peut donc rencontrer dans l'estomac tous ces microbes, et surtout ces derniers que l'on peut suivre tout le long du tube digestif.

Minkowski (1888) découvre dans le milieu stomacal fortement chlorhydrique les champignons de la levure et des filaments, et dans un contenu gastrique sans acide chlorhydrique le *B.* butyrique, la levure, ou de nombreux bacilles et cocci déterminant des phénomènes de putréfaction. Mais il n'a pu cultiver ces ferments figurés.

Capitan et Moreau (1889) ont analysé à plusieurs reprises, chez trente sujets sains ou atteints de diverses maladies gastriques, le contenu stomacal recueilli à l'aide de la pompe, deux heures après un repas d'épreuve ; celui-ci n'était donné qu'après un jeûne préalable ; c'est peut-être la raison pour laquelle ils n'ont pu isoler que des levures.de deux espèces différentes, et un petit bacille donnant des colonies jaunâtres et liquéfiant la gélatine.

Le premier travail complet et synthétique sur ce sujet est dû à Abelous (1889). Il a entrepris, dans le laboratoire du professeur Lannegrâce, une série de recherches sur les microbes existant dans l'estomac en dehors de tout état pathologique, et pour cela il a examiné le produit de lavage de son propre estomac à jeun, avec toutes les précautions nécessaires pour éviter une contamination extérieure. Il a pu isoler seize espèces de microbes, dont sept connues qui sont *sarcina ventriculi, B. pyocyaneus, Bacterium lactis acrogenes, B. subtilis, B. mycoïdes, B. amylobacter, vibrio rugula*. Les neuf autres espèces, décrites nulle part avant lui, sont désignées par les lettres de l'alphabet ; elles comprennent un coccus et huit bacilles, dont l'un serait peut-être le coli-bacille. Abelous a cultivé toutes ces espèces sur les milieux solides ordinaires, et a étudié leur biologie ; il a cherché surtout à fixer leur degré de résistance à l'action d'un suc gastrique artificiel (1,7 HCl p. °/₀), et leur action sur les substances alimentaires au point de vue de leurs modifications digestives physiologiques.

Mac Naught (1890), dans un cas de dilatation stomacale avec éructations de gaz inflammables, a recherché les microorganismes que contenait l'estomac de son malade. Il rapporte d'abord le cas de Popoff, où on avait signalé des torulæ diverses et la sarcine, sans mention de bactéries, et celui d'Ewald où on trouva des bâtonnets correspondant au ferment butyrique de Pasteur. Chez son malade, Naught reconnut d'abord de grandes quantités de levure, et la sarcine peu abondante; puis des examens ultérieurs et plus soignés lui montrèrent de très nombreuses bactéries. Par cultures sur pomme de terre, il a isolé deux espèces de levures, *saccharomyces ellipsoïdeus* et *rosaceus ;* il trouva aussi une petite bactérie active donnant des colonies jaunes brillantes, et deux longs bacilles droits, dont l'un, renfermant deux, trois ou quatre spores, et ressemblant au *clostrydium butyricum* de Prazmowski, fut reconnu comme l'agent de la production de gaz inflammables.

Signalons Seifert (1891) qui compare le contenu en germes de l'estomac du nourrisson sain et du nourrisson atteint de choléra infantile; il trouve que le nombre des microorganismes s'accroît avec le degré de l'affection.

Lesage, cité par Macaigne (1892) et par Hayem (1893), après l'examen de nombreux estomacs patho-

logiques, a reconnu l'abondance des microorganismes
lorsqu'il y a hyperchlorhydrie ; leur quantité est bien
moindre s'il y a hypochlorhydrie. Il a rencontré (1892)
dans la cavité gastrique, quelle que soit la variété du
chimisme, le coli-bacille qui serait le plus commun de
tous les microbes de l'estomac dans les cas de ralen-
tissement de la sécrétion.

Kuhn (1892), à la clinique du professeur Riegel, a
fait de nombreuses recherches pour isoler et cultiver
les microorganismes des fermentations anomales. Il a
trouvé de grandes quantités de levures, dont il a étudié
plus spécialement une espèce, le *saccharomyces cere-
visiæ*, des sarcines, des moisissures (penicillium glaucum), l'*oïdium lactis*, de nombreuses colonies de bactéries articulées ; il les a cultivées sur plaques de
gélatine houblonnée, et sur bouillon de viande gélatiné
et peptoné. Avec les cultures pures, il a reproduit *in
vitro* des fermentations avec production de gaz.

Hoppe-Seyler (1892), dans un certain nombre d'affections gastriques, a reconnu, à côté de la levure rose
et de la sarcine, de grands bacilles donnant des colonies
jaunâtres, à croissance rapide ; certaines cultures
(gélatine houblonnée) montraient l'*oïdium lactis*, des
moisissures, le *B. butyricus* ; il n'a pu obtenir des
cultures pures de ce dernier, qui semblent avoir réussi
entre les mains de Mac Naught. A l'aide de ces
cultures, il provoqua des fermentations gazeuses
expérimentales.

Bizzozero (1893), a trouvé dans les couches épithéliales de la muqueuse de l'estomac et de l'intestin, et dans la lumière des glandes digestives, des spirilles qui se décolorent par le Gram.

Strauss (1894) dans le service du professeur Ewald, a fait de longues recherches sur les fermentations gastriques, et donne dans un important mémoire le détail des nombreux examens qu'il a pratiqués du contenu d'estomacs atteints de diverses affections. Parmi les nombreux agents fermentatifs, il étudie plus spécialement les propriétés de la levure, et des bactéries filiformes qu'il avait trouvées fréquemment ; dans certains cas il reconnut des moisissures, des formations analogues à l'oïdium, des champignons bourgeonnants. Il a trouvé aussi beaucoup d'autres microorganismes, le bacille lactique, la sarcine, qui d'après Kühne et Frerichs n'a aucun pouvoir fermentescible, mais se développe volontiers dans les cas où se font les fermentations stomacales.

Kaufmann (1895), en raison de la présence constante et parfois très abondante de microorganismes dans le tube digestif, et en face d'une bibliographie assez considérable des hôtes de la bouche, de l'intestin grêle et du gros intestin, se plaint de la rareté des recherches bactériologiques du contenu stomacal. Il passe en revue plusieurs des travaux que nous avons cités, rapporte leurs conclusions, et énumère tous les ferments figurés décrits par les auteurs précédents. Chez deux malades de la clinique du professeur Naunyn, il a trouvé un grand nombre de bactéries diverses, dont la plus abondante était un bâtonnet ressemblant au *B. coli commune ;* mais d'après lui ce fait est exceptionnel. La présence de tous ces germes (levures, sarcines, schyzomycètes, *B. subtilis, microccus aurantiacus,* etc.) dans l'estomac n'a rien de surprenant, dit-il, mais on ne peut dire sûrement s'ils ont une signification pour les fermentations pathologiques ; cette question, d'après lui, ne pourra être résolue que par la production de fermentations aux dépens du contenu stomacal normal avec des cultures pures de ces microorganismes. C'est d'ailleurs ce qu'ont fait plusieurs auteurs cités précédemment (Naught, Kuhn, Hoppe-Seyler).

Rosenheim et Richter (1895) combattent l'assertion de Boas, Kaufmann et Schlesinger, qui avaient reconnu à l'une des variétés (gros bacilles incurvés) de microbes, observés dans l'estomac cancéreux, des propriétés réellement spécifiques de la production d'acide lactique ; pour eux il n'y a pas de bactérie spécifique de la fermentation lactique ; tous les microbes lacticogènes sont capables de la provoquer, et à cet égard ceux de l'estomac sain sont aussi actifs que ceux d'un estomac malade, cancéreux. Il en est de même pour les fermentations gazeuses qui peuvent être déterminées par de nombreux germes, sans qu'aucun soit spécifique. Les mêmes auteurs ont reconnu dans un petit nombre de cas des batéries très analogues au *B. coli commune.*

E. Wissel (1895), dans un certain nombre de cas, a

toujours trouvé la levure, pour laquelle, dit-il, le contenu stomacal est un assez bon terrain, et presque toujours un grand nombre de bactéries en bâtonnets, des sarcines, etc.

Chez six malades, dans l'estomac desquels Boas (1892) a constaté la présence de H^2S, l'examen microscopique décela en abondance de la levure, la sarcine, les cryptogames les plus divers, des champignons articulés ; mais il n'a pu reconnaître quel était l'agent producteur de cette fermentation sulfhydrique. D'après lui, il est évident qu'elle est liée dans la plupart des cas aux destructions de l'albumine par les bactéries, mais celles-ci sont encore inconnues. Faudrait-il incriminer un bacille analogue à celui que Miller a trouvé dans la bouche, et qui dissout rapidement le blanc d'œuf en donnant naissance à des produits nauséabonds avec formation d'H^2S et d'AzH^3 ? Ou bien s'agit-il de tout un groupe de microbes destructeurs de l'albumine ? Boas juge cette dernière idée plus vraisemblable.

Zawadzki (1894), à propos de quatre cas semblables, pose les mêmes questions sans arriver à les résoudre.

En rapportant de nouvelles observations, Boas (1895) insiste sur l'existence relativement fréquente de H^2S dans les ectasies bénignes ; dans ces cas, il trouve presque constamment des sarcines ; dans les ectasies graves, elles n'existent au contraire presque jamais, mais on rencontre de nombreux bacilles filiformes, qui ne se présentent pas dans les ectasies bénignes.

Ayant eu l'occasion d'observer un cas de production sulfhydrique, H. Strauss (1896) chercha à déterminer la bactériologie exacte du contenu stomacal et à reconnaître les agents capables de donner naissance à H^2S dans la cavité gastrique. L'examen microscopique du contenu stomacal retiré par la pompe montra une série de petits bâtonnets, avec quelques longs bacilles filiformes isolés, pas de levure, ni de sarcine. Après ensemencement sur divers milieux nutritifs et cultures successives, il reconnut à côté des longs bacilles filiformes, en minorité marquée, des colonies typiques de *B. coli commune*, très abondantes ; dans toutes les cultures, l'examen microscopique décelait cette dernière bactérie. Ces recherches démontrent donc la présence du *B. coli commune* dans l'estomac, déjà indiquée, comme nous l'avons vu dans les pages qui précédent, par plusieurs auteurs (Lesage, Kaufmann, Rosenheim et Richter); ce fait d'ailleurs ne doit pas surprendre, car on a trouvé ce bacille dans le dépôt du lait (Wyss), dans la crasse du lait (Uhl), dans l'eau, (Schardinger, Vincent, Davalos, Dunbar), dans la viande (Kraus) ; Escherich l'a reconnu dans le méconium quatorze heures après l'accouchement ; il a été décelé par Vignal dans la bouche et dans les matières fécales, et dans le duodénum par Gessner. De plus, Strauss admet que, dans le cas qu'il rapporte, le *B. coli commune* a très probablement été l'agent actif de la production de H^2S, puisque la plupart des cultures qu'il a faites ont donné un dégagement assez abondant de ce gaz, et il rappelle que plusieurs auteurs ont vu la même bactérie donner naissances à H_2S dans diverses circonstances, par exemple dans du bouillon avec ou sans peptone (Ballistreri, Petri et Maassen), dans l'urine (Karplus et Savor), dans un abcès gazeux produit par pérityphlite (Strauss).

Enfin Riegel (*die Erkrankungen des Magens*, 1896) consacre un court chapitre à l'examen microscopique du contenu stomacal. Il signale la présence constante de microorganismes plus ou moins isolés dans tous les contenus gastriques ; à l'état pathologique leur nombre est beaucoup plus considérable. Ce sont surtout des levures, des sarcines, des bactéries, des moisissures. D'après Minkowski, l'estomac avec acide chlorhydrique contient principalement des levures et des bactéries filamenteuses ; s'il n'y a pas d'acide chlorhydrique, ce seraient des moisissures. Puis, Riegel étudie longuement la levure, « la plus importante des bactéries bourgeonnantes. »

Malgré cette longue suite de documents et l'étude de très nombreuses espèces d'organismes inférieurs, on n'a pas encore une connaissance exacte de la valeur respective de chacune d'elles pour la production des fermentations anomales de l'estomac. A part les agents principaux des fermentations dont l'histoire est bien connue (lactique, butyrique, alcoolique, acétique, de la cellulose), on n'est pas du tout fixé sur le rôle qu'il faut attribuer à la grande majorité. C'est que, d'abord, chaque sorte de fermentations, même celles que nous venons de citer, peut être déterminée par plusieurs espèces prises isolément; tantôt les auteurs ont trouvé un microorganisme prépondérant et fréquent, dont ils ont fait une étude complète, tantôt ils ont décelé et cultivé d'autres genres, très voisins par beaucoup de leurs caractères, que souvent on peut considérer comme identiques; tantôt la même fermentation reconnaît pour cause l'activité d'autres espèces, dont beaucoup non classées sont désignées par les lettres de l'alphabet. Les résultats obtenus par les différents auteurs nous montrent en effet cette variété de ferments figurés présents d'une façon inconstante dans l'estomac sain ou pathologique. Dans un cas déterminé, en présence d'un estomac malade, il est souvent possible d'isoler et cultiver un germe dont l'abondance est considérable, relativement aux autres espèces que le microscope et les terrains de culture révèlent à côté de lui, et de lui reconnaître la propriété de donner la même fermentation. Mais il ne faut pas généraliser, car dans d'autres cas semblables le même agent incriminé précédemment pourra faire complètement défaut. C'est ainsi que la fermentation lactique, due le plus souvent au vibrion lactique de Pasteur, est produite aussi par de nombreux autres microorganismes; la fermentation butyrique, due principalement au vibrion butyrique de Pasteur, au *clostrydium butyricum* de Prazmowski, qui ne seraient autres que le *B. subtilis* de Cohn, et le *vibrio subtilis* d'Ehrenberg, peut être déterminée par beaucoup d'autres bactéries;

la fermentation alcoolique, dont l'agent principal est représenté par les levures, peut être due à de nombreux organismes inférieurs, tels que des moisissures (*mucedo mucor, mucor racemosus, penicillium glaucum*), diverses bactéries (*B. actinobacter* de Duclaux, *B. éthylique* de Fitz, *B. amylozyme* de Perdrix), des vibrions, etc.

Cette question est encore moins élucidée lorsqu'on tient compte de l'action simultanée de plusieurs ferments figurés contenus dans l'estomac ; c'est d'ailleurs le cas pour les fermentations et les putréfactions des albuminoïdes.

En somme la cavité gastrique, surtout dans les cas pathologiques, renferme de nombreuses espèces de microorganismes dont la présence n'est pas constante, et la quantité n'est pas fixe. Tous ces agents actifs vivent et se développent aux dépens des matières alimentaires, auxquelles ils font subir de nombreuses transformations, de véritables fermentations, parfois même des putréfactions.

Rôle utile ou nuisible des microorganismes dans la digestion. — L'action des ferments figurés sur les diverses substances alimentaires a été étudiée, en dehors de l'estomac, avec chaque espèce bactérienne que les auteurs y avaient trouvée, et avec chaque sorte d'aliments. Certaines modifications ou certains stades des modifications alimentaires dues aux ferments figurés se rapprochent beaucoup des modifications alimentaires normales, physiologiques, de la digestion, et donnent naissance à plusieurs substances qui sont normales dans la digestion normale. Ainsi Vignal a reconnu à un assez grand nombre des microorganismes, qu'il a isolés dans ses recherches, une action énergique sur diverses substances alimentaires qu'il a soumises à leur action : 7 dissolvent plus ou moins rapidement l'albumine, 5 la gonflent en la rendant transparente, 10 dissolvent la fibrine, 5 la gonflent et la rendent transparente, 8 dissolvent le gluten, 4 transforment l'amidon en paraissant vivre à ses dépens, 9 coagulent le lait, 6 dissolvent la caséine, 14 transforment la lactose en acide lactique, 11 intervertissent le sucre, 10 font fermenter la glycose et la transforment plus ou moins énergiquement en alcool.

Abelous a étudié l'action de chacun des microbes qu'il a trouvés dans son estomac sur un certain nombre de matières alimentaires stérilisées, lait écrémé, albumine de l'œuf coagulée, fibrine, gluten, etc. Il a reconnu, comme Vignal, une action énergique de plusieurs espèces bactériennes isolées; de plus en faisant agir tous ces microbes à la fois sur un aliment, l'attaque est beaucoup plus vive. Abelous a vu ainsi se produire des transformations analogues aux modifications de la digestion physiologique.

D'après Lesage (cité par Bouveret), les microorganismes des estomacs hyperchlorhydriques liquéfient la gélatine et sont capables d'agir sur l'albumine.

Auparavant déjà, Stahl, Nothnagel, Bienstock (cités par Coutaret) avaient fait les mêmes recherches.

Un certain nombre de ces microorganismes peuvent donc donner naissance à divers produits terminaux de la digestion physiologique. Mais souvent les transformations qu'ils provoquent ne s'arrêtent pas là, les substances formées deviennent la proie d'organismes voisins, et on arrive rapidement à des produits secondaires, anomaux, de fermentations pathologiques.

L'action des microorganismes peut-elle se borner aux premières phases de ces phénomènes? Auraient-ils en somme un rôle utile dans la digestion, ou seraient-ils toujours nuisibles?

Cette question avait été formulée déjà par Milne-Edwards (*Traité de physiologie*, 1862), qui se rangeait à la première opinion. Elle a repris de l'importance à la suite des travaux de Pasteur et Duclaux. En 1885, à propos d'un mémoire de Duclaux (*Sur la germination dans un sol riche en matières organiques, mais exempt de microbes*), Pasteur émettait l'idée que la vie est impossible pour un animal élevé à l'abri de tout microorganisme. Duclaux, en 1883, disait qu'en théorie il y a séparation absolue entre les phénomènes caractéristiques de la digestion déterminés par les diastases, et les phénomènes de putréfaction sous l'action des ferments figurés; mais « dans la réalité cette distinction absolue s'efface un peu. D'abord les cellules des ferments sécrètent des diastases analogues à celles de l'organisme, et ajoutent ainsi leur action à celle des liquides digestifs normaux. De leur côté, les cellules de l'organisme, dans leur procès de nutrition, décomposent la matière organique à la façon des cellules de ferments. » Au point de vue de l'intensité des fermentations microbiennes, Duclaux a prouvé par des expériences directes que « l'action des ferments figurés dans le tube digestif est au moins comparable :: 1 : 2, pour sa puissance, à celle des liquides normaux de la digestion ».

En résumé, Duclaux, sans prétendre que la digestion serait impossible sans microbes, a constaté que la moitié environ de la digestion totale semblait attribuable aux actions microbiennes, et il leur assigne un rôle qui n'est pas à négliger dans les phénomènes de la digestion normale.

Les recherches citées plus haut, de Vignal et d'Abelous conduisent ces auteurs à justifier l'opinion de Pasteur et de Duclaux. Et Vignal ajoute que ces recherches « démontrent d'autre part que les phénomènes de la digestion en général, et en particulier le rôle qu'y jouent les microorganismes, est plus complexe qu'il ne le paraît au premier abord ».

Cette opinion a été vivement combattue par de nombreux auteurs. Citons Gley et Langlois (1888) qui rapportent les expériences de Dastre ; celui ci a observé, avec du suc gastrique privé de ses agents figurés mais ayant conservé l'activité de son ferment peptique, que la digestion artificielle s'accomplit parfaitement à l'abri de tout microbe.

Bouchard (1889) rejette aussi cette opinion, et son élève H. Roger dit : « A ces arguments théoriques, on peut répondre par des faits. Chez de nombreux animaux on a administré pendant longtemps les antiseptiques à dose très élevée sans voir survenir aucun trouble nutritif ; la même constatation a été faite à maintes reprises chez l'homme. »

Kurloff et Wagner (1890) croient que les microorganismes qui arrivent dans l'estomac y sont rapidement tués, qu'ils n'ont aucune influence sur la digestion.

Plus récemment, nous devons signaler les travaux de Macfadyen, Nencki et Sieber. Nentzky (1896) conclut que les mibrobes digestifs ne sont pas un *malum necessarium*, mais un *malum inevitabile*. Pour lui, les microbes ne sont pas nos collaborateurs, mais nos ennemis.

Gad et Heymans (1895) prétendent que les nombreux microorganismes du tube digestif tout entier vivent sans troubler ni favoriser les processus de la digestion.

D'après Nencki (1896), la vie sans microbes est possible. Et en effet, Nuttal et Thierfelder (1895-1896) ont réussi, malgré de grandes difficultés opératoires, à faire vivre et croître des cobayes, complètement en dehors des microbes, avec une alimentation mixte ; ils ont produit là une digestion purement physiologique et sans intervention bactérienne. Ils concluent avec raison que l'organisme suffit à son propre travail digestif.

Il est donc démontré que la digestion se fait normalement en l'absence de toute action extérieure, de tout microorganisme. Mais, d'autre part, il faut reconnaître

que les microbes, présents au centre même des réactions
digestives normales, ne restent pas inactifs, et déterminent, comme Duclaux le prétend, des modifications
alimentaires qui restent dans le domaine physiologique,
donnant des produits normaux de la digestion. Cependant cette action des microorganismes est encore peu
connue ; or comme ils ne sont pas indispensables, puisque la digestion physiologique est possible sans eux, et
comme d'autre part nous sommes fixés sur le danger
réel des fermentations secondaires et de leurs conséquences, les auto-intoxications principalement, il faut
attribuer à tous ces parasites inférieurs du tube digestif
un rôle le plus ordinairement nuisible. Ces dernières
considérations laissent ainsi au second plan « l'avantage quelque peu hypothétique des fermentations microbiennes » (H. Roger).

Cette question, bien qu'un peu à part, se rattache
néanmoins à notre étude. Il est vrai qu'Abelous, se
basant sur le temps nécessaire *in vitro* pour la transformation de quantités appréciables de matière alimentaire, pense que le vrai théâtre de l'action des microbes
n'est pas l'estomac, mais l'intestin, le séjour des aliments dans l'estomac étant trop court. D'après Bouveret aussi, il est peu probable que cette action soit bien
marquée dans l'estomac où les substances alimentaires
ne demeurent pas assez longtemps. Nous pensons
cependant que ces phénomènes peuvent avoir lieu dans
la cavité gastrique ; Abelous ni Bouveret ne le nient
formellement, et l'auto-intoxication stomacale mise en

lumière par Bouchard nous est une preuve de l'action des microorganismes dans l'estomac.

Nous nous sommes arrêté sur ce point spécial en ayant aussi en vue la question de l'antisepsie du tube digestif. En effet l'antisepsie intestinale n'a-t-elle pas des inconvénients ? ne supprime-t-elle pas des agents utiles pour les phénomènes normaux de la digestion ? On conçoit la portée pratique de la digestion micro-bienne : si elle est vraie, il faut se garder de l'entraver, l'antisepsie pouvant déterminer des troubles de nutri-tion ; si au contraire les microbes n'ont qu'une utilité douteuse, ou très faible, nous devons les détruire, car ils peuvent être nuisibles. La question a été bien résu-mée par Bouchard : « On ne peut objecter à l'antisepsie intestinale la nécessité de laisser travailler dans notre tube digestif certains microbes utiles : ils peuvent nous être utiles, j'en conviens ; mais ils ne nous sont pas nécessaires. Si accessoirement ils travaillent pour nous, souvent ils agissent manifestement contre nous. Car ce sont eux qui fabriquent incessament, dans le tube digestif, les acides acétique, butyrique, valérique, lactique, l'hydrogène sulfuré et carboné, l'ammo-niaque, etc. C'est là un côté de la question des microbes du tube digestif qui n'est certes pas négli-geable. »

§ III. — Quelles sortes de fermentations stomacales se font a l'état pathologique ?

A l'état normal, la cavité gastrique peut renfermer tous les microorganismes que nous venons de signaler (Abelous, de Bary, etc.), et met en leur présence, comme *substratum fermentescible,* les substances alimentaires plus ou moins transformées en peptones et en sucres, en leur offrant certaines conditions favorables à leur développement, chaleur, humidité, etc. ; mais d'autres conditions, constituées par l'intégrité de toutes les fonctions physiologiques de l'organe, jointe à la quantité restreinte des ferments figurés, empêche toute pullulation importante et toute action nocive de ceux-ci.

Mais un trouble quelconque de ce fonctionnement normal pourra favoriser la végétation d'une ou plusieurs espèces bactériennes, et il se produira alors des phénomènes semblables aux fermentations réalisées *in vitro* par les mêmes microorganismes sur les mêmes substances.

A priori ces fermentations anomales dans la cavité gastrique pourront être multiples, et il ne semble pas qu'on puisse davantage les déterminer exactement ici, si l'on songe aux associations microbiennes, à l'action simultanée ou successive des nombreux germes sur les matières qui leur sont offertes, ou sur les produits nés d'une transformation antérieure. On peut admettre en effet que diverses sortes de fermentations se produisent simultanément, avec plus ou moins d'intensité. Mais en réalité, plusieurs de celles-ci se placent en première ligne et paraissent prépondérantes dans certains cas; ce sont les fermentations les mieux connues ; et souvent, lorsque des conditions semblables paraissent être réunies, la même fermentation pourra se reconnaître.

La recherche des substances produites, en solution ou à l'état gazeux, indiquera à quelle espèce de fermentation on a affaire. La présence très fréquente, dans le contenu d'un estomac pathologique, des acides lactique, butyrique, acétique, montre que les fermentations des hydrocarbonés s'observent souvent; la décomposition des albuminoïdes sera révélée par l'existence de produits secondaires et de principes toxiques, par exemple l'*indol* (Strauss, 1896). D'autres acides de fermentations prennent également naissance dans l'estomac, mais plus rarement, et en moindre abondance : acides gras, valérianique, propionique, oxalique ; les acides organiques nouvellement formés pourraient aussi donner des aldéhydes; mais ces substances accompagnent les précédentes, et sont produites en même temps ou à leur suite par le fait de fermentations moins importantes et moins actives.

L'analyse du mélange gazeux dégagé dans l'estomac donnera aussi des indications. Les formules que nous avons rapportées précédemment (p. 70 et suiv.) mon-

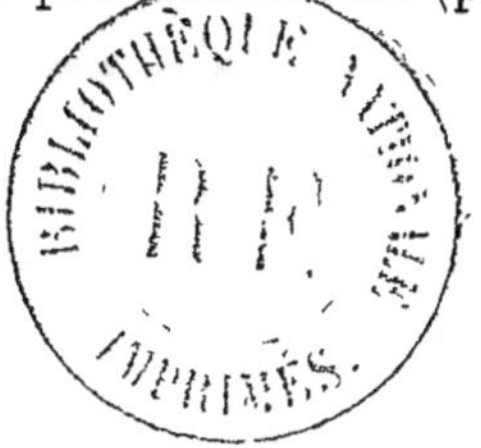

trent les réactions qui donnent naissance à plusieurs gaz déterminés, CO_2, H, CH_4, H_2S; inversement les gaz produits, étant connus, pourront fournir quelques données pour la connaissance de l'espèce de fermentation qui les a fait naître. Nous passons rapidement sur l'O et l'Az qui proviennent de l'air atmosphérique, ainsi que sur C_2H_4 très rare, et CO signalé une seule fois par Kuhn.

CO_2 est le plus abondant; il prend d'ailleurs naissance au cours de presque toutes les fermentations, butyrique, alcoolique, muqueuse (Kramer), de la cellulose (Tappeiner), des albuminoïdes, peut-être lactique.

L'hydrogène, en notable quantité, indiquera plus spécialement la fermentation butyrique; il est parfois accompagné de carbures d'hydrogène, CH_4, plus rarement C_2H_4. Le mélange gazeux est souvent alors inflammable.

L'hydrogène sulfuré, signalé dans l'estomac principalement par Boas (1892, 1895), Zawadzki (1894), Strauss (1896), est formé dans la décomposition des albuminoïdes.

L'étude de ces gaz de fermentations et des particularités de leur dégagement a été soumise en Allemagne depuis plusieurs années à des recherches suivies, aidées de nombreuses expériences *in vitro* que nous devons examiner maintenant.

§ IV. — Recherches expérimentales.
Instrumentation

Riegel avait remarqué que, dans la plupart des cas de dilatation stomacale, le contenu gastrique, obtenu soit par vomissement, soit après un repas d'épreuve, et abandonné dans une grande éprouvette, se sépare assez rapidement en trois couches : une supérieure très mousseuse, une moyenne, la plus épaisse et composée d'une notable quantité de liquide trouble, une inférieure consistant en un sédiment de restes grumeleux d'aliments, principalement des débris de subtances amylacées, à un grand état de division, « ressemblant au dépôt d'une soupe aux pois » dans l'observation de Mac Naught. De cette couche inférieure naissent des bulles gazeuses qui, traversant la couche liquide, viennent former la couche d'écume de la surface.

Tous les auteurs, qui ont suivi, ont confirmé cette séparation en trois couches, indice de fermentation à l'intérieur de la bouillie examinée.

D'autre part, dans de nombreuses affections gastriques, le même contenu stomacal, laissé pendant plusieurs jours à la température ordinaire dans un flacon bouché, fermente spontanément et donne une quantité de gaz qui fait sauter le bouchon. Les fermentations commencées dans l'estomac se continuent dans le flacon, et on pouvait songer à analyser les gaz ainsi produits pour se rendre compte du mélange gazeux dégagé dans la cavité gastrique. Pour se rapprocher des conditions normales, on place le flacon à une température voisine de 38°.

Différents dispositifs ont été imaginés pour se tenir à l'abri de toute contamination extérieure, et pour faciliter la récolte des gaz et leur analyse.

Mac Naught (1890) indique le manuel opératoire suivant : la masse alimentaire, après quatre heures de séjour dans l'estomac, est retirée par un tube préalablement trempé dans le phénol, puis mise dans un flacon, de capacité convenable, en communication par un bouchon de caoutchouc et un tube recourbé avec une éprouvette sur la cuve à eau ou à mercure ; l'appareil est placé sur un poêle ou dans une chambre chaude.

Kuhn (1892) employait d'abord les tubes à fermentations de Fiebig, analogues à ceux qui servent à la recherche du sucre dans l'urine. Il décrit ensuite un petit appareil, facile à mettre à l'étuve, et semblable d'ailleurs à celui de Naught : un petit flacon de 100 cmc. porte un bouchon creux taillé, qui se continue avec un tube recourbé sous l'eau ou le mercure ; le gaz est recueilli dans un tube gradué ; pour éviter le passage de débris d'aliments avec les bulles gazeuses, on ajoute un peu de laine de verre à l'entrée du tube *(Fig. 1)*.

Strauss (1894) emploie simplement de gros tubes à fermentation.

Pour Riegel (1895), ces essais sont faciles à exécuter soit en se servant, comme Strauss, de gros tubes à réactions ordinaires, ou en employant les tubes de Fiebig. Il indique aussi le dispositif très simple de Moritz : c'est un gros tube à essai muni d'un bouchon

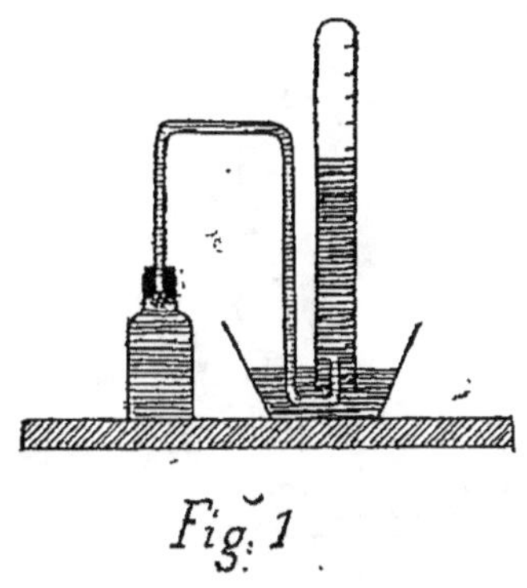

Fig. 1

de caoutchouc qui porte un petit tube deux fois coudé (*Fig. 2*); le tube est complétement rempli de la bouillie stomacale, puis fermé par le bouchon ; le petit tube coudé se remplit alors de liquide ; l'appareil, vide d'air, est retourné dans un vase quelconque. « Cette disposition a l'avantage de la plus grande simplicité ; l'appareil est facile à nettoyer, et le remplissage avec le contenu non filtré se fait très simplement même quand il est visqueux et muqueux. » (Riegel).

Signalons que Boas (1892), pour la recherche de l'H^2S, se contentait de placer le contenu retiré de l'estomac dans un vase clos, dont il soulevait plus tard le bouchon pour constater la présence de ce gaz par l'odeur et par le papier à l'acétate de plomb.

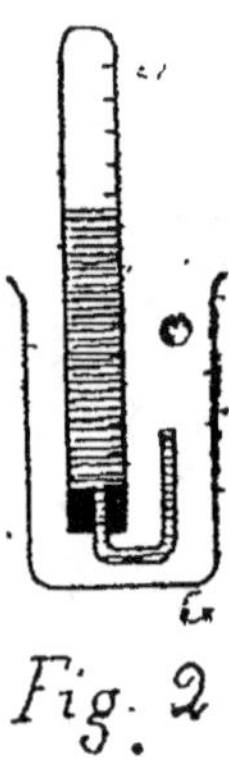

Fig. 2.

Dans ces divers appareils, on prolonge hors de l'estomac les réactions qui s'accomplissaient à son intérieur. Il est vrai qu'on se trouve dans des conditions bien différentes, et on peut se demander si les résultats qu'on obtient ainsi doivent permettre de conclure à ce qui se passe dans la cavité stomacale. La première objection à cette façon de faire est plus spécieuse que réelle : c'est celle qui admet que « des germes de ferments peuvent tomber dans le contenu soumis aux

essais, venant de l'air ou des objets environnants »
(Strauss). En effet, malgré toutes les précautions prises
contre l'infection extérieure, un certain nombre de
microorganismes étrangers peuvent y être mêlés. Mais
il suffit de remarquer que, des précautions semblables
étant prises dans tous les cas, assez souvent certains
tubes ne présentent aucune fermentation. Strauss l'a
noté dans les 3/8 des cas qu'il a expérimentés. Il s'est
assuré de plus que le résultat est identique même
après avoir négligé toute asepsie pendant vingt-quatre
heures. Kuhn a fait la même observation. Wissel
même, qui à la suite de Hoppe-Seyler critique cette
manière de procéder, reconnaît pourtant qu'avec le
grand nombre des ferments organisés que renferme le
contenu stomacal, la stérilisation semble inutile ou
tout au moins sans importance pour le résultat. Nous-
même, en nous plaçant toujours dans les mêmes
conditions au point de vue de l'asepsie des objets
employés, avons constaté à plusieurs reprises l'absence
de toute fermentation.

Mais la principale objection a été formulée par
Hoppe-Seyler (1892, 1895) : c'est la différence des
conditions dans lesquelles se font les fermentations.
L'action de la salive avalée, du suc gastrique dont la
sécrétion se prolonge un certain temps, les mouve--
ments provoqués dans le contenu stomacal, la résorption, la présence du mucus, etc., sont autant de faits
qui n'existent plus dans les flacons à fermentations, et
qui font que parfois les essais à l'étuve ne donnent pas

de fermentation alors qu'il en existe dans la cavité gastrique, et inversement. Aussi Hoppe-Seyler s'est-il proposé d'étudier les gaz formés dans l'estomac même, malgré la difficulté de les recueillir. Il avait essayé d'abord de réunir la sonde stomacale à un tube de verre qui débouchait sous l'eau au-dessous d'un

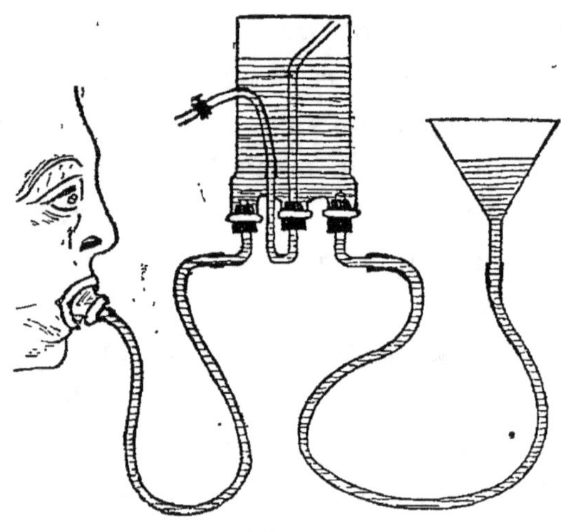

Fig. 3

entonnoir renversé et de chasser les gaz de l'estomac par des pressions abdominales. N'ayant obtenu de cette façon aucun résultat, il employa le procédé suivant : le tube central d'un flacon de Wolf à trois tubulures va jusqu'au fond, et servira à soutirer les gaz qui y seront contenus ; des deux tubulures latérales, l'une est reliée à la sonde stomacale, l'autre est pourvue d'un tube avec entonnoir *(Fig. 3)*. Le flacon et la sonde sont remplis d'eau par l'entonnoir. On retourne alors le flacon un peu au-dessus de la bouche du patient, et on introduit la sonde ; puis on abaisse l'entonnoir : le contenu de l'estomac se répand dans le flacon, y circule, et on y trouve un liquide saturé des mêmes gaz que ceux de l'estomac ; quand une certaine quantité de liquide a pénétré, il vient des bulles gazeuses qui se rassemblent au fond du flacon ; on facilite leur expulsion par de légères pressions sur l'épigastre ou d'autres manœuvres douces. Le gaz recueilli est alors transvasé par la tubulure centrale dans un récipient gradué. Hoppe-Seyler emploie la burette de Hempel et détermine la composition du mélange par la méthode de Hempel. Le liquide peut être ensuite abandonné à la température de la chambre ; il laisse souvent dégager en abondance des gaz faciles à extraire du flacon et leur analyse constitue un bon contrôle des résultats trouvés auparavant.

Hoppe-Seyler a reconnu les difficultés pratiques de ses examens, aussi a-t-il cherché à simplifier son instrumentation. Il y est parvenu avec Wissel (1895) et ils arrivent à doser rapidement et facilement, sans grandes manipulations, les principaux gaz, CO^2, O, H. Nous regrettons de n'avoir pu nous procurer le mémoire où Hoppe-Seyler indique ce procédé (*Mittheillung im physiol. Verein*, Kiel, 15-7-1895).

Wissel a fait un certain nombre de recherches d'après la même méthode et il accentue encore la supériorité de ce procédé. Il note quelques différences entre les résultats obtenus par les expériences de fermentations à l'étuve et par l'analyse des gaz retirés de l'estomac ; ainsi dans ce dernier cas H serait plus abondant, tandis que dans le premier on trouve une plus grande quantité de CO^1 ; nous serions tenté de le croire, car dans la plupart de nos fermentations à l'étuve, CO^2 dominait dans le mélange gazeux. De plus, comme Kuhn l'a montré, en dehors du corps, ordinairement l'intensité de la formation des gaz s'accroît d'heure en heure, jusqu'à la dixième heure où elle atteint son maximum ; dans la cavité gastrique au contraire elle semble rester la même pendant la majeure partie du temps de la digestion.

Néanmoins, Wissel reconnaît lui-même que, dans les processus de fermentations intenses, les expériences à l'étuve peuvent en général donner des indications sur les phénomènes qui se passent dans l'estomac.

Kuhn d'ailleurs avait prévu cette objection et y avait répondu. Il fait remarquer d'abord que Hoppe-Seyler a publié le résultat de ses recherches à peu près en même temps que lui, et qu'indépendamment l'un de l'autre, ils arrivent sensiblement tous deux aux mêmes résultats ; Kuhn conclut alors « qu'il n'y a pas de différence essentielle dans la formation des gaz au dedans ou au dehors du corps. » Et même en admettant qu'il n'en soit pas ainsi, la propriété qu'a le contenu stomacal fraîchement retiré de fermenter en dehors du corps avec plus ou moins d'intensité conserve une signification clinique et diagnostique au point de vue de l'état anomal des fonctions digestives.

Du reste, Hoppe-Seyler et Wissel font remarquer qu'ils trouvent un bon moyen de contrôle dans l'analyse des gaz qui se dégagent du contenu stomacal abandonné à lui-même après l'application de leur méthode. Pourquoi alors ne pas rechercher seulement de cette façon les gaz des fermentations et déterminer ainsi la composition du mélange? D'autant plus que, dans ce cas, on peut opérer à l'abri de l'air, et l'analyse n'aura pas à s'occuper des éléments gazeux qui en proviennent; on n'aura qu'à rechercher les gaz nés des fermentations, presque uniquement CO_2, H, CH_4, H_2S.

Ainsi donc la méthode de Hoppe-Seyler est trop délicate et trop compliquée pour être pratique (Boas, Ewald, Kuhn). Au contraire les fermentations à l'étuve sont capables de donner la plupart du temps des indications bien précises sur les phénomènes dont l'estomac est le siège.

Nous-même avons essayé de produire des fermentations à l'étuve avec des contenus stomacaux provenant de divers malades de l'Hôtel-Dieu de Lyon. Nous avons cherché à réaliser une instrumentation simple pour diminuer autant que possible les manipulations.

Nous avions d'abord songé à utiliser le petit appareil de Moritz *(Fig. 1)* ; mais dans les cas où les fermentations étaient assez intenses et le dégagement gazeux abondant, une partie du contenu fermentescible était obligée de s'échapper pour faire place aux gaz rassemblés au sommet du tube ; les résultats comparatifs pouvaient être modifiés. Puis la quantité du contenu stomacal employée ne pouvait être que restreinte, à moins d'employer de grands tubes trop embarrassants et augmentant l'ennui des manipulations.

Nous nous sommes arrêté à l'instrumentation suivante : des ballons ordinaires d'une capacité de 120 à 180 cmc. étaient munis à leur concavité de petits tubes de verre avec un court tube de caoutchouc sur lequel on plaçait une pince de Mohr à vis. Celle-ci étant complétement serrée, on verse la bouillie stomacale dans le ballon, en déterminant la quantité employée ; et on laisse écouler par le tube de caoutchouc quelques gouttes du contenu pour expulser la petite masse d'air accumulée en ce point ; on achève ensuite de remplir le ballon avec du mercure, et on le retourne sur un vase renfermant du mercure. Ce petit appareil *(Fig. 4)* est alors facilement mis à l'étuve. Dans ces conditions, le dégagement gazeux chasse du ballon le mercure ajouté pour remplir, et pendant toute l'expérience, la même quantité de contenu stomacal est soumise à la fermentation. Ce n'est que dans les cas de fermentations très intenses, ou quelquefois lorsqu'on laisse le ballon plus de vingt-quatre heures à l'étuve, qu'une partie peut en être chassée ; mais alors ce fait est de moindre importance.

Le petit appareil offrait aussi l'avantage d'un transvasement facile des gaz par aspiration en vue de l'analyse. Pour celle-ci, nous nous sommes servi d'un appareil que M. Martz a eu l'amabilité de nous ins-

taller (1), et qui se rapproche de l'appareil de Hempel,
avec cette différence que les gaz sont analysés dans cet
appareil lui-même, et qu'il n'est pas besoin de pipettes
à absorption comme celles de Hempel. La figure que

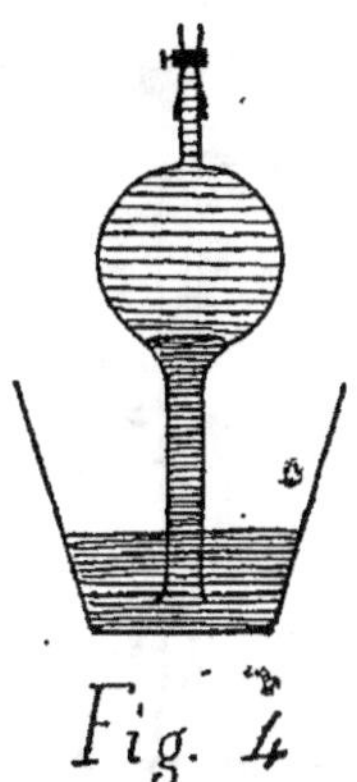

Fig. 4

nous donnons nous évite toute description *(Fig. 5)*.
Le tube B, gradué dans toute son étendue, avait une
capacité de 35 cmc. Le tube de caoutchouc H doit
être suffisamment long pour permettre d'élever et
d'abaisser le tube A non gradué.

(1) Nous sommes heureux d'adresser à M. Martz, chef des
travaux du laboratoire de M. le professeur Lépine, tous nos
remerciements pour les conseils qu'il nous a donnés dans le
cours de nos analyses chimiques.

Lorsque le séjour de nos ballons à l'étuve (température voisine de 38°) avait déterminé un dégagement
gazeux, nous disposions l'appareil comme l'indique la

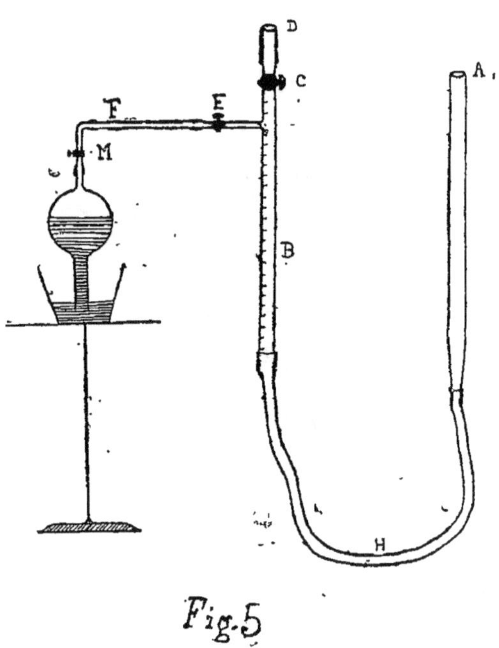

Fig. 5

figure 5. On remplit alors de mercure, par le tube A,
tout l'appareil, jusqu'en M, grâce au jeu successif des
robinets C et E qui chassent l'air du conduit $M\,E$ par
l'orifice D ; le robinet C étant fermé, on ouvre la pince
de Mohr (M), et en abaissant le tube A, on aspire en B

tout le gaz du ballon ; en opérant avec précaution, un peu lentement, on ferme le robinet E au moment précis où le liquide du ballon arrive en ce point. Si toute la quantité de gaz n'est pas aspirée en une seule fois, on utilise le reste, après en avoir évalué le volume dans le tube B, pour vérifier les résultats, ou tenter de l'enflammer, etc.

Le gaz étant en B, on enlève le ballon à fermentation, et on laisse le mélange gazeux prendre la température du laboratoire. Nous devons dire de suite que nous avons inscrit nos résultats à la pression extérieure, et à la température du laboratoire d'ailleurs peu variable (vers 18 ou 19°). On lit ensuite le volume du gaz en ramenant le mercure au même niveau dans les tubes A et B. Enfin par l'extrémité D, munie d'un petit entonnoir, on introduit les réactifs en évitant soigneusement l'entrée de l'air.

Le volume de CO^2 est donné par la différence de volume que produit l'introduction d'une solution concentrée (1/2) de potasse.

L'addition d'acide pyrogallique en solution alcaline ne nous a jamais révélé d'oxygène.

L'hydrogène sulfuré est recherché avec le papier à l'acétate de plomb, soit directement dans le mélange gazeux, soit dans la potasse qui en absorbe une grande partie.

L'hydrogène est reconnu par la combustion dans l'eudiomètre ; nous n'avons pu avoir un de ces instruments à notre disposition ; cette recherche est un peu délicate et un peu longue. Au reste le mélange gazeux des fermentations ne renferme ni d'oxygène, ni d'azote libre, et s'il existe d'autres gaz, ce n'est qu'en minime quantité, même l'hydrogène sulfuré ; aussi, après absorption de CO^2 par la potasse, qui d'ailleurs absorbe également H^2S, le reste du mélange gazeux est formé d'hydrogène, auquel s'ajoutent parfois des carbures d'hydrogène, surtout CH^4 ; dans ce cas le mélange est inflammable ; nous tentions, dans nos recherches, de faire brûler les gaz en] les chassant par le tube D sous pression ; nous avons reconnu plusieurs fois cette propriété.

Quant à la bouillie fermentée, on peut y chercher encore H^2S dont une partie reste dissoute dans le liquide.

Après filtration, on dose l'acidité totale (soude décinormale et phénolphtaléine) que l'on compare à celle trouvée avant la fermentation ; l'acide lactique est décelé par la réaction d'Uffelmann.

Le liquide filtré est ensuite distillé pour la recherche de l'acide butyrique, de l'acide acétique, de l'alcool.

L'acide butyrique se reconnaît à l'odeur ; mais souvent sa constatation n'est pas nette, le produit de la distillation a le plus souvent une odeur indéterminée, à la fois rance et aigre. L'odeur d'ananas dégagée du même liquide par l'acide sulfurique et l'alcool est difficile aussi à déterminer exactement. Nous avons fait quelquefois la réaction avec le chlorure de calcium sans avoir eu de résultat net.

L'acide acétique, après addition de quelques gouttes d'ammoniaque et évaporation, prend avec le perchlorure de fer une teinte rouge brun.

L'alcool a été plusieurs fois cherché par la réaction de Vitali : sulfure de carbone 1 cmc., acide sulfurique 1/2 cmc. dans 25 cmc. de liqueur ; on ajoute une ou deux gouttes de molybdate d'ammoniaque; l'évaporation au bain-marie donne au liquide une coloration bleue.

Notre appareil étant préparé comme nous l'avons dit, nous pouvions faire des expériences comparatives en modifiant les conditions des fermentations, par exemple par addition d'agents fermentatifs (levure de bière), ou de substances fermentescibles (glucose), soit encore de substances telles que HCl, acide salicylique, salicylate de soude, etc.

Ajoutons que nous tenions tous nos instruments dans un état de propreté aussi complète que possible, quoique sans antisepsie véritable. D'ailleurs l'absence de toute fermentation, dans certains cas, nous permet de croire que nos précautions étaient suffisantes et que la contamination par les germes extérieurs, si elle existait, pouvait ne pas entrer en ligne de compte.

Nous donnons dans le courant de nos observations les résultats obtenus dans nos recherches. Ces résultats ne font que confirmer ceux que les auteurs cités précédemment ont fait connaître. Un seul point nous semble à noter : c'est que nous avons constaté souvent une intensité moindre des fermentations et une plus faible quantité de gaz produits.

P. Vauthey.

Intensité et vitesse des fermentations. — C'est là un point longuement étudié dans les divers travaux. Kuhn, spécialement, observa pendant plusieurs heures la formation du gaz sur 100 cent. c. de contenu frais de l'estomac, notant la quantité produite à des intervalles fixes : il a constaté que l'intensité de la production gazeuse augmente d'heure en heure, et atteint son maximum à la dixième heure. Voulant comparer, dans un même cas, l'activité de la fermentation pendant la digestion stomacale, il a retiré toutes les heures une partie du contenu gastrique, et, d'après les essais faits à l'étuve, a reconnu que dans la cavité stomacale la fermentation se produit beaucoup plus rapidement, ce qu'il explique par les propriétés motrices, peptiques et résorbantes de cet organe.

Wissel, par la méthode de Hoppe-Seyler, a trouvé que, deux heures après le dîner, il y a des gaz de fermentation dans l'estomac; après quatre heures ou quatre heures et demie, le mélange gazeux contient surtout CO_2 et H; après cinq heures il y a une diminution appréciable dans sa production. C'est donc après quatre heures que la formation des gaz doit atteindre son maximum, pour décroître ensuite, ce qui s'accorde bien avec les incommodités subjectives et les renvois dont se plaignent les malades.

Strauss a surtout étudié la quantité des gaz produits après vingt-quatre heures, et fréquemment celle-ci était abondante lorsqu'il y avait fermentation.

Une durée de douze heures, d'après Naught, est

suffisante pour déterminer les fermentations et donner quelques indications cliniques.

Nous-mêmes faisions nos analyses après vingt-quatre heures de séjour des ballons à l'étuve ; mais fréquemment nous examinions dans l'intervalle la quantité de gaz dégagés, et nous avons remarqué que souvent les fermentations ne se produisaient pas dès les premières heures, elles présentaient un certain retard, si on les compare aux chiffres donnés par les auteurs, à moins de stagnation et de rétention marquées. Nous avons reconnu aussi que, assez fréquemment, s'il n'y a pas de fermentation après vingt-quatre heures, il n'y a pas beaucoup plus de gaz dégagés après un plus long temps (*Obs. I, essais 1, 2, 3, 4, 6 ; II, essai 1 ; III, essais 1, 2, 3 ; IV, essai 1 ; VIII, essais 1, 2, 3, 4, 5 ; XVIII*). Un séjour de vingt-quatre heures à l'étuve serait dès lors suffisant pour juger de l'activité des fermentations.

Parfois, cependant, ce n'est qu'après deux, trois ou quatre jours que la fermentation devient active, et qu'il y a production de gaz (*Obs. V, essai 1 ; VII, essai 1 ; XVI*).

Plusieurs auteurs ont insisté sur cette fermentation prolongée. Ainsi, d'après Riegel, « il n'est pas rare que la fermentation ne se produise que plus tard (après les vingt-quatre heures), ou que, présente déjà, elle ne se développe qu'ultérieurement. »

La première cause qui influe sur la force du dévelloppement gazeux est la qualité de la nourriture ; la présence des hydrocarbonés et des sucres est une condition des plus favorables, et leur abondance explique une plus forte production de gaz. D'autres fois, au contraire, la substance fermentescible peut être en très faible quantité dans le contenu stomacal, ce que l'on reconnaît par des essais comparatifs avec des tubes, auxquels on ajoute du sucre et dans lesquels seulement se produisent alors des fermentations. Strauss, dans ses nombreuses expériences, faisait à peu près constamment des épreuves comparatives par addition de sucre de raisin ; dans trois cas sur quarante il déterminait des fermentations qui n'existaient pas auparavant ; et s'il y avait des fermentations dans les tubes sans addition de sucre, il constatait une augmentation de gaz dans les tubes sucrés. Il en résulte que, en présence d'une quantité égale de ferment, l'intensité de la fermentation dépend de la masse du substratum fermentescible. Nous-même avons fait plusieurs fois des essais semblables (*Obs. I, III, IV, V*); mais l'addition de glucose pur (1 gr. environ) nous a donné moins souvent une augmentation de la quantité de gaz (*Obs. I, essai 5; V, essai 2*).

La concentration du substratum a aussi quelque importance. Wiessner, cité par Strauss, indique deux optima de concentration pour l'intensité et la perfection de la fermentation : 2 à 4 0/0 et 20 à 25 0/0 de sucre dans la liqueur. Mayer (*Lehrbuch der Gœhrungs-chemie*) prétend que des solutions à 35 0/0 ne subissent qu'une fermentation très incomplète, et qu'avec une concentration plus élevée toute fermentation est impossible.

Mais le principal facteur de l'intensité des fermentations est la quantité de l'agent fermentatif. Nous avons vu précédemment la variété et l'abondance de ces ferments figurés dans la cavité gastrique. Or, est-il possible, en modifiant leur nombre, de modifier l'intensité des fermentations? Celle-ci augmente-t-elle, si la quantité des ferments est accrue, les autres conditions étant les mêmes? A ce point de vue on a étudié plus spécialement, comme type de ferment figuré, les cellules de levure mieux connues et qu'on retrouve plus fréquemment dans la cavité gastrique. Dans l'estomac normal, les cellules de levure sont en nombre restreint, toujours isolées, sans groupement et sans aucune trace de bourgeonnement. Au contraire, dans les contenus stomacaux présentant la séparation en trois couches, les cellules de levure sont réunies en masses, groupées en colonies, bourgeonnant abondamment, occupant souvent une grande partie du champ du microscope. Aussi Naunyn est d'avis qu'on doit toujours supposer des processus de fermentations anomales quand on trouve de la levure bourgeonnante dans toutes les préparations. Minkowski avait noté de grandes quantités de levure dans les cas de fermentation anomale intensive. L'intensité de fermentations est donc liée à l'abondance des ferments.

Strauss l'a vérifié expérimentalement sur une série

de contenus gastriques qui, après vingt-quatre heures de séjour à l'étuve, n'avaient montré que peu ou point de fermentation; celle-ci se produisait après addition de levure (gros comme une lentille dans 25 cent. c. de liquide); dans les tubes qui fermentaient, l'addition de levure produisait une augmentation marquée de la production gazeuse. Aussi, d'après Strauss, dans la plupart des cas où il n'y a pas de fermentation, la raison en est dans l'absence d'une quantité suffisante de ferments, car dans 14 cas sur 16 la simple augmentation de ceux-ci a produit une fermentation très active. Le même auteur fait remarquer que ces résultats peuvent ne pas se rapporter avec ce qui se passe dans l'estomac, car les masses de levure ajoutées expérimentalement sont plus grandes que celles qui existent dans l'estomac. Néanmoins il conclut que, les autres conditions étant favorables, dans des liquides d'essai identiques, la fermentation est d'autant plus intense et plus rapide qu'il y a plus de ferments en présence.

Expérimentalement, avec de petites quantités de levure obtenues par suspension dans un liquide, dont il ajoutait quelques gouttes aux liquides fermentescibles, Strauss a remarqué qu'une moindre abondance de levure peut arriver à déterminer la même fermentation et la même quantité de gaz, mais en un temps plus long, que de grandes quantités des mêmes ferments. Il explique ainsi la fermentation prolongée, qui produit en trois ou quatre jours le volume gazeux, que des ferments plus abondants dégagent en vingt-quatre heures. Strauss a observé cette fermentation prolongée dans 5/8 des cas d'une même série.

D'autre part, il faut tenir compte de l'énorme puissance d'accroissement de la levure dans les milieux favorables : le nombre des ferments, après vingt-quatre ou quarante-huit heures peut s'être accru au point de provoquer à ce moment une fermentation active et rapide, pour la production de laquelle leur quantité n'était pas suffisante au début.

Nous avons aussi fait quelques expériences en ajoutant de petites quantités de levure à nos ballons à fermentations ; la levure que nous avons employée n'était pas pure ; des préparations microscopiques y montrèrent des bacilles et des cocci variés. Nous avons obtenu une augmentation de production gazeuse *(Obs. I, essai 5 ; III, essais 1, 2 ; VIII, essais 4, 5).* Par contre, les essais de fermentation prolongée que nous avons faits sans addition de levure nous ont plusieurs fois donné un résultat négatif *(Obs. I, essais 1, 2, 3, 4, 6 ; II, essai 1 ; III, essais 1, 2, 3 ; IV, essai 1 ; VIII, essais 1, 2, 3, 4, 5).* — De même, l'addition de sucre à certains contenus gastriques n'a pas augmenté la quantité de gaz *(Obs. I, essai 2 ; III, essai 1, 2 ; IV, essai 1).* Si l'on songe aussi que dans nos ballons où se faisaient des fermentations, le dégagement gazeux ne se produisait pas dès les premières heures, on peut se demander si chez nous il y a une moindre quantité de ferments figurés dans l'estomac même pathologique, comparativement à celle des estomacs observés par les auteurs allemands dont les expériences dévoilaient très fréquemment d'abondantes fermentations.

Quoi qu'il en soit, dans les contenus stomacaux qui fermentent, végètent de nombreux agents figurés, et les fermentations sont d'autant plus intenses que ceux-ci sont plus abondants. Comme conséquence pratique, l'examen microscopique des liquides de l'estomac indiquera de suite l'état fermentatif de ceux-ci, et donnera ainsi quelques indications cliniques.

§ 5. — Conditions favorables ou défavorables a la production des fermentations intra-stomacales.

Il est évident que l'ensemble des conditions défavorables aux fermentations se trouve constitué dans l'état normal, par l'intégrité physiologique de toutes les fonctions de l'estomac. Mais, à l'état pathologique, existe-t-il quelques conditions qui leur soient défavorables? et quelles sont, d'autre part, les circonstances de l'état de maladie les plus aptes à favoriser les fermentations?

Parmi les conditions favorables, certaines sont de faible importance ou le plus souvent accessoires, d'autres occupent au contraire le premier rang. Nous laissons de côté la question du nombre et de l'activité des ferments figurés, étudiée plus haut ; nous étudions dans ce chapitre les conditions favorables ou défavorables au développement de ceux-ci, et par suite à la production des fermentations.

Aliments trop abondants et grossiers. — Citons d'abord une alimentation trop abondante. Nous admettons bien qu'en présence d'une abondance notable de substances alimentaires, l'estomac fournisse un travail plus considérable pour leur transformation et leur utilisation complète ; néanmoins, une partie peut être soustraite aux actions digestives, et devenir le siège de fermentations secondaires. De plus, cette alimentation abondante, si elle se prolonge, provoque de la distension et favorise la dilatation, qui elle-même peut être une cause favorisante.

Une alimentation grossière peut subir les mêmes reproches.

Mauvaise mastication. — Il en est de même d'une mauvaise mastication, qu'elle soit due à une dentition défectueuse, ou à la précipitation que mettent certains individus à prendre leurs repas. De gros débris alimentaires, mal broyés, arrivent à l'estomac, leur transformation est lente et surtout incomplète, et permet aux microorganismes de s'emparer d'une partie des aliments.

La qualité de la nourriture a parfois aussi quelque importance (par exemple charcuterie).

Aliments métazymes. — Et si ces substances alimentaires apportent avec elles des agents fermentatifs nombreux (aliments métazymes de Gübler), qu'elles soient en voie de putréfaction (viandes, boudin) ou qu'elles renferment normalement des ferments (fromage, gibier, etc.), elles sont toutes prêtes à subir l'attaque de ces agents.

Troubles de la résorption. — Nous ne faisons que signaler cette cause, la question n'étant pas suffisamment connue. Il est évident que si, au lieu de disparaître du contenu gastrique par absorption ou résorption, les matières alimentaires transformées restent dans l'estomac, la masse du substratum fermentescible étant plus considérable, les fermentations pourront être plus actives.

Troubles de la motricité. — Le rôle physiologique de la fonction motrice est double : brasser les aliments pour permettre leur imprégnation égale de suc gastrique, et pousser la masse alimentaire dans l'intestin.

L'insuffisance de la motricité aura pour premier effet de diminuer le mélange intime et total du contenu gastrique et du liquide digestif, de laisser une certaine quantité du premier, variable suivant l'intensité du trouble fonctionnel, échapper à l'action modificatrice de la sécrétion et devenir la proie des agents fermentatifs.

Plus importants encore sont les effets de la diminution de l'activité motrice en tant que celle-ci est chargée d'évacuer le chyme dans le duodénum. A l'état normal, l'estomac doit être vide sept heures après l'ingestion d'un repas solide ; c'est dire aussi que le matin, à jeun, l'estomac sain est toujours vide. Deux grandes opinions, ayant chacune d'ardents défenseurs, veulent expliquer le passage des aliments de l'estomac dans l'intestin : 1° passage en totalité et en une seule fois, à la fin de la digestion stomacale, c'est-à-dire vers la septième heure (Klemperer, Ewald, expériences de Rossbach sur les chiens) ; 2° passage du chyme en une série de fois, par intervalles, avec ouvertures et fermetures successives du pylore (Mehring, expériences de Hirtz, de Moritz sur des chiens, Riegel). A. Mathieu (1896) admet que, « après trente minutes, l'estomac se vide d'une façon continue pendant toute la durée de la digestion, et non pas seulement brusquement à la fin ». Quoi qu'il en soit, la durée physiologique du séjour des aliments dans l'estomac est en moyenne de sept heures, variable d'ailleurs dans des limites restreintes, avec diverses conditions, nature des ingesta, leur température, leur réaction, leur teneur en alcool, leur consistance, le temps qu'ils mettent à passer à l'état semi-liquide.

Mais il arrive que la masse alimentaire séjourne beaucoup plus longtemps dans l'estomac, et des lavages gastriques, plus de sept heures après les repas, un pompage stomacal à jeun, des vomissements expulsen t des résidus alimentaires plus ou moins profondément transformés et ayant été ingérés depuis un temps quelquefois assez éloigné.

La stagnation plus ou moins complète permettra aux microorganismes d'y développer de nombreuses colonies et de provoquer des fermentations abondantes, d'autant plus que l'insuffisance de la motricité détermine une immobilité relative du contenu gastrique. « Il existe une loi en pathologie générale, qu'on pourrait intituler la loi des canaux. Dans tout canal, contenant des germes à l'état normal ou communiquant avec une cavité où ceux-ci existent, la stase favorise le développement des microbes ou leur ascension. L'intestin ne fait pas exception à cette loi générale. » (Josué, 1895). Ceci est également vrai pour l'estomac. La stase, qu'elle soit due à une dilatation avec insuffisance motrice, ou à une sténose pylorique, favorise le développement des germes et la production des fermentations ; ces troubles dans la fonction motrice sont même une des causes principales des fermentations.

Action de la salive. — Les ferments figurés, arrivant principalement par les voies digestives supérieures, traversent la cavité buccale où ils peuvent faire un séjour plus ou moins long. Quels sont les résultats de ce stationnement? La salive et le mucus buccal ont-ils une action sur ces microorganismes?

Un certain nombre d'auteurs ont cherché à résoudre

la question, en cultivant les microbes de la bouche sur lesquels ils recherchaient *in vitro* l'action de la salive, et en expérimentant sur divers microbes pathogènes connus. Citons les noms de Miller (1884), Blacke (1885), Netter (1885), Vignal (1886), Biondi (1887), Flügge (1887), David (1890), Dittrich (1890), Dœrnberger (1890), Thomas (1891). De tous ces travaux, et surtout des recherches de Netter (1888), Sanarelli (1891), Marbaix (1892), Dallemagne conclut que « la salive exerce une action réelle sur la vitalité des microbes ». Cependant il faut faire quelques réserves, les conditions étant différentes dans les expériences et à l'état naturel dans la bouche. Néanmoins, pour Dallemagne, les microbes n'arrivent ordinairement dans l'estomac qu'avec une vitalité amoindrie et une virulence atténuée.

A. Mills (1896), dans de nombreuses recherches, a étudié l'action de la salive en tant que milieu salin et que milieu physiologique, et il arrive à conclure que : « La salive, milieu chimique (action toxique des sels) et milieu physico-chimique (action plasmolytique des sels) arrête la poussée de la plupart des microbes, et agit comme germicide. La salive, milieu physiologique, atténue la poussée de la plupart des microbes et prépare l'action du suc gastrique. »

Nous pouvons citer cette cause comme défavorable à la production des fermentations, bien qu'elle soit faible ; les microorganismes peuvent en effet séjourner un temps relativement long dans les anfractuosités de la bouche et subir l'action marquée de la salive, puis être entraînés par la salive, les aliments, les boissons ; mais les germes apportés par les aliments ne sont soumis à cette action que pendant la courte période de la mastication, et le séjour des boissons est nul.

Arrivés dans l'estomac, comment vont se comporter les germes extérieurs en présence des sécrétions physiologiques, et quels effets résulteront des modifications de celles-ci ? Nous devons distinguer la sécrétion muqueuse, et la sécrétion digestive.

Action du mucus gastrique. — D'après Wissel, la mucosité abondante aurait pour effet de retenir les ferments accolés aux parois ou enrobés dans son intérieur, et de les tenir éloignés du milieu fermentescible.

Elle pourrait aussi envelopper les débris alimentaires et les protéger ainsi contre l'atteinte des germes. Ewald a trouvé, chez des chiens, des morceaux de viande mangés la veille, non digérés, et entourés d'un mucus transparent. G. Sée croit que le mucus et les éléments figurés qu'il contient (débris de cellules) peuvent avoir la propriété d'entraver l'action des ferments organisés.

Le mucus, en quantité très abondante, pourrait saturer en partie l'acidité du suc gastrique ; nous verrons l'action de l'HCl gastrique et les effets que peut déterminer son absence ou sa diminution.

Dans le catarrhe aigu de l'estomac, où il y a sécré–

tion muqueuse abondante, une autre condition s'ajoute, c'est la diminution ou l'abolition de la sécrétion gastrique. Les troubles de celle-ci sont étudiés plus loin.

En somme le mucus servirait d'agent protecteur, isolant les matières alimentaires des ferments solubles on figurés. Certains auteurs, au contraire, pensent qu'il fournit aux germes une alcalinité favorable, et protègent les aliments contre l'action possible de l'HCl ; il favoriserait alors les fermentations stomacales.

Action du suc gastrique et de son HCl. — Depuis que Spalanzani (1783), appela l'attention sur elle, cette question a fait l'objet de très nombreux travaux qui ont répondu tantôt par l'affirmative, tantôt par la négative ; et après avoir admis indiscutablement une action nocive sur les ferments figurés, on est arrivé actuellement à attribuer au suc gastrique un rôle germicide très relatif, et parfois nul dans certaines conditions.

Spalanzani, après avoir constaté dans l'estomac d'un certain nombre d'animaux fraîchement tués que les viandes avalées ne donnaient aucun signe de putréfaction même après un long séjour, et avoir fait de nombreuses expériences variées, conclut en ces termes : « que non seulement la digestion n'est pas accompagnée de pourriture, mais encore qu'il y a dans l'estomac des animaux un principe qui l'arrête et qui est antiseptique ».

En 1845, Boyer signale l'action du suc gastrique, qui atténue la puissance du virus de la vipère, et même le neutralise complètement ; il croit que ce suc produit le même effet sur les venins et les virus en général, qui introduits dans l'estomac n'ont plus d'effets fâcheux.

Colin d'Alfort (1869) reconnut expérimentalement que des viandes et du sang charbonneux, après un séjour de quelques heures dans l'estomac d'un chien porteur d'une fistule gastrique, ne provoque plus aucun phénomène morbide par injection dans le tissu cellulaire des animaux.

Pour Leven (1877) les liquides digestifs préservent contre la fermentation plutôt qu'ils ne la facilitent.

Le suc gastrique serait donc antiseptique ; mais notons de suite que la plupart des auteurs ont attribué cette action à l'HCl qu'il renferme. C'est ainsi que Paschutin (1875) reconnaît qu'une quantité d'HCl égale à 0,05 % est suffisante pour commencer à entraver la fermentation butyrique ; si la quantité d'acide augmente, l'action modératrice s'accroît, il y a retard dans la fermentation ; avec 0,15 % d'acide, la fermentation semble ne pas avoir lieu. Il conclut que le suc gastrique, à son degré normal d'acidité, peut retarder beaucoup la fermentation butyrique, et même la réduire à néant.

Pour Hommel (1884), Koch, l'acidité du suc gastrique tue le bacille cholérique, et c'est grâce à elle que les animaux résistent à l'infection.

Perroncito (1884) a montré que le suc gastrique est capable d'empêcher et d'arrêter le développement de la bactéridie charbonneuse et détruit sa virulence. HCl à 1/500 tue les bactéries du charbon en 1 heure 1/2.

Nous lisons dans Bouchard (1887) : « Les conditions favorables à l'entretien de la putréfaction sont si multiples qu'on se demande comment la digestion peut s'opérer jamais normalement. Heureusement l'estomac sécrète, au moment de l'introduction des aliments, un suc qui s'oppose à toute fermentation. Expérimentalement on voit que 1 gr. 10 d'HCl anhydre par litre empêche toute fermentation ; or le suc gastrique en renferme davantage. »

Vignal (1887) fait agir, *in vitro*, du suc gastrique, recueilli sur un chien par une fistule stomacale, sur chacune des espèces bactériennes qu'il avait trouvées dans la bouche et les matières fécales ; il reconnaît au suc gastrique une action destructive sur un certain nombre de microorganismes ; la résistance de ceux-ci est d'ailleurs très variable ; les spores résistent plus longtemps que les formes adultes.

L'action antiseptique du suc gastrique est réelle, dit Roger (1888), mais elle ne semble guère s'exercer sur les spores.

Pour Mathieu (in Dechambre 1888), l'HCl est un antiseptique d'une certaine puissance, pouvant arrêter, aux degrés de dilution où il est dans l'estomac, le développement de certaines bactéries ; très vraisemblablement certains agents pathogènes sont tués par le suc gastrique avec son acide.

Harris (1888) examina le contenu stomacal de chats et de cobayes pendant une période de temps s'étendant à vingt-quatre heures après la mort, et a constaté que le suc gastrique détruit la plupart des microorganismes pendant ce temps.

Rummo et Ferranini (1888) ont trouvé que 0,5 %00 d'HCl arrête sensiblement la fermentation alcoolique, 1 à 2 %00 presque complètement, et 3 à 5 %00 l'arrêtent absolument.

Alapy (1889), après injection, au moyen d'une sonde, de bouillons de culture de streptocoques et de staphylocoques, dans l'estomac de lapins, tue ces animaux de une heure à quatre heures et demie après ; les liquides trouvés dans la cavité gastrique sont à peu près complètement stériles, le milieu stomacal normal est donc germicide ; mais si l'acidité du contenu gastrique diminue, les germes expérimentés peuvent traverser la cavité stomacale sans être modifiés.

Abelous (1889), a étudié le degré de résistance des microorganismes trouvés dans son estomac à l'action d'un suc gastrique artificiel (eau 1000, HCl 1,7) ; d'après lui, cette action est réelle, mais elle exige un certain temps qui dépasse largement la durée moyenne de la digestion stomacale ; les cultures riches en spores sont plus résistantes.

La même année, Strauss et Wurtz ont publié le résultat de leurs nombreuses recherches méthodiques.

Ils ont d'abord remarqué que les microorganismes, abondants dans le suc gastrique frais, y diminuent en nombre, et disparaissent même complètement, si on le conserve quelques jours à la température du laboratoire ou à l'étuve. Ayant fait agir sur certains bacilles pathogènes (tuberculose, charbon, fièvre typhoïde, choléra) des sucs gastriques de chien (fistule gastrique), d'homme (sonde œsophagienne), de mouton (suc pris dans la caillette au moment de la mort),ils ont reconnu à ceux-ci une action antiseptique vraie. Les mêmes expériences avec les mêmes bactéries et des solutions d'HCl dont le titre se rapporte à celui du suc gastrique de l'homme (0,9 $^0/_{00}$ HCl libre), de mouton (1,7 $^0/_{00}$) de chien (3 $^0/_{00}$), leur ont montré que l'action destructive de ces solutions est au moins aussi énergique que le suc gastrique lui-même. Les auteurs concluent que l'action antiseptique du suc gastrique est due à son HCl.

Dans de nombreuses expériences *in vitro*, Cohn (1889) a reconnu l'arrêt complet de la fermentation acétique avec des doses de HCl variant de 0,1 à 0,4 $^0/_{00}$; si les doses sont plus élevées, HCl empêche aussi la fermentation butyrique.

Pour Hamburger (1890), l'action germicide du suc gastrique est due à la présence de l'acide HCl.

Kurloff et Wagner (1890), de leur nombreux essais sur diverses espèces microbiennes avec du suc gastrique retiré par une sonde, donnent des conclusions très positives : les microbes qui arrivent dans l'estomac y sont rapidement tués ; le suc gastrique est un puissant microbicide ; quelques microbes (tuberculose, charbon staphylococcus aureus) ceux avec spores échappent seuls à l'action complète et prolongée du suc gastrique.

Coutaret (1890) s'appuie sur les expériences de Planer pour soutenir que les acides libres s'opposent au développement des microorganismes [et à la production des fermentations.

Kuhn (1892) reconnaît aussi l'action antiseptique de HCl *in vitro* : du contenu gastrique acide, fraîchement retiré, reçoit des quantités croissantes d'HCl concentré ; dans une fermentation gazeuse faible, un accroissement d'acidité, produit par 0,1 $\%$ d'HCl, restreint déjà sensiblement l'intensité de la formation des gaz ; dans les cas de forte fermentation, l'addition de 0,2 $\%$ d'HCl est sans action, et ce n'est qu'en ajoutant des doses d'HCl qui amènent la valeur de l'acidité totale à la limite de l'acidité dans l'estomac, même pathologique, qu'il y a diminution sensible de production gazeuse. D'autre part, Kuhn a étudié l'action des doses progressivement croissantes de HCl sur la levure de bière, et arrive aux conclusions suivantes : la croissance de la levure dans un bouillon simple et sucré est influencée par de faibles concentrations d'HCl ; si on expérimente avec une petite quantité de levure, 0,02 $\%$ d'HCl empêche la fermentation, et parfois le même résultat est obtenu par des valeurs de 0,008 à 0,012 $\%$; mais dans ce dernier cas, on peut reconnaître une formation plus lente de gaz. Or, la teneur en HCl du suc gastrique de l'homme (0,1 à 0,25 %) dépasse de 5 à 10 fois la proportion de cet acide nécessaire pour empêcher la fermentation de la levure.

Hoppe-Seyler (1892), rapporte, d'après de Bary, que le *B. amylobacter* ne s'accroît pas en présence de HCl, et le *B. geniculatus* périt, tandis que les spores butyriques résistent.

A. Gautier (1892) conclut, avec Harris et Tooth, que le suc gastrique et l'acide HCl sont des antiseptiques puissants, qui s'opposent en général au développement et à la reproduction des ferments figurés.

Pour Ziemke (1893), le suc gastrique doit à l'acide qu'il renferme son action antiputrescible.

Un suc gastrique artificiel, d'après Kiessling (1893), détruirait la vitalité du B. coli après un contact de quatre minutes.

Bouveret (Traité 1893) signale à maintes reprises l'action antiseptique du suc gastrique et de HCl. Citons pour exemple les passages suivants : « Un liquide (stomacal) qui contient beaucoup d'HCl libre résiste très longtemps à la putréfaction; un liquide très pauvre en HCl se putréfie plus ou moins rapidement à la façon des liquides albumineux. » (p. 66) « D'après M. Boas, HCl n'y (à la fermentation alcoolique) ferait point obstacle, du moins s'il ne dépasse pas la proportion normale. Cependant nous avons vu, M. Devic et moi, que dans un milieu sucré qui contient 1 p. %o d'HCl libre, et même moins, la levure cesse de dégager de l'acide carbonique » (p. 134), etc.

Zawadzki (1894) reconnaît au suc gastrique la propriété d'empêcher la fermentation. Après avoir cité Sieber (solution d'HCl à 0,1 % retarde de vingt-quatre à quarante - huit heures la fermentation et la putréfaction), et Miquel (solutions chlorhydriques à 0,2 ou 0,3 % sont un fort antiferment), il conclut que chez l'homme sain le suc gastrique, avec ses proportions normales d'HCl, possède des propriétés antizymotiques et antifermentescibles puissantes.

Strauss (1894) signale un certain nombre des auteurs précédents, et principalement Minkowski, d'après lequel le suc gastrique avec son HCl libre tue tous les microorganismes à l'exception de la levure et des bactéries filiformes. De ses recherches, il conclut que la proportion de 0,7 à 1,6 %o de HCl libre rend impossible les fermentations *in vitro*.

Debove et Rémond (1894) prétendent que « la gastrite aiguë ne semble s'accompagner que de la pullulation des hôtes habituels de l'estomac, auxquels HCl crée normalement un milieu sinon mauvais, du moins peu favorable à leur développement ».

Knaus, cité par Bial (1895), a constaté qu'une solution d'HCl à 0,02 % suffit à empêcher la production d'une fermentation de levure. Bial conclut aussi à une action désinfectante de HCl à l'égard des processus de fermentation ; il a institué diverses expériences pour étudier cette action qu'il a pu diminuer et même annihiler en neutralisant l'acidité chlorhydrique au moyen de solutions variables de chlorure de sodium.

Kaufmann (1895) fait une revue de plusieurs des travaux précédents et ajoute : « Il n'y a pas à douter, après ces recherches, que HCl ne soit fortement bactéricide ; cependant les diverses bactéries ont une conduite très différente à cet égard, quelques-unes sont extrêmement sensibles, de sorte qu'il suffit de faibles concentrations pour les tuer complètement, tandis que d'autres sont beaucoup plus résistantes, des concentrations de 0,1 à 0,2 % empêchent leur croissance, mais les laissent vivre. »

A. Mills (1896), à la suite de très nombreuses expériences, émet les conclusions suivantes qui résument en quelque sorte celles qu'ont formulées tous les auteurs que nous venons d'analyser : Le suc gastrique est énergiquement germicide ; cette action est due à l'acide HCl qu'il contient ; elle croît très rapidement avec la quantité d'acide ; elle s'exerce différemment sur les microbes d'espèces différentes.

Divers autres auteurs arrivent à conclure semblablement à l'action germicide, antifermentescible et antiputride, en se basant sur les observations cliniques. Ainsi Willième (1868) rapporte que la flatulence diminue à mesure que les acides deviennent plus abondants dans l'estomac ; si l'on sature ces acides par un alcali, on voit aussitôt, dit-il, de nouvelles et copieuses éructations se produire ; les acides libres s'opposeraient donc jusqu'à un certain point à la mise en liberté de gaz de fermentations.

Planer, cité par Paschutin (1875), a constaté un dé-

veloppement de gaz et surtout d'hydrogène dans l'es—
tomac, plus énergique lorsqu'il neutralisait l'acidité du
milieu gastrique, par addition de magnésie à l'alimentation; en ajoutant au contraire beaucoup d'acide HCl,
il n'y a presque pas de gaz dans la cavité stomacale.

Baumel (1888) distingue des dyspepsies avec excès
d'HCl, et des dyspepsies avec défaut d'HCl ; dans ces
dernières, il y a abondantes fermentations, lactique,
butyrique, acétique, et le traitement curateur consiste
à donner de l'acide HCl, ce que Trousseau avait déjà
signalé. Baumel reconnaît nettement ainsi l'action du
suc gastrique.

Richet, cité par Coutaret (1890) veut, voir une sorte
de balancement dans la quantité des acides de l'estomac, HCl d'une part, acides organiques d'autre part,
pour arriver à un taux à peu près fixe, le plus favorable
à la digestion. Pour lui, « si le suc gastrique est très
acide, c'est-à-dire très riche en HCl, la fermentation
et la putréfaction sont très lentes; si au contraire le
suc gastrique est peu abondant et pauvre en HCl, la
fermentation acide et la putréfaction sont très
promptes, comme si la nature voulait, dans les aliments mélangés au suc gastrique, établir une sorte
d'équilibre constant ».

Coutaret lui-même reconnaît comme cause de la
flatulence l'altération des sucs digestifs, et principalement l'insuffisance de l'acide HCl.

D'après A. Gautier (1892), « les fermentations
étrangères et putréfactives dues aux levures et aux

bactéries ne se produisent généralement pas dans les estomacs qui sécrètent des sucs normalement acides; elles peuvent se développer dans quelques cas où les sécrétions deviennent neutres : on voit apparaître alors soit la fermentation alcoolique, soit la fermentation lactique, soit butyrique; en même temps se produisent des gaz et des éructations. »

Citons aussi Bouveret (1893) : « ... La fermentation butyrique se rencontre de préférence dans les cas de diminution de la sécrétion chlorhydrique... l'acide chlorhydrique arrête la fermentation butyrique » (Traité, p. 125)... « A l'état normal, l'acide lactique cesse d'être produit dès que l'acide chlorhydrique commence à paraître à l'état libre » (p. 185). Dans quelques cas de cancers gastriques, la sécrétion chlorhydrique insuffisante ne protège plus les albuminoïdes ingérés qui subissent la fermentation putride.

Hugounenq (1894) attribue aussi à l'HCl une action antiseptique. « Il semble donc, dit-il, que l'HCl exerce à l'origine du tube digestif un rôle de protection. Aussi l'ingestion, pendant le repas, d'une trop grande quantité d'eau qui dilue l'HCl ne va-t-elle pas sans inconvénient. Il est du reste une observation populaire très ancienne, et dont cette particularité donnerait peut-être l'explication, c'est que, pendant les épidémies cholériques, ceux qui absorbent de grandes quantités d'eau sont de préférence atteints par le choléra. »

Josué, dans une revue générale sur les acides sulfoconjugués de l'urine (1895), soulève aussi cette question du pouvoir antiseptique de l'HCl stomacal. On sait que les sulfoconjugués urinaires sont le résultat des putréfactions digestives, principalement intestinales. Or, celles-ci ne peuvent se produire que si les microbes traversent l'estomac et arrivent dans l'intestin sans avoir été détruits par le suc gastrique. Divers auteurs ont cherché à déterminer l'influence de l'acidité gastrique en dosant les sulfoconjugués chez des malades présentent des troubles du chimisme stomacal, ou après avoir produit expérimentalement ces modifications du chimisme. Citons, avec Josué, Wasbutzki (1889), qui a trouvé chez les hypo et les anachlorhydriques une augmentation, chez les hyperchlorhydriques une diminution des sulfoconjugués ; Kast (1889), qui alcalinise le suc gastrique avec du bicarbonate de soude, jusqu'à ce que les urines soient alcalines, et constate une augmentation des sulfoconjugués ; Stadelmann, qui observe le même résultat par l'emploi du citrate de soude ; Biernacki, qui obtient, en donnant de l'HCl à ses malades, une diminution de ces mêmes composés. Viennent ensuite les expériences intéressantes de Bruno Mester (1894), qui détermine la famine de chlore en supprimant complètement le chlore de l'alimentation des chiens ; le résultat est la disparition complète du chlore des urines, puis de toutes les sécrétions ; il y a donc anachlorhydrie expérimentale. Dans ces conditions, si l'on donne aux animaux de la viande presque aseptique, il n'y a pas d'augmentation des sulfoconjugués; au contraire, ceux-ci augmentent dans de grandes proportions lorsque les mêmes chiens ingèrent de la viande pourrie, et avec cette dernière sorte d'alimentation, les sulfoconjugués n'augmentent plus si l'on a rendu aux chiens du chlore sous forme de chlorure de sodium. L'étude des sulfoconjugués de l'urine fait donc conclure à l'action antiseptique de l'HCl du suc gastrique.

Enfin Zawazdki (1894), Strauss (1894), Kaufmann (1895), rapportent l'opinion émise par Bunge d'après laquelle le rôle physiologique principal du suc gastrique réside dans son action germicide, antiseptique, la fonction de peptonisation des albuminoïdes étant laissée bien en arrière. « Cette conclusion paraît d'autant plus justifiée, dit Zawadzki, que non seulement chez les animaux (Czerny, Ludwig et Ogata), mais aussi chez l'homme, la plus grande partie de l'estomac peut être enlevée sans que la digestion en soit le moins troublée. » Zawadzki cite à l'appui une observation qu'il a publiée avec Solman. Kaufmann ajoute aux noms précédents celui de von Noorden, pour qui il n'est pas rare de voir des personnes bien digérer avec une absence constante d'HCl gastrique; il a montré que dans de tels cas d'anacidité, la désagrégation et la résorption des aliments, et même des albuminoïdes, ont lieu d'une façon parfaitement suffisante. D'après ces auteurs le rôle du suc gastrique serait d'abord et presque uniquement antiseptique.

De cette longue analyse, nous devons conclure que

l'acide HCl du suc gastrique est doué d'une grande puissance bactéricide. Nous-même, dans nos essais de fermentation à l'étuve, avons recherché cette action antiseptique, en ajoutant comparativement à plusieurs de nos ballons des doses d'HCl correspondant à 2 ou 3 $^0/_{00}$; nous avons constaté, sinon une absence complète des fermentations, du moins une diminution souvent notable de la production gazeuse (*Obs. IV, essai 1; VII, essai 2; IX, essai 2, 3; X, essai 2, 3; XI, essai 1; XII, essai 3; XV*). L'acide HCl, aux doses voisines de celles du suc gastrique, a donc été un véritable antiseptique *in vitro*.

Nous avons à enregistrer maintenant des résultats nettement opposés, qui refusent au suc gastrique et à son HCl ce pouvoir bactéricide. Ainsi Falk (1883) a pu donner la tuberculose à des cobayes par inoculation de masses caséeuses pulmonaires, après les avoir soumises à l'action d'un suc gastrique artificiel. Wesener (1885) laisse des crachats tuberculeux séjourner plusieurs heures dans un suc gastrique artificiel, puis obtient chez les cobayes des résultats positifs par injections dans le péritoine et la chambre antérieure.

Miller (1888) constate que des cultures pures pouvaient rester de nombreuses heures, et même plusieurs jours, dans le suc gastrique, sans que leur virulence en soit diminuée.

D'après Hirschfeld, les cultures du bacille lactique de Pasteur ne sont que momentanément ralenties par des doses d'HCl supérieures à 1 ou 2 $^0/_{00}$, et la production d'acide lactique ne tarde pas à reprendre ; on n'obtient un arrêt complet qu'avec une proportion d'acide HCl supérieure] à celle que l'on peut rencontrer dans l'estomac.

Hoppe-Seyler (1892) prétend que l'HCl ne s'oppose pas absolument à la fermentation butyrique.

Gilbert et Dominici (1894) ont trouvé un nombre élevé de microorganismes dans l'estomac à une période avancée de la digestion, alors que « la soi-disant action microbicide aurait dû s'exercer, et il est assez inattendu de constater que le chyme contient plus de microorganismes que les matières fécales ».

Strauss (1894) a constaté que l'HCl du suc gastrique permet le développement de la levure et des bactéries filiformes. Après avoir plus spécialement étudié la levure de bière, il conclut que l'estomac est plutôt pour elle une étuve.

A quelle opinion faut-il se ranger ? L'acide HCl, que les expériences nous montrent le plus souvent antiseptique *in vitro*, a-t-il aussi dans le contenu gastrique la même propriété sur les agents figurés ?

Le sens de la réponse à cette question nous est indiqué par les dernières lignes du mémoire de Strauss et Wurtz, qui, après avoir constaté expérimentalement l'action microbicide absolue du suc gastrique pur et des solutions chlorhydriques, ajoutent : « En terminant, il nous paraît utile de prévenir le lecteur contre une application trop absolue des données qui précèdent à ce qui se passe dans la digestion stomacale physiologique. Dans nos expériences faites *in vitro*, le suc gastrique pur agit directement sur la culture pure du microbe pathogène. L'action de ce suc peut donc s'exercer avec une énergie bien plus grande que lorsqu'on a affaire à ces substances virulentes digérées dans l'estomac. Dans ce cas, en effet, les microbes pathogènes sont généralement renfermés dans les tissus animaux ou végétaux (viandes, fruits, etc.) et en partie protégés par eux. D'autre part, le suc gastrique est dilué par les aliments et les boissons. Dans les expériences telles que nous les avons instituées, l'effet antiseptique obtenu est un effet maximum, qui ne se réalise jamais dans les mêmes proportions dans la digestion physiologique. »

Il ne faut donc pas passer des résultats de laboratoire aux effets produits dans l'organisme sans faire des réserves, et ce sont précisément ces réserves qu'ont formulées de nombreux auteurs dont les conclusions sont bien différentes de celles que nous avons rapportées précédemment. Diverses circonstances, en effet, sont capables de soustraire certaines portions du contenu stomacal à l'action physiologique du suc gastrique, et un certain nombre de microorganismes au pouvoir destructeur de l'acide HCl. Ceux-ci pourront alors, malgré la présence de cet acide, séjourner et pulluler dans l'estomac, ou le traverser en conservant leur vitalité. C'est la deuxième conclusion du mémoire de Kurloff et Wagner (1890) : «... ceux qui pénètrent dans l'intestin y pénètrent en dehors de l'action du suc

gastrique. » De Giaxa (1888), Kianowski (1891) cons‑
tatent la variabilité extrême de la composition du suc
gastrique, de son acidité, avec le régime, les divers
moments de la digestion; ainsi, dans certains cas, les
germes peuvent échapper à l'action d'HCl.

Vignal, après avoir reconnu une action assez intense
du suc gastrique sur les bactéries qu'il a trouvées
dans la bouche et dans les matières fécales, dit :
« Il est naturel de penser, au premier abord, qu'on
ne doit trouver dans les matières fécales que les microorganismes qui résistent à l'action des sucs intestinaux,
ou plutôt à celle du suc gastrique. Cependant le pro‑
blème n'est pas aussi simple, car le suc gastrique
n'atteint pas toujours les microorganismes, malgré le
brassage des aliments dans l'estomac. »

Pour Roger, Abelous, l'action du suc gastrique ne
peut s'exercer sur les ferments figurés, car leur séjour
dans l'estomac n'est pas suffisant pour permettre à l'HCl
de les détruire.

Minkowski reconnaît aussi que la teneur du suc
gastrique en acide HCl est très variable, de telle sorte
que les fermentations peuvent commencer quand il y
en a un peu, puis s'arrêter pour reprendre ensuite.

D'après Hoppe-Seyler, dans certaines régions de
l'estomac les ferments peuvent trouver la faible acidité
nécessaire à leur développement. Cette faible acidité
pourrait aussi être déterminée par l'ingestion des
boissons. Les microbes, enfermés dans l'intérieur des
aliments végétaux et animaux qui les protègent

(Strauss et Wurtz) subissent plus difficilement l'atteinte de l'acidité gastrique.

Hamburger (1890), Kabrhel (1890), Lockart Gillepsie (1893), Gilbert (1894) font remarquer que la plus grande partie de l'HCl pendant la digestion n'est pas à l'état libre, il s'unit aux albuminoïdes au fur et à mesure de sa production ; or l'HCl combiné a une puissance antiseptique amoindrie et n'agit que très faiblement sur les microorganismes.

Naught attribuerait plutôt ces faibles résultats antiseptiques à l'excès des agents fermentatifs.

Enfin la plupart des auteurs ont constaté l'existence de fermentations secondaires dans de nombreux cas d'augmentation de l'acidité gastrique. Nous citerons seulement Riegel, qui prétend que dans tous les cas d'hypersécrétion permanente, le contenu stomacal frais donne un dégagement abondant de gaz, souvent inflammables. D'après Hirschfeld, la clinique montre souvent chez les hyperchlorhydriques une quantité plus ou moins considérable d'acides organiques. A. Robin (1893) a vu de nombreux exemples où l'acide lactique coexistait avec l'acide HCl en excès ; la fermentation lactique pourrait donc se faire en présence de l'HCl. Pour Lesage, il y a peu de microbes dans les estomacs hypochlorhydriques'il y en a bien davantage dans les estomac hyperchlorhydriques.

Quelques-unes de nos observations (*Obs. V, VI, VII*) montrent que nous avons obtenu des fermentations gazeuses en mettant à l'étuve des contenus d'es-

tomacs hyperchlorhydriques. Par contre, dans un cas
d'hypochlorhydrie (*Obs. VIII*), plusieurs essais de fermentations ne nous ont donné que des résultats à peu
près nuls, malgré la diminution de l'acidité du suc
gastrique.

De tous ces faits, nous devons conclure à une action
antiseptique intrinsèque de l'HCl du suc gastrique ;
dans les conditions normales, on a toute raison de croire
que l'absence de fermentations secondaires au summum de la digestion est due en partie à l'action de
cet acide. Mais fréquemment interviennent diverses
circonstances qui permettent à de nombreux microorganismes d'échapper à cette action, de sorte qu'en
clinique le rôle antiseptique de l'HCl n'est plus que
relatif, surtout lorsque d'autres conditions pathologiques sont réalisées. En somme, des fermentations
existent dans l'estomac, avec une fréquence assez
notable, quelle que soit la variété du chimisme gastrique. L'HCl n'a donc qu'une importance restreinte,
son action germicide est toute relative.

Action du milieu stomacal complet, de la pepsine.
— Jusque-là nous avons vu l'action antiseptique du
suc gastrique attribuée à son acide HCl. Mais le contenu
stomacal ne renferme-t-il pas d'autres facteurs capables
d'agir sur les ferments figurés?

Valmyre (1895) a cherché à résoudre cette question
en faisant ingérer à des chiens porteurs de fistules gastriques des microbes (diphtérie, choléra, charbon),
mélangés à leurs aliments ordinaires ; d'heure en

heure, jusqu'à cinq heures après le repas, des prises de chyme étaient faites par la fistule à l'aide d'une pipette stérilisée et mises en culture. Il a constaté une action antiseptique nette, moins forte cependant que ne l'avaient indiqué les expériences *in vitro*. Mais, d'après lui, la plupart des éléments qui constituent le milieu stomacal, HCl, pepsine, salive, déchets organiques, présence de microbes différents, produits de sécrétion ou d'excrétion de ceux-ci, doivent être considérés comme participant à son pouvoir germicide.

Des expériences analogues avaient été déjà faites auparavant, notamment par Colin d'Alfort, Harris, Raczyski, Alapy ; d'autres ont fait des recherches *in vitro* avec du suc gastrique naturel, ou le contenu stomacal complet. Tous sont arrivés à la même conclusion.

L'action de la pepsine a été étudiée aussi plus spécialement, et des conclusions diverses en sont résultées.

Perroncito (1884) a reconnu expérimentalement que la pepsine en solution dans l'eau prive entièrement, en 25 minutes, les bacilles du charbon de leur action pathogène.

O. Cohn (1888), à la suite d'expériences *in vitro*, soutient que la pepsine seule favorise la fermentation acétique et lactique ; en qualité de matière albuminoïde, elle semble jouer, vis-à-vis des germes, le rôle d'aliment ; [mais si la pepsine est associée à l'HCl dans les proportions de la digestion physiologique, il n'y a pas de fermentations ; la pepsine, substance peptonisante, tue les ferments figurés.

D'après Strauss et Wurtz, la présence de la pepsine n'ajoute rien à l'action du suc gastrique, car une solution d'HCl, de même acidité que celui-ci, exerce sur les microbes une action destructive au moins aussi énergique que le suc gastrique lui-même. Ce n'est donc point en digérant les microbes que celui-ci agit, mais par le fait du pouvoir antiseptique de HCl.

Macfadyen est arrivé aux mêmes conclusions.

Minkowski, au contraire, prétend que les germes subissent, en partie, directement l'action digestive du suc gastrique. En laissant séjourner, dans un vase ouvert, le filtrat d'un contenu normal pris au [summum de la digestion, il reste stérile, comme l'a déjà montré Spalanzani ; les microorganismes introduits négligemment ne s'y développent même pas. Un tel suc gastrique, après ébullition qui détruit la pepsine, laisse développer les bactéries, sans que sa teneur en HCl ait changé.

Nous avons vu plus haut que Valmyre attribue à la pepsine une partie de l'action antiseptique du suc gastrique. Il cite Mlle Schipiloff (1889), pour qui la pepsine détruit les ferments solubles des bactéries, et de Baker (1896) qui soutient au contraire que la pepsine détruit les ferments figurés et les rend ainsi incapables de donner naissance à des produits toxiques.

Le dernier travail sur ce sujet est celui d'A. Mills (1896). *A priori*, il croit à une action digestive positive du suc gastrique sur les matières albuminoïdes, qui constituent très probablement le protoplasme bactérien. Ses recherches *in vitro* le confirment dans cette idée, et il en tire les conclusions suivantes : « L'action germicide du suc gastrique augmente avec la présence de la pepsine. Le mélange chlorhydro-peptique est plus germicide que le milieu chlorhydrique simple. Cette action s'exerce aussi bien sur les bactéries directement qu'après séjour de celles-ci dans la salive. Le milieu chlorhydro-peptique transforme les bactéries en peptones ».

Action des associations microbiennes. — En raison de l'abondance des microorganismes de l'estomac, on peut se demander quel rôle jouent leurs associations au point de vue de leur vitalité.

A. Mills pense que dans la cavité gastrique, elles sont plutôt nocives que favorables aux germes importés, aux bactéries pathogènes surtout. Il se base sur le fait que, en général, les moisissures sont antagonistes de ces dernières ; de plus les saprophytes de l'estomac, placés dans des conditions plus favorables, doivent être prépondérants et atténuer la virulence des microorganismes pathogènes, qui ne font ordinairement que traverser plus ou moins rapidement la cavité gastrique.

Nous devons en déduire, au contraire, à notre point de vue particulier, que les associations microbiennes ne seraient nullement défavorables au développement des agents des fermentations secondaires.

Action de la bile. — Accidentellement, dans certains cas pathologiques, la bile peut pénétrer dans l'estomac. Fréquemment, disent Gley et Langlois (in Dechambre 1888), s'appuyant sur l'autorité de Herzen, la bile reflue dans la cavité gastrique.

La vitalité des germes est-elle influencée par sa présence dans l'estomac ?

Les expériences de Paschutin, *in vitro*, lui font conclure qu'une très petite quantité de bile suffit à arrêter la fermentation butyrique. Bidder et Schmidt, chez des chiens porteurs de fistule biliaire, ont constaté des fermentations actives et des gaz intestinaux abondants. La plupart des physiologistes accordent à la bile une action antiseptique puissante. La clinique montre aussi l'accroissement des putréfactions chez les ictériques.

Par contre, il faut noter d'abord que la bile est capable de fermenter elle-même, de se putréfier très rapidement.

Puis de nombreux auteurs (Bufalini 1875, Charrin et Roger 1886, Vignal 1887, etc.) ont reconnu que la bile, dans des bouillons de culture, ne gêne nullement le développement des microbes ; elle n'exerce aucune influence sur eux.

Charrin (1896) reconnaît que la bile, agissant isolément dans les expériences *in vitro*, est dépourvue d'action antiseptique ; mais dans l'organisme, diverses circonstances lui donneraient une action nettement défavorable à la vitalité des microorganismes. Roger

(1888), d'ailleurs, attribuait un pouvoir antiseptique à divers éléments de la bile, mis en liberté dans le tube digestif, les sels biliaires principalement. Paschutin déjà concluait, de son expérience XV, que l'action antiseptique de la bile sur la fermentation butyrique était due aux sels biliques.

En somme, la bile a un pouvoir antiseptique très faible, comme l'ont constaté Teissier et Vieillard-Baron, qui ont cherché à accroître cette propriété. « La bile a un pouvoir antiseptique faible ; elle entrave peu le développement des cultures microbiennes, mais atténue et modifie légèrement leurs propriétés. » (Vieillard–Baron thèse 1895, conclusion I.)

Aussi dans la cavité gastrique, la bile ne sera pas capable d'empêcher les fermentations : elle les favorisera plutôt en déterminant par son alcalinité un milieu où se développeront davantage les microorganismes.

Nous devons citer deux faits cliniques qui montrent cette action nulle de la bile sur les fermentations stomacales. Dans l'observation 13 de Hoppe-Seyler (1892), « le contenu de l'estomac était constamment bilieux, ce qui indiquait une sténose du duodénum » ; les fermentations gazeuses à l'étuve furent intenses, et dégagèrent une grande quantité d'hydrogène ; la bile, contrairement aux expériences de Paschutin, n'a pas empêché la fermentation butyrique. Dans notre observation XI, après gastro-entéro-anastomose pour sténose néoplasique du pylore, la bile passait facilement dans l'estomac ; pendant quelques jours après l'opération, le malade eut des régurgitations de liquide bilieux. Un mois après, un repas d'épreuve ramène un contenu mélangé de bile, dont l'acidité est 0,6 °/₀ ; à l'étuve nous avons obtenu une fermentation très active avec production d'un abondant mélange gazeux, dont l'hydrogène constituait à peu près la moitié.

Action de divers antiseptiques. — Certaines substances, douées d'un pouvoir bactéricide puissant *in vitro*, pourraient-elles avoir la même action dans la cavité stomacale ? Serait-il possible d'entraver le développement des microorganismes gastriques par l'ingestion de ces substances ? La réponse nous est donnée par les faits cliniques. Depuis longtemps en effet on cherche à obtenir la désinfection du tube digestif par divers antiseptiques. Nous citerons seulement le nom de Bouchard, qui, à la suite de ses travaux sur les auto-intoxications digestives, avait formulé les règles de ce procédé thérapeutique.

Quelques auteurs ont recherché par des expériences *in vitro* la valeur antiseptique respective de plusieurs de ces substances sur le contenu stomacal. Naught (1890), dans un cas de dilatation avec gaz inflammables, expérimenta divers antiseptiques, parmi lesquels le salol, l'acide phénique, le salicylate de soude, l'eau chlorée ; il employait le contenu gastrique placé dans des flacons à fermentations ; chaque fois il disposait un flacon de contrôle. Il a trouvé que l'eau chlorée, le salol avaient une action faible, le salicylate de soude donnait des résultats parfaits.

Des expériences plus méthodiques et plus complètes furent faites par Kuhn (1892) assistant de Riegel. Il a étudié l'acide phénique, l'eau chlorée, la créosote, l'acide borique, qui lui donnèrent « des résultats malheureusement sans succès pratique » ; au contraire la saccharine, l'acide salicylique et le salicylate de soude donnèrent « des résultats encourageants » ; il fit aussi des essais avec le benzoate de soude, le chlorure de calcium, le chlorhydrate de quinine, le benzo-naphtol. Les expériences consistaient à remplir des ballons à fermentations avec du contenu stomacal frais, et à ajouter un % croissant d'antiseptique : dans de petits ballons fermés de 20 cmc., on met 15 cmc. de contenu gastrique fraîchement retiré. et 5 cmc. d'une solution de titre variable de l'antiseptique choisi ; deux autres ballons semblables reçoivent seulement 5 cmc. d'eau distillée ; tous les ballons sont mis à l'étuve à 37°. Les résultats ainsi obtenus sont très intéressants, et pourraient être obtenus en clinique. Il a remarqué d'abord que la solubilité du médicament dans l'eau légèrement chlorhydrique est une condition nécessaire à son action sur les fermentations. Ainsi les prépa-rations insolubles comme le benzonaphtol, le salol, lui donnèrent des résultats négatifs. Après avoir employé des doses croissantes de chaque substance il a dressé une échelle des principaux antiseptiques stomacaux d'après la dose minima suffisante à empêcher la fermentation :

Acide salicylique)	0,0025 %		Résorcine	0,25	%
Salicylate de soude)			Créosote	0,5	%
Benzoate de soude .	0,03	%	Acide borique, au-dessus de 1 %		
Saccharine	0,05	%	Eau chlorée. . . .	5	%
Phénol	0,1	%	Alcool.	5	%

Kuhn aurait obtenu quelques résultats chez ses malades en employant les plus actives de ces substances.

Plusieurs auteurs rapportent les expériences et les résultats de Kuhn, entre autres ,Wissel (1895), qui ajoute à la liste des antiseptiques précédents le sulfure de sodium, donnant d'assez bons résultats. le sous-nitrate de bismuth ; ce dernier, recommandé par Fleiner (1895), à la dose de 5 à 15 grammes diminuerait notablement la fermentation. Wissel n'aurait pas obtenu grand succès chez ses malades,

Nous-mêmes avons fait aussi quelques essais comparatifs avec les deux principaux antiseptiques reconnus par Kuhn. Nous avons employé des quantités de contenu stomacal variant de 90 à 150 cent. c. et des doses uniformes de 0 gr. 05 de l'antiseptique (*Obs. II, 1V, VII, IX, X, XI, XII, XIV, XV, XVII, XVIII*). Nous avons constaté le plus souvent une absence à peu près complète de dégagement gazeux. Néanmoins, dans certains cas (*Obs. XII*), cette dose, relativement élevée par rapport aux tableaux de Kuhn, n'a pas empêché complètement la fermentation gazeuse ; il est vrai qu'alors

la fermentation était intense dans les ballons témoins,
et il y avait une diminution notable du volume gazeux
par la présence de l'antiseptique. Une dose de 0 gr. 02
(*Obs. XII, essai n° 1*) a laissé dégager un volume gazeux
égal au tiers de celui du ballon témoin. Nous avons
constaté que ces deux antiseptiques avaient à peu près
le même pouvoir, et des essais comparatifs avec des
solutions d'HCl correspondant à 2 et même à 3 $^0/_{00}$ nous
ont montré l'activité plus grande du salicylate de
soude et de l'acide salicylique. Ceux-ci agissent donc,
sur le contenu stomacal où se produisent des fermentations, comme antiseptiques puissants mais d'après
nous à des doses un peu plus élevées que celles indiquées par Kuhn,

Les fermentations stomacales seraient donc défavo-
rablement influencées par les antiseptiques. Cependant
Bouveret fait à ce sujet quelques réserves. « Il est
probable, dit-il, que les fermentations ont plus de
ténacité dans l'estomac que dans un flacon à expérience
car, dans plusieurs cas où je les ai prescrits, je n'ai pas
constaté que le salicylate de soude et l'acide salicylique
aient notablement diminué la production des gaz pendant la période digestive. » Nous nous rangeons en
partie à cette opinion, car chez des malades qui prenaient
0 gr. 50 de salicylate de soude, les fermentations *in
vitro* du repas d'épreuve ou des vomissements n'étaient
pas sensiblement modifiées.

Examen critique. — Si le milieu stomacal complet, surtout par la présence de l'HCl, de la pepsine, de la salive, possède une action germicide, les troubles de sa composition deviendront favorables à la production des fermentations gazeuses. Cette même influence favorable est accordée à l'état des aliments grossiers, soumis à une mastication défectueuse, à l'abondance du mucus (?), à la quantité des agents fermentatifs, au brassage et à l'imbibition incomplets du contenu gastrique, à la stase stomacale.

Quelle est la valeur relative de toutes ces causes favorisantes ? Certaines d'entre elles ont-elles un rôle prépondérant ?

Les *ingesta* ont par eux-mêmes une importance secondaire ; à l'état normal les aliments constituent un bon terrain de développement pour les microorganismes et un milieu capable de fermenter ; mais toutes les autres conditions favorables étant absentes, la présence de substances fermentescibles en présence des germes normaux de l'estomac ne suffit pas pour produire des fermentations. Ce ne peut être qu'une cause adjuvante. Il en est de même de diverses autres conditions, alimentation trop abondante, grossière, mastication insuffisante. qui d'ailleurs ne pourraient par elles-mêmes déterminer que des fermentations très restreintes.

Les *microorganismes* sont, à l'état normal, en nombre suffisant pour provoquer des fermentations; mais il leur faut d'autres conditions pour se développer abondamment et présenter une activité fermentative plus grande. Parfois les ferments figurés sont très nombreux, apportés par exemple par certains aliments, et malgré cette circonstance, les fermentations sont nulles, la totalité de la masse alimentaire étant attaquée par les sucs digestifs, et chassée dans l'intestin avant que l'activité microbienne, gênée d'autre part, ait pu s'exercer.

Le *suc gastrique* et son *acide HCl* possèdent, *in vitro*, un pouvoir germicide assez considérable : l'acidité stomacale normale et l'hyperchlorhydrie empêcheraient donc le développement des germes et la production des fermentations. Par contre, une diminution du taux de l'acide HCl deviendrait une condition favorable, les ferments figurés contenus normalement dans l'estomac ne rencontrant qu'un obstacle moindre, parfois nul.

Mais il n'en est pas tout à fait ainsi, et la clinique montre l'existence de fermentations gazeuses très actives dans les estomacs hyperchlorhydriques aussi bien que dans ceux où l'acidité est inférieure à la normale. Et même les fermentations des albuminoïdes avec production de H_2S peuvent se faire en présence de l'acide HCl ; « la formation de H_2S est absolument indépendante de la présence de l'acide chlorhydrique » (Boas 1895). Dans nos observation V, VI, VII, nous avons constaté des fermentations gazeuses dans des estomacs hyperchlorhydriques.

L'HCl, même en quantité supérieure à la normale, n'est donc pas un obstacle aux fermentations gazeuses ;

Kuhn (1892) va même plus loin : d'après lui, « la formation de gaz se présente volontiers dans les maladies d'estomac, dans lesquelles l'acide HCl n'est pas diminué, mais plutôt augmenté ».

D'autre part, dans certains cas où la sécrétion gastrique est très diminuée et même à peu près complètement abolie, et où par conséquent les ferments figurés n'ont plus à subir l'atteinte de l'acide HCl, on constate une absence complète de fermentations. Notre observation VIII en est un exemple. De nombreux auteurs sont arrivés à conclure, comme Boas, que « malgré l'absence de l'acide HCl libre ou combiné, la fermentation des hydrocarbonés et des albuminoïdes peut faire totalement défaut ».

La diminution ou l'absence de la sécrétion du suc gastrique avec son acide, ne peuvent donc être regardées comme la cause principale favorisant la production des fermentations, et, avec Kaufmann, il faut restreindre beaucoup « l'idée de barrière stomacale, qui s'était implantée en bactériologie ».

De plus, les effets des modifications de la sécrétion et des troubles de la fonction chimique de l'estomac peuvent être atténués et presque annihilés par l'intégrité de la fonction motrice de l'organe. Il est en effet démontré, dit Klemperer (1888), que les aliments peuvent passer dans l'intestin et y être digérés sans avoir subi aucune transformation dans l'estomac. C'est la théorie de Bunge, appuyée sur les expériences de Ogata, les gastrectomies de Cerzy, etc. « Souvent on a l'impression que le défaut d'une fonction de l'estomac donne une suractivité à une autre, pour suppléer à ce défaut. Ainsi l'estomac qui a une action peptique amoindrie cherche à y suppléer en agitant son contenu avec plus de force et en le poussant rapidement dans l'intestin, qui, comme l'a montré von Noorden, entreprend de remplir en partie l'action peptique de l'estomac » (Riegel 1896). Ainsi donc la diminution de la sécrétion et de l'acidité, serait-elle même favorable à la production des fermentations, verrait cette influence amoindrie par le passage rapide du substratum fermentescible dans l'intestin.

Toutes les conditions dont nous avons étudié l'influence dans les pages précédentes sont donc incapables à elles seules de déterminer des fermentations stomacales; l'activité motrice s'y oppose, en agitant continuellement le contenu et en réglant la durée convenable de son séjour dans la cavité gastrique. Cette importance de la fonction motrice est bien indiquée par Kaufmann. « Nous avons, dit-il, dans l'eau courante et dans l'eau stagnante un exemple de la résistance qu'oppose l'agitation au développement des bactéries. On est autorisé à attribuer une semblable portée à l'existence des mouvements de l'estomac. On peut s'assurer que dans les estomacs où l'acide HCl est constamment absent, les fermentations n'existent pas malgré tout, aussitôt qu'on prend soin de réaliser une évacuation opportune des aliments dans l'intestin. Dans certains cas d'anacidité, la digestion des albuminoïdes s'effectue bien sans l'action antiseptique de l'HCl; de pareils cas se font remarquer par l'intégrité de la motilité stomacale; habituellemont même, on trouve, comme Cohn l'a récemment montré, une évacuation extraordinairement rapide. »

Par contre, l'insuffisance de la fonction motrice laissera intacte l'action de toutes les autres conditions favorisantes, si elles. existent. De plus, elle ajoutera son influence favorable particulière.

Mais, par elle-même, l'insuffisance motrice a un rôle prépondérant dans là production des fermentations. Elle a, en effet, comme conséquences, une insuffisance du brassage des aliments, et une insuffisance de l'évacuation.

Par suite du brassage insuffisant du contenu gastrique, la pénétration de celui-ci par la sécrétion normale sera très imparfaite, les transformations physiologiques incomplètes, et une partie de la masse alimentaire, dans une immobilité favorable, deviendra un excellent milieu de culture pour les microorganismes, qui y détermineront alors des fermentations.

Plus importante encore sera l'insuffisance de l'évacuation, la stagnation. L'accumulation des germes, l'accroissement de leur activité en présence de substances fermentescibles pendant un temps plus prolongé, donneront naissance à des fermentations intenses.

La rétention, due à une sténose du pylore, agit de la même façon; le contenu stomacal stagnant est le siège d'abondantes fermentations.

Souvent même ces deux conditions sont réunies, rétention par sténose et stagnation par insuffisance motrice, accentuant leur influence favorable.

La stase alimentaire dans la cavité stomacale est une cause suffisante à elle seule pour permettre le développement des microorganismes et la production des fermentations. Nous avons vu que celles-ci sont indépendantes du suc gastrique et de l'acide HCl; nous ne trouvons pas dans l'estomac d'autres causes capables d'atténuer les effets de la stagnation. Ce rôle prépondérant de la stagnation, liée le plus souvent à l'insuffisance de la motilité, est reconnu par la plupart des auteurs, Strauss résume les faits principaux qui le prouvent : 1° l'accumulation des ferments; une insuffisance motrice, même modérée, peut donner lieu au bout de quelque temps, à une quantité suffisante de ceux-ci; 2° l'influence sur la fermentation gazeuse du lavage stomacal, qui combat la stagnation ; 3° l'existence de fermentations abondantes quand l'estomac contient à jeun des restes alimentaires. Il conclut : « C'est donc dans la stagnation que nous avons trouvé la condition essentielle et déterminante de tous les processus de fermentations de l'estomac. » Von Noorden montre l'importance de la motilité par l'analyse des sulfoconjugués urinaires : ceux-ci ne sont pas augmentés, même après neutralisation de l'acidité gastrique, même chez les anachlorhydriques, si la motilité est conservée. Oppler (1895), analysant le contenu stomacal dans plusieurs cas de cancer avec ou

sans influence motrice, a constaté que, même en
l'absence d'HCl libre, il n'y a pas de fermentation si
la motricité est intacte; ce n'est que quand l'insuffisance motrice est provoquée qu'il y a formation
de gaz. Nous pouvons résumer la question avec
Riegel (1896) : « La condition la plus essentielle pour
la genèse de la fermentation gazeuse consiste toujours
dans la rétention de ferments organisés. Dans les conditions normales, un estomac n'en retient pas ou si peu
que l'essai de fermentation à l'étuve, continué pendant
plusieurs jours, a une issue négative, tandis que dans
des cas où sont réalisées les conditions de rétention, à
de très rares exceptions près, dans un temps plus ou
moins long, il y a formation gazeuse plus ou moins
abondante. »

La cause principale des fermentations secondaires
est donc la stase gastrique. L'état de l'estomac, dans
lequel les aliments restent stagnants, est constitué par
la dilatation vraie, plus ou moins prononcée, qu'il faut
distinguer de la distension passagère, de l'atonie,
d'une grande capacité de l'estomac. La dilatation est
« un état pathologique durable, que caractérisent tout
à la fois l'augmentation de volume, la diminution de
la tonicité et l'existence de la rétention (Bouveret). »
La distension passagère est toute différente. L'atonie
gastrique peut exister sans qu'il y ait dilatation, mais
celle-ci s'établit très rapidement comme conséquence
de la diminution de la tonicité. Enfin un estomac peut
être normalement très grand tout en ayant conservé

sa force motrice, et sans présenter de stase alimentaire (cas de Liebermann, 1 cas de Riegel, 1894).

La condition la plus favorable à la production de fermentations gazeuses réside donc dans la dilatation avec insuffisance motrice, stagnation. A elle seule cette condition est capable de les déterminer, et elle est suffisante, même quand la dilatation et les troubles de la motricité sont peu accentués ; c'est ainsi que Hoppe-Seyler, Kaufmann, Boas ont constaté la formation de gaz dans des cas d'ectasies bénignes. Quelquefois cependant, comme l'a montré Strauss, une faible dilatation sans altération sensible de la motilité, ne donne pas ou de très restreintes fermentations ; les expériences à l'étuve prolongées pendant quatre ou cinq jours ne montraient qu'un très faible dégagement gazeux.

Dans nos observations I, II, III, IV, VIII, XVI, XVIII, où on ne constatait pas de dilatation, les fermentations à l'étuve ont été nulles ou très faibles. Dans les autres cas nous avons obtenu une production gazeuse parfois très active.

Nous [résumons dans le tableau suivant toutes les conditions capables d'influencer la production des fermentations gastriques :

	a) Dilatation avec insuffisance motrice.	
A. Cause principale : Stagnation.	*b*) Sténose pylorique	avec insuffisance absolue.
		avec insuffisance relative.

Insuffisance du brassage des aliments (cause parallèle).

		Alimentation grossière.

B. Causes adjuvantes $\Big\{$
- Alimentation grossière.
- Alimentation abondante.
- Mastication imparfaite.
- Insalivation défectueuse.
- Apport considérable de germes.
- Nature et concentration du substratum.
- Abondance du mucus (?).
- Présence de la bile (?).
- Absorption et résorption stomacales troublées.

C. HCl ne s'oppose pas aux fermentations, sans d'ailleurs leur être favorable.

Direction de la fermentation. — Chaque espèce de fermentations, que nous avons étudiées précédemment, reconnaît un agent principal qui paraît produire la fermentation typique, tels sont la levure de bière, les B. lactique, butyrique, etc. Mais de nombreux microorganismes divers sont capables de déterminer les mêmes processus de transformations ; citons seulement le B. coli, que divers auteurs ont reconnu l'agent de fermentations stomacales, récemment encore Strauss (1896). Or on connaît la variété et l'abondance des espèces bactériennes que renferme souvent la cavité gastrique.

D'autre part un même microorganisme, sur des terrains nutritifs différents, peut développer une activité fermentative différente. Ainsi le *proteus vulgaris* dans les bouillons albuminés et non sucrés provoque la fermentation albumineuse, dans les liquides sucrés une fermentation acide.

Pourquoi, dans l'estomac, observe-t-on telles ou telles fermentations ? Une fermentation déterminée, avec production de gaz connus, se rencontre-t-elle dans tel ou tel cas particulier? Les ferments figurés sont-ils en relation spéciale avec les fermentations, et l'examen des premiers pourrait-il donner quelques indications sur la variété de celles-ci?

Kuhn ne pense pas, en raison de la variabilité et du nombre des espèces bactériennes contenues dans l'estomac, qu'on puisse retirer quelque avantage, pour l'appréciation clinique des processus de fermentations gazeuses,· de l'étude d'une telle flore bactérienne; cependant on peut espérer trouver en plus grande abondance et en pleine activité de développement les germes qui auraient pris une place prépondérante et provoqué une espèce de fermentation plus intense.

Recherchons les conditions favorables à chaque sorte de fermentations, des hydrocarbonés (alcoolique, acétique, lactique, butyrique) et des albuminoïdes (production de H^2S).

On a voulu subordonner la variété de la fermentation à la présence ou à l'absence de l'HCl gastrique. Ainsi la fermentation lactique, normale au début de la digestion physiologique, diminue, puis disparaît à mesure que HCl est formé; en clinique, l'acide lactique n'existe généralement dans l'estomac que dans les cas d'hypo ou d'anachlorhydrie. Cependant les expériences de Strauss l'amènent à conclure que la fermentation lactique ne se fait que dans un terrain légèrement acide. D'après A. Robin (1893), « il se trouve (et je vous en ai montré de nombreux exemples) que cet

acide (lactique) peut coexister avec l'acide HCl en
excès ». Rosenheim a affirmé, contre Ewald et Boas,
que l'acide lactique ne se trouve pas seulement dans
la première période, mais aussi pendant toute la durée
de la digestion même normale.

Nous retrouvons les mêmes contradictions à propos
des autres sortes de fermentations. A la suite de diverses
expériences et d'observations cliniques, il est admis
que la fermentation butyrique, qui accompagne
d'ailleurs presque toujours la fermentation lactique, se
produit de préférence dans les estomacs hypochlorhydriques, tandis que les fermentations alcoolique et
acétique se feraient plutôt lorsqu'il y a hypochlorhydrie. Rappelons, en effet, que Paschutin a reconnu la
fermentation butyrique entravée par l'acide HCl ; « le
suc gastrique, à son degré normal d'acidité, peut retarder beaucoup la fermentation butyrique, et même la
réduire à néant ». Bouveret est du même avis. D'autre
part, tous les auteurs sont unanimes à reconnaître que
la levure alcoolique est douée vis-à-vis de l'HCl d'une
force de résistance extrême, si bien qu'on a pu dire
que l'estomac, même avec une acidité exagérée, serait
pour elle une étuve. Enfin Cohn a montré que le mélange chlorhydropeptique favorise la fermentation
acétique.

En somme, la question paraissait simple : la fermentation butyrique, entravée par HCl, se produit dans
les cas d'hypo ou d'anachlorhydrie, les fermentations
alcoolique et acétique, non influencées par l'acidité

gastrique, se rencontrent dans les estomacs hyperchlorhydriques. Et, en effet, « les liquides gastriques
de l'anachlorhydrie ont ordinairement l'odeur butyrique, ceux de l'hypersécrétion l'odeur acétique »
(Bouveret).

Les conclusions de nombreux auteurs ne nous auto-
risent pas à accepter cette séparation bien nette. Boas
a montré que les fermentations sont indépendantes de
l'acide HCl. Contrairement à Williéme pour qui les
germes sont en général plus actifs dans un milieu
alcalin, Strauss soutient que les fermentations peuvent
être aussi intenses, quelle que soit la réaction du
milieu. Naught, après avoir constaté chez son
malade l'existence d'une fermentation butyrique dans
un milieu « non seulement très acide, mais acide par
l'HCl, l'un des plus puissants antiseptiques », s'étonne
de voir les traités classiques affirmer que la fermentation butyrique ne se produit qu'en milieu neutre ou
alcalin. Hoppe-Seyler a observé aussi des cas où la
fermentation butyrique ne fut pas empêchée par de
notables quantités d'acide HCl ; il se demande alors si
les différentes espèces de ferments butyriques sont
douées d'une résistance égale en présence de cet acide.
Pour ce qui est de la vitalité de la levure dans un
estomac hyperchlorydrique, Knaus a vu une solution
d'HCl à 0,02 % empêcher complètement la fermentation par ce microorganisme.

Il en est de même pour les processus de fermentations
des albuminoïdes. D'une part, la majorité des physio-

logistes et des chimistes prétendent que ceux-ci sont essentiellement liés à la réaction alcaline; d'après Kaufmann, les ferments qui détruisent les albuminoïdes sont moins résistants à l'acide du suc gastrique que ceux qui déterminent les fermentations des hydrocarbonés. D'autre part, Boas a observé dans l'ensemble des cas qu'il rapporte, une forte réaction acide; dans la plupart il a noté une teneur normale ou un peu plus élevée en HCl libre, et il ajoute : « la présence d'un aussi fort acide minéral n'empêche pas la décomposition des albuminoïdes. » Ce fait est confirmé par Zawadzki.

Ainsi donc la réaction du milieu stomacal, la présence ou l'absence de l'HCl du suc gastrique ne paraissent pas diriger la fermentation dans tel ou tel sens particulier. On trouve, en effet, des hypochlorhydries accompagnées de fermentations non butyriques, des hyperchlorhydries avec fermentations non acétiques. Pour confirmer cette conclusion, rappelons que les fermentations acétique et butyrique peuvent se produire simultanément (Schultzen et Wilson); Ewald et Ruppstein ont observé chez un malade, tantôt la fermentation alcoolique et acétique, tantôt la fermentation butyrique avec production d'H et de CO^2 ; « tantôt la fabrique de vinaigre, tantôt l'usine à gaz étaient en activité ». Dans nos observations VI et VII, les fermentations à l'étuve ont produit un dégagement gazeux assez abondant, dont la moitié et même plus (*Obs. VI*) était de l'hydrogène ; l'analyse du liquide après fermentation (*Obs. VII, essais 2 et 3*) nous a révélé l'existence de l'acide butyrique et de l'acide acétique. Dans deux cas de cancer de l'estomac (*Obs. XI, XII*), les liquides distillés, après la fermentation à l'étuve qui donnait une abondante production de gaz, contenaient de l'acide butyrique, de l'acide acétique et un peu d'alcool.

Il faut dès lors chercher une autre cause capable de nous expliquer pourquoi telle ou telle fermentation se produit. Il semble qu'on puisse la trouver dans la nature du milieu stomacal, en tant que terrain de culture et que substratum fermentescible. Cette idée est soutenue par le fait que le même microorganisme donne naissance à des fermentations différentes dans des milieux différents. Kuhn, en mélangeant diverses matières alimentaires avec un même contenu stomacal et une même bactérie, a obtenu des fermentations variées.

De plus, Schützenberger (cité par Chapuis 1880) a remarqué que les sucres qui subissent le plus facilement la fermentation alcoolique sont ceux qui se transforment le plus difficilement en acide lactique, et réciproquement. Ainsi le sucre de lait, qui se convertit facilement en acide lactique, subit très difficilement la fermentation alcoolique. La dulcite, la mannite, la sorbine, l'inosite, qui ne subissent pas la fermentation alcoolique, peuvent être attaquées par le ferment lactique.

A cette cause principale s'ajouteraient d'autres

conditions adjuvantes, telle l'espèce de bactéries présentes; mais, à moins que l'estomac ne se trouve envahi par une énorme quantité de ferments d'une même espèce, on y rencontre ordinairement les microorganismes de chaque sorte de fermentation, et tous peuvent se développer parallèlement. Néanmoins chacun d'eux, disent Gad et Heymans, présente un développement correspondant au milieu de culture qui est mis à sa disposition. Citons aussi, comme conditions secondaires, les associations microbiennes, la présence ou l'absence d'oxygène.

Autre cause adjuvante serait peut-être aussi la réaction du milieu : tel des ferments présents aura un développement plus actif que les voisins dans un terrain neutre, tel autre sur un milieu acide. Mais nous savons que ce microorganisme est capable de donner des fermentations variables avec la nature du milieu.

En somme, ces conditions adjuvantes favoriseraient le développement et l'action fermentative de certains agents figurés, et la nature du contenu gastrique déterminerait la variété de la fermentation.

Nous pouvons donc conclure que, dans l'estomac, telle ou telle fermentation anomale peut se produire, sans qu'il soit possible de déterminer exactement de quelle espèce elle sera dans tel cas particulier; la condition principale paraissant être la qualité du milieu fermentescible, elle peut être variable, comme celle-ci, dans un même cas.

§ VI. — Production du gaz inflammables

Diverses observations ont noté une propriété particulière que présentent, dans certains cas, les gaz des fermentations stomacales : ils sont inflammables et brûlent avec une flamme de coloration variable, tantôt pâle, tantôt jaunâtre ou bleue. La *Revue scientifique* du 12 février 1887 résume une de ces observations publiées dans le *Bristish médical Journal* (24 février 1886) : le gaz eructé s'était enflammé au contact d'une allumette que le malade approchait de sa bouche. D'autres sont citées dans les travaux de Kuhn, Hoppe-Seyler, Schultze, etc., dans le traité de Bouveret. Josat (1840) avait déjà signalé le fait.

Les observations sont dues à Heynsius, Waldenburg, Beatson, Carius-Friedreich, Popoff (1870), Schultze (1874), Ewald (1874), Pongsen (1879), Korach (1880), Naught (1890), Riegel(1892), Kuhn (1892).

Dans le cas de Friedreich, le mélange gazeux renfermait pour 100 :

$$CO_2 = 26,56 ; \quad H = 32,30 ; \quad CH_4 = 0,34 ; \quad O = 7,36 ; \quad Az = 33,44$$

Chez le malade de Popoff, les gaz avaient la composition suivante :

$$
\begin{array}{lrr}
CO_2 = & 12,8 & 16,7 \\
O \ = & 10,8 & 7,9 \\
H \ = & 32,3 & 46,0 \\
CH_4 = & 0,0 & 0,0 \\
Az \ = & 44,0 & 28,9 \\
\end{array}
$$

Schultze avait trouvé principalement H et CO_2 en quantités à peu près égales.

Ewald a reconnu, chez son malade, les proportions :

CO_2	H	CH_4	C_2H_4	O	Az
17,4	21,5	2,7	traces	11,9	46,4
20,5	20,5	10,7	0,2	6,8	41,3

Notons, en passant, que dans les cas de Popoff et d'Ewald, le contenu stomacal renfermait les acides acétique, butyrique et lactique.

Les analyses précédentes des gaz inflammables nous montrent une proportion notable d'H dans le mélange, et parfois des carbures d'hydrogène. L'inflammabilité des gaz paraît donc sous la dépendance de la fermentation butyrique, qui donne naissance à de l'hydrogène.

Les cas de Friedreich, Schultze, Popoff, Naught, Kuhn, ont été observés chez des estomacs hyperchlorhydriques avec forte dilatation. Riegel et Kuhn prétendent que dans les cas d'*hypersecretio continua ventriculi*, on pourrait trouver assez fréquemment des gaz inflammables.

Nous avons obtenu à l'étuve des gaz de fermentations inflammables, avec le contenu stomacal de trois malades *(Obs. VI, XIV, XV)*; le mélange gazeux abondant renfermait une forte proposition d'H ; CO_2 était en moindre quantité. Le premier malade était un hypersécréteur avec dilatation ; les deux autres étaient des albuminuriques présentant à leur entrée dans les salles un catarrhe aigu de l'estomac.

§ VII. — Production d'hydrogène sulfuré

Les fermentations des albuminoïdes, qui donnent naissance à de l'hydrogène sulfuré, s'observent moins fréquemment dans l'estomac que les fermentations des hydrocarbonés. Quelques rares observations de Senator (1868), Emminghaus (1872), Ewald (1872), Betz (1874), ont signalé la présence de H_2S dans la cavité gastrique. Notons que Chevillot avait déjà trouvé ce gaz dans l'estomac.

Hoppe-Seyler n'a jamais constaté l'odeur d'acide sulfhydrique dans les gaz des fermentations.

Nous-même avons cherché à déceler ce gaz par l'acétate de plomb dans tous nos essais de fermentations, et, même dans certains cas de gastrite aiguë avec éructations à odeur sulfhydrique, nous n'avons pu obtenir une seule fois la réaction.

Boas (1892) a recherché plus spécialement l'H_2S, et chez six malades il l'a retrouvé à diverses reprises ; il conclut que la formation d'hydrogène sulfuré dans l'estomac n'est pas rare ; d'après lui, ce gaz existerait fréquemment dans les ectasies, en dehors des catarrhes gastro-intestinaux aigus (Betz, Senator), et de la communication directe de l'estomac avec quelque partie de l'intestin (Emminghaus).

Zawadzki (1894) confirme ces données de Boas ; à la suite de quatre observations, il ajoute que la putréfaction albuminoïde dans l'estomac n'est pas une rareté.

Boas (1895) rapporte de nouveaux cas, et spécifie que la production d'H²S est très fréquente dans les ectasies bénignes. Ce gaz, dont la fermentation est absolument indépendante de la présence de l'acide HCl, manque presque toujours dans le contenu d'un estomac carcinomateux.

Tout récemment, Strauss (1896), dans un mémoire détaillé, étudie de plus près les conditions de production de H²S. Dans deux cas précédents, il avait isolé du contenu stomacal un bacille abondant, paraissant être le *coli commune*. Chez son malade, dont il rapporte l'observation, il a pu isoler et cultiver ce même *B. coli;* avec les cultures, il a obtenu un dégagement d'H²S dans les bouillons. Cette propriété a d'ailleurs été reconnue à d'autres microorganismes (Rubner, Petri et Maassen). Strauss a remarqué d'abord, dans l'estomac de son malade, l'antagonisme entre la production d'hydrogène sulfuré et la fermentation lactique ; à quelques jours d'intervalle, il ǀpouvait observer indifféremment l'une à l'exclusion de l'autre.

Il a noté surtout que la production d'H²S avait lieu quand le contenu stomacal était d'un poids spécifique assez bas (voir plus loin), c'est-à-dire ne renfermait pas de traces appréciables de sucre, ressemblant ainsi à une solution salée d'albumose ; celle-ci constitue en effet, d'après les études bactériologistes, le meilleur terrain pour la fonction putréfiante des bactéries. Se basant, d'autre part, sur les recherches de Hirschler (1886), d'après lequel la présence des hydrocarbonés empêche la décomposition putride des albuminoïdes, Strauss conclut que « la fermentation sulfhydrique se produit facilement dans l'estomac lorsqu'il y a peu ou pas d'hydrates de carbone saccharifiés ». Ce fait est d'ailleurs parallèle au phénomène que l'on observe dans les fruits : la moisissure se produit d'abord, puis la fermentation, et enfin, seulement quand tout le sucre est transformé par la fermentation, la putréfaction s'établit. Ainsi donc la cause de production de l'hydrogène sulfuré serait l'absence d'hydrocarbonés saccharifiés; sinon, il y aurait fermentation de ceux-ci.

Strauss explique avec cette idée les observations rapportées par Boas; d'après celui-ci ce sont les ectasies bénignes, avec sécrétion chlorhydrique non diminuée, qui présentent le plus fréquemment une production sulfhydrique. C'est dans ces cas en effet que le poids spécifique du contenu stomacal est le plus bas, c'est-à-dire que sa teneur en substances dextrogyres est moindre. La fermentation albuminoïde n'est alors nullement gênée par la fermentation des hydrocarbonés.

Néanmoins Strauss admet que la destruction des albuminoïdes peut se rencontrer en l'absence de l'acide HCl, par exemple dans les cas de cancer ulcéré, de catarrhe chronique, de dilatation avec anachlorhydrie.

§ VIII. — DANS QUELLES AFFECTIONS GASTRIQUES EXISTENT DES FERMENTATIONS ANOMALES

Nous avons vu que la dilatation avec insuffisance motrice, stagnation, rétention, réunit les principales conditions favorables à la production des fermentations : immobilité et séjour prolongé du contenu gastrique, élaboration digestive imparfaite des aliments, accumulation des germes, etc. Toutes les maladies de l'estomac dans lesquelles il existe de la dilatation, même légère, s'accompagneront donc de fermentations anomales. C'est pourquoi celles-ci se rencontrent fréquemment, la dilatation, à part certains cas où elle constitue une maladie bien définie, étant le plus souvent secondaire, symptomatique de presque toutes les affections stomacales. « Ce n'est pas une unité pathologique ; c'est l'aboutissant commun de lésions de divers ordres, de même que l'asystolie est l'aboutissant commun des maladies du cœur » (Mathieu, 1894). Pour A. [Robin (1896), « il n'est pas de maladie gastrique qui ne les (les fermentations) présente à titre de complications ».

Nous donnons, d'après le chapitre de Bouveret, un tableau des causes de la dilatation ; il nous indiquera

quelles sont les affections stomacales qui peuvent
s'accompagner de fermentations secondaires.

1° Sténose du pylore ou du duodénum

due à
- cancer,
- ulcère,
- cicatrices,
- malformations congénitales,
- hypertrophie simple,
- tumeurs et adhérences du voisinage,
- lithiase biliaire (*Thèse d'Alex*, 1896).

2° Affaiblissement de la tunique musculaire.

A. Paralysie des nerfs moteurs.
- dyspepsie nerveuse,
- atonie.

B. Relâchement des fibres musculaires.
- ectasie simple,
- surcharge alimentaire,
- hypersécrétion permanente,
- gastrite aiguë,
- gastrite chronique,
- cancer de la paroi,
- dégénérescence amyloïde de la paroi,
- affections générales (maladies chroniques, anémie, chlorose, tuberculose, cachexie syphilitique),
- affections d'autres organes (système nerveux, cœur, foie, reins, intestin; fièvre typhoïde).

Les observations des nombreux auteurs qui ont
étudié cette question des fermentations stomacales
ont trait à la plupart des affections relatées dans le
tableau précédent. Les malades que nous avons exa-
minés nous-même, et chez lesquels nous avons constaté des fermentations gazeuses, présentaient : hyper-

sécrétion, cancer des parois, sténose néoplasique du pylore, catarrhe aigu, tabes et tuberculose pulmonaire avec troubles gastriques.

§ IX. — SYMPTOMES ET EFFETS DES FERMENTATIONS ANOMALES ET DES GAZ PRODUITS

Les fermentations stomacales peuvent donc s'observer au cours de la plupart des affections gastriques et constituent à un certain moment un symptôme, ou mieux une complication de celles-ci. Leurs effets se joindront alors aux symptômes de la maladie première.

Nous avons déjà étudié (*chap. III*) les effets déterminés par la présence dans l'estomac des gaz anomaux en général. Nous nous occuperons spécialement ici des effets produits par les fermentations gazeuses.

On avait fait de ce processus pathologique une variété de dyspepsie, décrite un peu à part sous le nom de dyspepsie flatulente. Mais la plupart des maladies de l'estomac pouvant s'accompagner de fermentations anomales, de flatulences, cette dénomination est devenue trop restreinte ; nous avons vu que Bouveret l'a remplacée par l'expression syndrome dyspeptique flatulent. Nous allons en retracer rapidement l'allure clinique, d'après Bouveret (*Traité*) et A. Robin (1896, *Bulletin de thérapeutique*). Nous répétons que ces symptômes s'ajoutent à ceux de la maladie primitive, ce qui nous permet de dire que le syndrome dyspeptique flatulent peut être douloureux ou non, la douleur, si elle existe, devant être mise sur le compte de l'affection gastrique causale (accès gastralgiques de l'hypersécrétion, par exemple).

Pendant la période digestive, peu de temps après le repas, le malade éprouve une sensation de pesanteur avec somnolence, et parfois suivie de sommeil, ou bien avec lourdeur de tête, inaptitude physique et intellectuelle ; bientôt apparaissent, à la région épigastrique, des sensations pénibles de tension, de plénitude, de ballonnement, obligeant le malade à desserrer et même à quitter ses vêtements, et en effet l'estomac est quelquefois fortement distendu, tympanisé. Souvent il y a de l'accablement, de la prostration des forces, auxquels s'ajoutent un peu d'oppression, quelques palpitations, une légère accélération du cœur et de la respiration. Alors se montre la flatulence : les éructations, tantôt inodores, tantôt à odeur butyrique, acétique, ou fétide, sont plus ou moins fréquentes et abondantes ; elles apparaissent de bonne heure chez les hyposthéniques, seulement après deux heures chez les hypersthéniques. En même temps il y a des nausées, du pyrosis, des régurgitations plus ou moins acides suivant l'affection causale.

Parfois l'accès s'arrête à ce moment. D'autres fois, si les fermentations se prolongent, très intenses, les acides organiques de fermentations, en quantité abondante, produisent une irritation de la muqueuse gastrique, déterminant des sensations vives et douloureuses de brûlure ; en même temps se produisent des éructations incessantes et très abondantes. Ces phénomènes sont tardifs, vers quatre à cinq heures après le repas. Ils s'observent dans les cas plus prononcés, et la durée des accès se prolonge de plus en plus jusqu'à atteindre l'heure du repas suivant.

Dans certains cas, les symptômes pénibles consistent seulement, venant à la suite de ceux que l'on observe au début de la période digestive, en une oppression marquée, une dyspnée parfois extrême provoquée par un dégagement très abondant et très rapide de gaz de fermentations ; l'estomac est alors fortement distendu, et, au lieu de se développer du côté de l'abdomen, il refoule les organes thoraciques, provoquant ces accès de dyspnée, qui cessent par l'expulsion spontanée ou provoquée des gaz. M. Tournier, chef de clinique, nous a dit en avoir encore observé un cas tout récemment.

Les fermentations secondaires entraînent à leur suite une série de conséquences, d'effets dont un certain nombre peuvent être considérés comme de véritables complications d'une gravité relative.

Signalons rapidement la soif vive, les altérations du goût, le pyrosis, les régurgitations aigres ou putrides.

Les microorganismes, saprophytes ou pathogènes, introduits dans le tube digestif, ont toutes facilités pour se développer abondamment dans l'estomac dilaté avec fermentations, et passeront plus nombreux et plus actifs dans l'intestin. Or s'il est vrai que les

microorganismes peuvent traverser les parois intestinales pour envahir le torrent lymphatique et sanguin,
l'abondance des germes sera une cause favorisant la
production des processus morbides. On sait que ce
fait est exact pour la bactérie du charbon, les bacilles
de la tuberculose et de la fièvre typhoïde ; le choléra des
poules peut se transmettre par la voie digestive.
Nocard a prétendu que le chyle des animaux sains
contient des quantités énormes de bacilles. Par contre
Neisser (1896), après de nombreuses expériences
variées sur les animaux, conclut que le passage des
microbes est impossible à travers les parois intestinales
saines, et que dans un intestin gravement lésé mécaniquement, les microbes pathogènes peuvent rester
longtemps et en quantités prodigieuses, sans avoir un
retentissement nuisible sur la santé générale. L'intestin constituerait donc une barrière beaucoup plus
importante qu'on ne l'admet généralement, et. l'abondance des microorganismes stomacaux dans les cas de
fermentations ne doit pas faire craindre d'accidents
par ce procédé.

La présence dans l'estomac d'acides organiques
(lactique, butyrique, acétique, acides gras, etc.), résultats des fermentations, augmentent l'acidité du milieu
stomacal, et nuisent à la digestion ; en même temps
ils irritent la muqueuse et déterminent une réaction
inflammatoire pouvant aboutir à la gastrite chronique,

Ces mêmes acides organiques ont également sur
l'intestin une action irritante ; ils y provoquent une

sécrétion et un péristaltisme exagérés ; surviennent alors des crises diarrhéiques, des périodes de diarrhée entrecoupant la constipation ordinairement tenace des malades. Les selles sont liquides, ou pâteuses, acides, fétides, précédées et accompagnées de gaz également fétides. Ces phénomènes sont encore accrus par le fait que la masse du chyme, en pleine fermentation, trouve dans l'intestin un milieu très favorable aux microorganismes qu'il apporte, et on comprend l'intensité que revêtent les fermentations intestinales. Cependant Wasbutzki (1889) a constaté, dans les cas de chyme hyperacide, que cette hyperacidité soit le fait de l'acide lactique et butyrique ou de l'acide HCl, une diminution des sulfoconjugués urinaires ; il pense que l'hyperacidité par acides organiques aurait joué dans l'intestin le rôle antiseptique de l'acidité [chlorhydrique normale.

Outre les acides, il se produit dans la décomposition bactérienne des substances alimentaires, principalement des albuminoïdes, divers principes toxiques, des ptomaïnes, des alcaloïdes, qui absorbés à la surface de la muqueuse gastro-intestinale sont capables de déterminer des phenomènes d'auto-intoxication plus ou moins graves. « A l'état normal, il y a des microbes en quantité énorme dans le tube digestif. Il se peut donc que, à l'état normal, des alcaloïdes végétaux soient fabriqués dans l'intestin, résorbés, versés dans le sang, éliminés par l'urine. » (Bouchard). A l'état pathologique, ces mêmes processus se passeront dans l'estomac avec plus d'intensité, et on pourra voir survenir des troubles plus accentués, constituant un véritable empoisonnement analogue à celui de l'urémie. Bouchard a démontré que la toxicité de l'urine dépend, pour une part, de l'intensité des fermentations gastro-intestinales, et que la quantité et la qualité des alcaloïdes urinaires varient parallèlement à la quantité et à la qualité des alcaloïdes du tube digestif. Nous avons vu que les sulfocongués, forme d'élimination des composés aromatiques, augmentent lorsqu'il existe des fermentations stomacales.

Il faut donc conclure avec Bouchard à l'auto-intoxication d'origine stomacale, dans les cas de dilatation, fréquemment accompagnée de fermentations secondaires, auto-intoxication avec tous ses accidents nerveux, cutanés, rénaux, de la nutrition générale, etc. Ces accidents sont « si variés, si multiples, que leur énumération provoque de prime abord l'incrédulité » (Bouchard). Nous signalerons seulement le retentissement sur la nutrition générale, et la prédisposition, que celui-ci détermine, à un certain nombre de maladies, telles que la fièvre typhoïde, la chlorose, la tuberculose. Comby a fait de la dyspepsie et des phénomènes de fermentations dans un estomac dilaté une des causes du rachitisme, par action spéciale de l'acide lactique sur les tissus propres des os.

Certains accidents plus particuliers sont déterminés par le passage dans l'organisme de produits toxiques nés dans l'estomac, tels la tétanie, le vertige, l'épilepsie gastrique, le coma dyspeptique.

Ces divers produits, avant d'envahir l'organisme, doivent traverser le foie, dont une des principales fonctions est d'agir sur eux, de les transformer, de les détruire, ou de les retenir un certain temps. Mais de leur côté, ces poisons ont une action sur cet organe, et ils arrivent, par leur quantité et leur persistance, à déterminer des modifications de plus en plus marquées, pouvant devenir permanentes. Cette action des poisons digestifs sur le foie a été particulièrement étudiée par Hanot (1895). M. le professeur Teissier insiste aussi beaucoup sur ce point.

Boix, élève de Hanot, a fait, dans une thèse remarquable (Paris 1894), l'étude de ce qu'il appelle « le foie des dyspeptiques » ; de nombreuses expériences très concluantes viennent corroborer ses données cliniques et pathogéniques. Il reconnaît surtout deux lésions hépatiques : l'une passagère à répétitions, c'est la congestion, l'autre permanente est la « cirrhose dyspeptique ». La cause pathogénique principale de ces processus pathologiques réside dans l'action des acides organiques nés des fermentations stomacales, acides butyrique, lactique, valérianique, et surtout acide acétique.

Deguéret (thèse de Paris 1894), au même moment, et indépendamment de lui, arrivait à des conclusions semblables : « Les désordres gastro-intestinaux ont une influence considérable, sinon le rôle prépondérant, dans la pathogénie des cirrhoses du foie. Nul doute qu'il n'existe des cirrhoses liées à des troubles gastro-

intestinaux, aussi bien aux dyspepsies de fermentation qu'aux dyspepsies hypersthéniques avec hyperchlorhydrie ».

Du côté du rein, des phénomènes analogues peuvent
être observés, ainsi Gouget (1895), dans une revue
générale sur le rôle de l'auto-intoxication dans la
pathogénie des néphrites, donne une place à la néphrite
d'origine gastro-intestinale.

Cependant quelques auteurs, Roger (1888), Abelous
(1889), A. Mathieu (1895) pensent que le point de
départ de tous ces accidents serait l'intestin bien plutôt
que l'estomac, tout en reconnaissant à la dilatation
d'estomac un rôle important dans l'accroissement des
fermentations gastro-intestinales et de leurs produits
toxiques. Pour Abelous, le vrai théâtre de l'action des
microbes est l'intestin. A. Mathieu dit : « Je crois
beaucoup plus à l'intoxication d'origine intestinale
qu'à l'intoxication d'origine gastrique. » Nous devons
néanmoins admettre l'auto-intoxication stomacale
avec les nombreux troubles que nous venons d'étudier.

L'absorption des gaz de fermentations peut donner
lieu à des symptômes divers. Baumès citait déjà
plusieurs cas de Morgagni, où des accidents graves,
parfois mortels, étaient dus à ce que « ces gaz, dans
la circulation lymphathique et veineuse, absorbés en
grande quantité, ne sont pas dissous ni combinés aux
liquides. » Roger (1896), soutient que « les gaz s'absorbent facilement le long de la muqueuse gastrique...
si les fermentations s'exagèrent, la quantité de gaz

produite et absorbée augmente encore ; ces gaz s'éliminent par le poumon et la peau, et communiquent à l'haleine et à la sueur une odeur fétide particulière. » Ils peuvent aussi s'éliminer par l'urine. Tel est le cas classique de Senator, qui a trouvé H_2S dans l'urine de l'un de ses amis, atteint de catarrhe gastrique depuis deux jours, et qui présentait des symptômes d'intoxication, lypothymies, anxiété, obnubilation, etc.

Boas, au contraire, dans aucun des cas où il a constaté l'H_2S dans l'estomac, n'a trouvé ce gaz dans l'urine ni reconnu de symptômes d'intoxication ; d'après lui, l'empoisonnement par l'absorption des gaz est peu favorisée dans le tube digestif, car ceux-ci sont régulièrement rejetés par les renvois et les flatulences ; ce n'est que dans les cas où H_2S est très abondant (Betz, Senator, Emminghaus) qu'il y a possibilité de résorption dans le sang, puis d'élimination par l'urine ; ce gaz avait alors une autre origine que les fermentations.

Dans les observations de Zawadzki, malgré la présence d'une notable quantité d'H_2S, avec d'autres produits de putréfaction, l'urine n'a jamais contenu d'acide sulfhydrique : il n'y avait nuls symptômes d'intoxication ; l'auteur explique ce fait par la diminution de la résorption dans les estomacs pathologiques observés. Strauss n'a pas davantage observé d'empoisonnement, pas plus qu'il n'a retrouvé H_2S dans l'urine.

Les gaz de fermentations ont des effets directs plus

importants sur l'estomac lui-même : le dégagement gazeux, fréquemment répété et parfois extrêmement abondant, provoque une distension considérable de la cavité gastrique, et contribue ainsi à l'affaiblissement des tuniques musculaires et aux progrès de la dilatation. De plus, ces gaz constituent un milieu où l'oxygène est en moindre quantité, par conséquent plus favorable au développement du plus grand nombre des bactéries. On voit le cercle vicieux dans lequel tournent les phénomènes pathologiques : la dilatation avec insuffisance motrice, la stagnation sont le point de départ des fermentations anomales gazeuses ; celles-ci, par les produits formés, irritent la muqueuse tendant à la gastrite chronique et augmentent la dilatation et la stagnation, sources de nouvelles fermentations plus intenses. Aussi peut-on dire que la dilatation et les fermentations anomales aggravent la plupart des affections gastriques.

L'accumulation des gaz dans l'estomac peut provoquer des phénomènes déjà signalés *(Chapitre III):* palpitations, accélération du pouls, oppression, crises de dyspnée, etc.

Une grande dilatation, dont une des causes adjuvantes peut être les fermentations gazeuses, est capable de provoquer l'entéroptose : il y a d'abord abaissement total de l'estomac et du colon transverse, tiraillement de l'épiploon gastro-hépatique, puis abaissement du foie, du rein droit. Zasjadko (1889) signale un cas de dilatation énorme de l'estomac, avec gastroptose, par développement de gaz combustibles. A côté de ce fait, signalons le traitement de l'entéroptose par la levure de bière, essayé par Gunzbourg (*Münch. med. Wochenschrift* 7 juillet 1896) ; on détermine de cette façon un léger degré de tympanisme gastro-intestinal, dû à CO_2, celui-ci procure un grand soulagement, une sensation de bien-être, en fixant et immobilisant le tube intestinal, et en servant de soutien aux viscères qui ont tendance à se déplacer ; ce traitement, d'ailleurs contre-indiqué quand il y a une véritable ectasie gastrique, donnerait de bons résultats.

Pour terminer, avons-nous à signaler une action utile des gaz des fermentations ? Le CO_2, dégagé dans l'estomac par le bicarbonate de soude, exerce d'après les auteurs une action sédative sur la muqueuse gastrique et excite la tunique musculaire. L'acide carbonique dégagé dans les fermentations gastriques serait-il capable d'une même action ? Le fait est possible, mais les troubles accentués des fonctions gastriques masqueraient complètement cet effet.

§ X. — DÉDUCTIONS PRATIQUES

L'étude des fermentations stomacales nous a montré la valeur de la fonction motrice de cet organe. L'altération de la motilité paraît avoir plus d'importance que les troubles de la sécrétion ; en effet, le défaut d'activité sécrétante peut être supporté avec une bonne activité motrice, et atténué, voire même annihilé, par l'activité des fonctions intestinales ; quant à la motricité, « tous les troubles notables qu'elle subit portent atteinte à la nutrition » (Boas). Aussi Riegel (1896) juge nécessaire, dans tous les cas d'affection stomacale, d'examiner l'activité motrice aussi attentivement que l'activité de la sécrétion. Or divers procédés permettent de se rendre compte de l'état de la motilité gastrique. L'étude des fermentations anomales ne pourrait-elle être de quelque utilité pour nous renseigner sur ce point? Ne pourrait-elle fournir quelques indications pour le pronostic et pour le traitement? C'est l'avis de la plupart des auteurs qui se sont occupés de cette question dans les dernières années, Naunyn et Minkowski, Naught, [Kuhn, Hoppe-Seyler, Strauss, Wissel, Riegel, etc. Naught veut que l'étude des fermentations s'ajoute comme complément aux moyens diagnostiques déjà connus pour les maladies de l'estomac, et Riegel (1896) pratique couramment, à sa clinique, des essais de fermentations à l'étuve avec examen rapide des gaz dégagés.

Déductions diagnostiques. — L'insuffisance motrice et la stagnation sont la cause principale des fermentations stomacales ; donc lorsque celles-ci se produiront, on pourra supposer l'existence d'une insuffisance motrice. Les recherches récentes ont permis d'avancer beaucoup plus cette proposition, et de dire : il paraît y avoir un rapport déterminé entre le degré de l'insuffisance motrice et l'intensité des fermentations gazeuses, celles-ci pourront donner une mesure du degré de l'insuffisance. .

Or, nous pouvons avoir des données complètes sur les fermentations et sur leur intensité par l'examen bactériologique du contenu stomacal, par [la détermination des acides organiques, et par l'abondance et la nature des gaz engendrés.

A l'état normal, un certain nombre de microorganismes existent toujours, en quantité faible, dans la cavité gastrique ; quelques auteurs même admettent, avec Minkowski, qu'au summum de la digestion normale on n'en trouve pas ou presque pas. Les liquides de rétention, au contraire, dans les estomacs où existent des fermentations, renferment une quantité considérable de bactéries d'espèces diverses. Naunyn, le premier a utilisé l'examen microscopique pour diagnostiquer les fermentations. « Les fermentations pathologiques de l'estomac sont faciles à diagnostiquer par l'examen microscopique du contenu stomacal extrait par la pompe, c'est-à-dire par l'existence des ferments et des bactéries. » Et Minkowski, qui a développé les idées de son maître, dit : « Quand, au summum de la digestion, ou assez longtemps après l'ingestion des aliments, on trouve encore au microscope, dans le contenu stomacal, une grande quantité de germes, on peut conclure à la présence d'une fermentation maladive. » En pratique, il n'est pas difficile de séparer la quantité qu'on peut considérer comme pathologique, de la quantité normale ; il y a en effet accroissement considérable des microorganismes ; c'est leur masse qui constitue l'importance de l'examen, ou bien la prédominance d'une espèce déterminée.

On a voulu précisément reconnaître, par la prédominance de telle ou telle espèce, quelle variété de fermentation était produite, et présumer le diagnostic de la maladie. Mais on ne peut arriver qu'à des résultats douteux, chaque espèce bactérienne étant capable de provoquer des fermentations différentes. Cependant Schlesinger et Kaufmann ont trouvé abondamment, et en ont obtenu des cultures pures, les bacilles allongés que Oppler et Boas avaient rencontrés fréquemment dans le contenu d'estomacs cancéreux ; Kaufmann les a retrouvés dix-neuf fois sur vingt cas de carcinomes, et leur a reconnu la propriété de former abondamment de l'acide lactique avec les différentes espèces de sucres ; dans le vingtième cas, les bacilles manquaient, il n'y avait pas d'acide lactique. Il conclut alors à un parallélisme constant entre la présence abondante de ces longs bacilles, et la présence de grandes quantités d'acide lactique, et il ajoute que « si cette idée se confirme, on pourra remplacer la preuve chimique toujours compliquée de l'acide lactique dans le contenu stomacal par l'examen microscopique d'une goutte de contenu extrait ou vomi. » La présence de ces longs bacilles lactiques servirait au diagnostic du cancer gastrique. Mais d'autres ferments figurés peuvent engendrer de l'acide lactique dans un estomac carcinomateux (Rosenheim et Richter) et l'examen bactériologique ne pas montrer les longs bacilles en question. Cette recherche ne peut donc donner de résultats certains.

Nous n'insisterons pas sur la détermination dans le contenu stomacal des acides organiques ; leur constatation indique la variété de fermentation qui s'est produite, lactique, butyrique, acétique. Rappelons que de nombreux auteurs admettent que l'acide butyrique prend naissance dans les estomacs hypochlorhydriques, l'acide acétique au contraire se rencontre surtout chez les hyperchlorhydriques. C'est en effet ce qu'on observe fréquemment ; néanmoins l'une et l'autre de ces fermentations sont indépendantes de l'acidité, elles peuvent se rencontrer indifféremment en présence ou en l'absence de l'acide HCl. Nous ne ferons que rappeler également la valeur que Boas a attribuée à la présence constante de l'acide lactique pour le diagnostic du cancer de l'estomac (Pétouraud, thèse de Lyon, 1895).

L'examen des gaz produits par les fermentations, la vitesse de leur production, leur abondance, leur nature, leur inflammabilité peuvent aussi fournir quelques indications sur le fonctionnement de l'estomac malade. Cet examen difficile à réaliser sur les gaz provenant directement de la cavité gastrique, même avec le procédé de Hoppe-Seyler, est au contraire relativement simple et plus pratique lorsqu'on installe des tubes ou des ballons de fermentations à l'étuve, avec le contenu fraîchement retiré de l'estomac.

La nature du gaz est facilement reconnue ; la présence de H^2S indiquera la fermentation des albuminoïdes ; l'acide carbonique formant [la majorité du mélange gazeux, provient des fermentations alcooliques et acétique ; l'hydrogène est l'indice de la fermentation butyrique. D'ailleurs « il n'est guère besoin pratiquement, dit Riegel, d'une identification exacte des diverses espèces de gaz formés ».

On constatera aussi très simplement la combustibilité des gaz, révélant l'existence de l'hydrogène et probablement aussi de carbures d'hydrogène.

Cette manière de faire permet surtout d'observer la rapidité de production des gaz et d'évaluer leur abondance. La quantité par unité de temps, et la quantité totale des gaz dégagés par une quantité déterminée de contenu stomacal, indiqueront l'intensité des fermentations gastriques, et par suite renseigneront sur l'état de l'activité motrice de cet organe. On fait observer que les résultats positifs dans ces recherches doivent être acceptés avec plus de certitude que les résultats négatifs ; les essais à l'étuve pourraient quelquefois ne donner aucun résultat, malgré l'existence d'une dilatation et de la stagnation, pour diverses causes peu connues, par exemple si l'on opère peu après un lavage d'estomac ; aussi faut-il faire plusieurs essais de fermentations expérimentales, Néanmoins, une fermentation active indique toujours une insuffisance motrice, et la vitesse de la production gazeuse révèle les divers degrés de cette insuffisance.

Riegel résume ainsi ces données : « Pour le praticien, il suffit de savoir si le contenu stomacal fraîchement retiré contient des ferments en assez grande quantité et assez actifs pour produire une fermentation gazeuse dans le substratum fermentescible présent. Le rapport entre la masse de gaz formé et le temps nécessaire à sa formation donne un autre criterium pour l'estimation de la condition précédente. » D'après Naught, si en douze heures il n'y a pas de production gazeuse, on peut regarder comme certaine l'absence des conditions nécessaires à l'existence des fermentations de l'estomac. Nous avons vu que d'autres auteurs et nous-même portons à vingt-quatre heures la durée des expériences à l'étuve. La formation de gaz indiquera des fermentations stomacales d'autant plus actives que la quantité de gaz sera plus considérable et plus rapidement dégagée.

On pourra aussi, après la fermentation à l'étuve, faire l'examen des microorganismes et l'analyse des acides engendrés.

Il est possible, de cette façon, de se rendre compte de la marche des fermentations dans l'estomac et par suite d'être renseigné sur le degré de la dilatation et de l'insuffisance motrice de l'estomac exploré.

Dans un récent travail, Strauss (1896) a étudié le poids spécifique du contenu stomacal filtré. Il a constaté que le poids spécifique est d'autant plus élevé que le suc gastrique est plus mélangé de produits de la digestion ; à jeun, le poids spécifique de la sécrétion est de 1004 à 1006,5 ; après un repas d'épreuve, il est très variable et oscille entre 1010 et 1020. Mais lorsqu'il y a dans l'estomac de fortes fermentations, celles-ci détruisent et font disparaître une grande partie des matières sucrées, il y a alors diminution du poids spécifique qui se rapproche du poids spécifique de la sécrétion à jeun. Il conclut que si le poids spécifique est inférieur à 1010, il y a des fermentations gazeuses intra-stomacales ; il sera ainsi très facile de s'assúrer de l'existence de celles-ci. Cependant cette conclusion n'est pas absolue car dans l'hyperacidité. gastrique, le poids spécifique du contenu s'abaisse également.

Déductions pronostiques. — Elles découlent des précédentes. L'abondance extrême des ferments figurés, l'acidité forte par des acides organiques, les gaz produits rapidement et en grande quantité indiquent des troubles marqués de la fonction motrice, une dilatation prononcée, et par conséquent un pro-nostic mauvais. Au contraire, une formation gazeuse légère, après un temps prolongé, est l'indice du petit nombre des germes placés dans des conditions peu favorables, le pronostic sera meilleur.

Les mêmes facteurs serviront à suivre la marche de l'affection, l'amélioration ou l'aggravation de l'insuffi-sance, d'après les différences constatées expérimen-talement.

Déductions thérapeuthiques. — Connaissant [à la suite de cette étude, toutes les conditions favorables à la production des fermentations, on peut en tirer des conséquences par la direction du traitement : celui-ci devra viser directement toutes ces conditions.

Nous savons l'importance de l'insuffisance motrice et de la stagnation. L'indication principale est donc d'éloigner ou de combattre cette cause, et elle sera résolue grâce à divers procédés convenables que nous étudierons au chapitre VI.

Les agents fermentatifs eux-mêmes doivent être rendus inactifs ; on évitera leur pénétration abondante, on détruira ceux qui sont présents, ou on entravera leur développement.

L'analyse des produits, acides et gazeux, des fermentations en indiquant l'espèce de celles-ci, permettra d'instituer un régime où sera réduite la quantité des substances aux dépens desquelles se font les fermentations.

En résumé l'étude des fermentations gazeuses de l'estomac présente un certain intérêt ; elle permet de confirmer les renseignements donnés par les autres méthodes d'examen, et peut elle-même fournir quelques indications au point de vue du diagnostic, du pronostic, de l'évolution des maladies de l'estomac ; elle servira aussi à diriger un traitement rationnel un peu plus spécial dans certains cas.

§ XI. — Observations. — Résultat de nos essais de fermentations a l'étuve.

Nous ne rapportons aucune des nombreuses observations publiées, avec les résultats fournis par les fermentations *in vitro ;* nous avons longuement analysé. dans le courant] de ce chapitre, les mémoires, des auteurs allemands surtout, et discuté les conclusions auxquelles ils sont arrivés.

Nous donnons seulement ici les observations que nous avons recueillies, et qui nous ont permis de faire des essais de fermentations à l'étuve et d'étudier les produits engendrés, gazeux ou acides. Nous avons noté au cours de chaque observation les résultats obtenus dans ces essais.

OBSERVATION I (personnelle)

(Service de M. H. Mollière)

Ulcère guéri. — Hyperchlorhydrie. — Hypersécrétion. Crises aiguës d'hypersthénie gastrique. — Légère dilatation. — Pas de stagnation. — Fermentations nulles.

B..., Pierre, journalier. — Saint-Jean n° 23. — Entré le 7 mai 1896.

Aucun antécédent héréditaire.

Très bonne santé habituelle. A été chauffeur, dans une usine pendant vingt-quatre ans; buvait en moyenne quatre litres de vin par jour, un ou deux petits verres, parfois un verre d'absinthe. Fumait aussi beaucoup. Pituites. Nourriture assez bonne. Pas de nervosisme.

Il y a quatre ans survinrent quelques douleurs au creux épigastrique, et bientôt après plusieurs hématémèses successives, excessivement abondantes, dit le malade. Depuis lors, gêne, pesanteur, douleurs stomacales, parfois vives, survenant deux ou trois heures après les repas, et terminées fréquemment par un vomissement spontané ou provoqué.

Le malade fit deux séjours à l'hôpital Saint-Pothin d'où il sortit très-amélioré, presque guéri. Il continua à se soigner, diminua notablement la quantité d'alcool et de tabac ; il mangeait assez bien et de bon appétit, et put reprendre son travail. Il éprouvait néanmoins toujours un peu de pesanteur et quelques légères douleurs entre les repas.

Il y a six semaines, les mêmes troubles stomacaux reparurent ; brusquement, sans aucune cause, les douleurs devinrent très vives et le malade se mit à vomir abondamment et chaque jour ; pas d'hématémèses.

A son entrée (7 mai), le malade a un peu maigri et perdu ses forces ; facies pâle.

Appétit conservé ; le malade mange volontiers le régime ordinaire de l'hôpital, sans dégoût pour aucun aliment ; mais il restreint son alimentation pour éviter les symptômes pénibles qui suivent.

Pendant toute la matinée, le malade se sent assez bien. Mais, régulièrement deux ou trois heures après le repas de midi, sensations de gêne, pesanteur, puis brûlure, douleur très vive au creux épigastrique, avec irradiations dans toute la moitié gauche de l'abdomen, dans l'hypochondre gauche et à la région lombaire ; ces symptômes douloureux ont une durée variable, ordinairement jusqu'à l'apparition d'un vomissement spontané, parfois provoqué, qui met fin peu à peu à la crise ; ces vomissements de l'après-midi se présentaient assez souvent, mais n'étaient pas quotidiens.

Au repas du soir, le malade, malgré un bon appétit, mange ordinairement très-peu ; néanmoins, pendant la nuit, vers 11 heures, il est réveillé par des douleurs vives, et la crise se représente comme celle de la journée. Mais le malade insiste et dit que, depuis cette dernière atteinte de la maladie, les crises nocturnes sont plus intenses et se terminent régulièrement par un ou plusieurs vomissements assez abondants, le plus souvent spontanés.

Les vomissements sont alimentaires, produisent une légère brûlure derrière le sternum et au pharynx ; odeur non désagréable, aigrelette.

Quelques régurgitations peu acides. Eructations peu fréquentes, sans odeur.

Le malade a remarqué que l'ingestion d'un peu d'eau calmait pour un moment les douleurs ; n'a jamais essayé d'ingérer du lait, ni des aliments solides.

Soif vive.

Constipation marquée. Jamais de diarrhée passagère.

A l'examen de l'abdomen (peu après un vomissement), on trouve la paroi ni ballonnée, ni affaissée, souple. L'S iliaque est pleine de scybales.

La région épigastrique est légèrement douloureuse à la palpation, d'une façon diffuse ; pas de point où le doigt provoque une douleur très vive ; on ne sent pas de zone indurée. Pas d'ondes péristaltiques.

La sonorité stomacale remonte au cinquième espace intercostal et descend au niveau de l'ombilic ; l'hypochondre gauche est fortement tympanique.

Pas de clapotage, pas de succussion.

Autres organes normaux.

Urines un peu abondantes, pas d'albumine.

8 mai. — Repas d'épreuve (pain, eau).

Une heure après, on trouve les mêmes limites de l'estomac ; on obtient du clapotage limité et du bruit de succussion.

On retire alors 210 c. c. d'une bouillie assez épaisse, renfermant quelques débris d'aliments de la veille ; odeur non désagréable de vin nouveau fermenté.

L'analyse donne :

Réaction de Gunzbourg, très-positive
— vert brillant —
Acidité totale = 3,285 $^0/_{00}$
Acidité en HCl libre = 1,000 $^0/_{00}$
Réaction d'Uffelmann, négative

Essai de fermentation n° 1

100 c. c. du contenu non filtré sont mis à l'étuve.
Après 48 heures : bulles gazeuses.
Après 4 jours : 2 c. c. de gaz environ.
Pas d'H^2S.

9 mai. — Hier après le repas de midi, douleurs moins vives et vomissements presque nuls. Pendant la nuit, au contraire, douleurs vives et prolongées jusqu'au matin, plusieurs vomissements, peu abondants, n'ayant pas amené de soulagement ; bouillie liquide avec des débris d'aliments divers mais pas de viande ; 300 cent. c.

Essai de fermentation n° 2

Ballon *A.* — 125 c. c. vomissement non filtré,
— *B.* — 125 c. c. + glucose pur 1 gr.
Après 48 heures : en *A*, quelques bulles de gaz.
en *B*, 2 à 3 c. c.
Après 3 jours : en *A*, 1 c. c. 5 de gaz.
en *B*, 3 c. c. 8 (presque uniquement CO^2)
Pas d'H^2S.

On ordonne au malade : lait, eau alcaline gazeuse, régime ordinaire modéré, très peu de pain et de légumes.

10 mai. — Douleurs moins vives et très légers vomissements pendant la nuit. Ce matin, à jeun, léger clapotage ; on retire de l'estomac 120 c. c. de liquide un peu épais, gris verdâtre, renfermant très peu de résidus alimentaires, et donnant les réactions de Gunzbourg et du vert brillant.

11 mai. — Pendant la nuit, crise douloureuse intense, terminée par un vomissement (350 c. c.) liquide grisâtre, trouble, renfermant de nombreux grumeaux de lait et de fins débris de pain; odeur non désagréable de châtaigne cuite.

L'analyse d'une partie filtrée de ce liquide donne :

Réaction de Gunzbourg intense

— vert brillant très intense

— Uffelmann nulle

Acidité totale $= 3,175\ ^0/_{00}$

Acidité en HCl libre $= 0,94\ ^0/_{00}$

Essai de fermentation n° 3

Ballon *A.* — 150 c. c. vomissement non filtré

B. — 100 c. c. + petite quantité de levure.

	APRÈS 24 H.	APRÈS 48 H.	APRÈS 4 JOURS	APRÈS 5 JOURS
En *A*	pas de bulles gazeuses.	bulles.	bulles.	bulles (1 cent. $^1/_2$ environ.
En *B*	7 c. c. environ.	2 c. c.	2 c. c.	2 c. c.

Pas d'H^2S.

On ordonne au malade : bicarbonate de soude, 20 grammes par jour.

12 mai. — Douleurs sont survenues plus tard et ont été moins fortes; terminées par un vomissement de 250 cent. c., ayant les mêmes caractères qu'auparavant.

Essai de fermentation n° 4

100 c. c. non filtrés sont mis à l'étuve

Après 24 heures : bulles gazeuses (1 c. c., 5 environ).

Après 4 jours : volume de gaz dégagé reste le même.

20 mai. — Amélioration progressivement manifeste ; douleurs diminuent, vomissements moins fréquents et moins abondants ; le malade essaie de manger davantage.

L'analyse d'un vomissement filtré donne :

Réaction de Gunzbourg faible

— vert brillant intense

Acidité totale $= 2,44$ $^0/_{00}$

25 mai. — Amélioration persiste.

Repas d'épreuve (pain, viande, eau). On retire 220 c. c. d'une bouillie un peu épaisse, avec débris de pain et de viande. On trouve :

réaction de Gunzbourg faible

— vert brillant assez intense

— Uffelmann nulle

— biuret positive

Acidité totale $= 2,31$ $^0/_{00}$

Essai de fermentation n° 5

Ballon A. — 65 c. c. non filtrés

— B. — 65 c. c. $+$ petite quantité de levure

— C. — 65 c. c. $+$ glucose pur 1 gr.

Après 48 heures : en A en B en C
  20 c. c. 49 c. c. 33 c. c.

Le mélange gazeux était dans tous les ballons formé de CO_2 80 %, H 20 %, non inflammable. Il n'y avait pas d'H_2S.

1ᵉʳ juin. — Malgré les résultats précédents, qui doivent tenir à une cause extérieure inconnue, le malade est à peu près guéri ; il a repris ses forces, et mange le régime ordinaire des salles ; son poids, à l'entrée était de 66 kil., il est actuellement de 69 kil.

Le malade demande à quitter l'hôpital emportant du bicarbonate de soude.

9 juillet. — Le malade rentre à la salle Saint-Jean n° 6. Pendant tout le mois de juin l'amélioration s'est maintenue ; le malade avait repris son travail, il mangeait comme auparavant et avec un très bon appétit.

Il y a une huitaine de jours, après un travail pénible, douleurs et brûlures épigastriques, régurgitations acides, brûlantes ; le 4 juillet, vomissements. Le 6 juillet le malade souffrit de la chaleur et de la fatigue, et mangea à son repas de midi uniquement de la charcuterie. Deux heures après, douleurs gastriques excessives avec malaise général, persistant jusqu'au moment où un vomissement très abondant et très aigre mit fin à la crise, vers 4 ou 5 heures après midi.

Depuis, le malade présente les mêmes symptômes que lors de son premier séjour à l'Hôtel-Dieu.

Du côté de l'abdomen, on trouve la paroi souple, ni ballonnée, ni affaissée : douleur assez vive à la palpation de toute la région stomacale. Sonorité gastrique étendue et clapotage obtenu facilement jusqu'à l'ombilic.

11 juillet. — Repas d'épreuve (pain, viande, eau).

On retire difficilement (la sonde était bouchée par des fragments de viande) 80 c. c. de contenu, d'odeur aigre.

Dans le liquide filtré, on trouve :

> Réaction de Gunzbourg positive
>   —   vert brillant très positive
>   —   Uffelmann nulle
>   —   biuret positive

Acidité totale $= 3,431\ ^0/_{00}$
Acidité en HCl libre $= 1,095\ ^0/_{00}$

12 juillet. — Vomissement (300 c. c.) : bouillie renfermant des débris d'aliments variés, surtout pain et légumes ; odeur de vin nouveau fermenté.

Essai de fermentation n° 6

150 c. c. non filtrés sont mis à l'étuve.

Après 48 heures : quelques bulles gazeuses.

Après 4 jours : 3 c. c. 2 de gaz (presque uniquement CO_2)
Pas d'H_2S.

On donne au malade : lait, eau alcaline gazeuse, alimentation très réduite ; bicarbonate de soude 20 gr. par jour.

20 juillet. — Amélioration. Le malade recommence à manger davantage.

30 juillet. — Sort à peu près guéri.

OBSERVATION II (personnelle)

(Service de M. Humbert Mollière)

Hyperchlorhydrie. — Hypersécrétion très légère. — Très faible dilatation. — Pas de stagnation. — Fermentations nulles.

C... Jean, 31 ans, mécanicien, salle Saint-Jean n° 2, 3 juin 1896.

Pas d'antécédents héréditaires (sauf la mort de son père due à un cancer de l'estomac), ni personnels. Pas de nervosisme. Léger alcoolisme il y a cinq ou six ans. Marié ; se nourrit assez bien ; avait l'habitude de manger vite ; dentition bonne.

Début de la maladie il y a quatre ans, dans le cours d'une période de vingt-huit jours : douleurs d'estomac très vives, survenant après le repas, sans vomissement ; amaigrissement. Après un mois ou deux, amélioration progressive ; néammoins C... a présenté les mêmes symptômes, moins marqués, presque continuellement jusqu'à son entrée à l'Hôtel-Dieu.

Actuellement le malade ressent trois ou quatre heures après les repas des douleurs localisées à la région épigastrisque ; sensations de pesanteur, brûlure, qui persistent une heure ou deux, s'accompagnent de régurgitations acides, et finissent par disparaître sans jamais déterminer de vomissements. Les douleurs gastriques se présentent presque uniquement après le repas du milieu du jour: n'existent pas dans la nuit. Le malade dit éprouver un soulagement après l'ingestion des aliments. Jamais d'hématémèse.

Langue bonne. — Appétit conservé. — Pas de soif vive.

Légère constipation. — Pas d'alternatives de constipation et de diarrhée.

La paroi abdominale souple ne présente pas de voussure de la région stomacale. La sonorité gastrique descend à un travers de doigt au-dessous de l'ombilic ; jusqu'à ce niveau, on détermine très facilement peu après l'ingestion des aliments un fort bruit de clapotage, que provoque d'ailleurs un simple mouvement du malade, le fait de s'asseoir sur son lit ou de se coucher. Toute la région est légèrement sensible à la pression, mais en aucun point on ne réveille de douleur vive, pas plus qu'on ne constate de zone endurcie. Pas de contractions péristaltiques.

Urine en quantité normale, sans albumine.

L'état général du malade est assez bon, néanmoins un peu de pâleur de la face, léger amaigrissement.

Deux ou trois jours après l'entrée du malade, on lui donne un repas d'épreuve avec pain, viande, eau. La pompe gastrique retire une heure après, 4 c. c. d'une bouillie grisâtre, beaucoup de liquide, qui filtre assez rapidement.

Dans le liquide filtré, clair, on trouve les réactions :

Gunzburg = positif ;

Vert brillant = très positif ;

Acidité totale = 3,285 $^0/_{00}$;

Acidité en HCl libre = 1,27 $^0/_{00}$;

Pas d'acide lactique :

Réaction du biuret donne une teinte rose.

Avec la bouillie stomacale non filtrée nous avons disposé deux expériences : '

Essai n° 1. — *A.* — 100 c. c. de contenu mis à l'étuve.

B. — 100 c. c, de contenu avec addition de salicylate de soude 0 gr. 05.

Après 48 heures nous n'avons obtenu de gaz dans aucun ballon.

7 juin. — A jeun, clapotage stomacal léger.

On retire avec la pompe 90 c. c. d'un liquide trouble, dans lequel on constate :

Gunzburg = positif;

Vert brillant = positif ;

Acidité totale = 1,68 $^{0}/_{00}$;

Pas d'acide lactique.

On ordonne : Bicarbonate de soude 15 gr. par jour ; lait ; régime un peu restreint, surtout pour les boissons.]

16 juin. — Amélioration notable : douleurs moins intenses et de durée moins longue ; malade mange à peu près le régime ordinaire. La limite inférieure de l'estomac reste toujours la même ; clapotage et succussion obtenus presque toujours.

A partir d'aujourd'hui on fait des lavages de. l'estomac avec bicarbonate de soude, le matin à jeun, deux fois par semaine.

1er juillet. — Symptômes subjectifs sont presque nuls maintenant. Mais la dilatation reste la même, avec clapotage et succussion faciles.

Ce matin à jeun, pompage gastrique ; 60 cent. c. de liquide verdâtre, donnant les réactions :

Gunzburg = positif ;

Vert brillant = positif ;

Acidité totale = 1,27 $^0/_{00}$;

Pas d'acide lactique.

Le malade fait lui-même des lavages d'estomac, trois par semaine. Généralement les lavages à jeun ne retirent aucune substance alimentaire stagnante.

6 juillet. — Le malade se plaint ces jours-ci d'un gargouillement stomacal intense se produisant au moindre mouvement.

Ce matin, repas d'épreuve (pain, viande, eau.) Une heure après, clapotage très marqué, limité au niveau de l'ombilic. Pompage gastrique retire 320 c. c. d'une bouillie grisâtre très liquide.

Dans le liquide filtré :

Gunzburg = positif ;

Vert brillant = très positif ;

Acidité totale = 2,9 $^0/_{00}$;

Acidité en HCl libre = 0,7 $^0/_{00}$;

Réaction du biuret positive ;

Uffelmann = négatif.

Essai de fermentation n° 2 avec contenu stomacal non filtré : 100 c. c. dans un ballon à l'étuve n'ont donné lieu après vingt-quatre heures à aucun dégagement gazeux.

10 juillet. — Malgré la présence de HCl en quantité un peu supérieure à la normale, et surtout la présence de HCl à jeun dans l'estomac, le malade se sent très amélioré, a repris ses forces et ses couleurs, mange assez bien et n'eprouve que de très légers symptômes pénibles.

Il veut quitter l'hôpital, emportant avec lui du bicarbonate de soude, et un tube de Faucher pour faire des lavages.

OBSERVATION III (personnelle).

Service de M. H. Mollière.

*Ulcère de l'estomac guéri. — Hyperchlorhydrie. — Pas de
dilatation. — Fermentations gazeuses nulles*

V..., Jean, 34 ans, cultivateur, entré le 27 mai 1896, salle
Saint-Jean, n° 27.

Pas d'antécédents héréditaires ni personnels.

. Bonne santé habituelle. Légers excès alcooliques au régiment. Fumait beaucoup. Nourriture habituelle convenable,
non grossière ; le malade avait un assez fort appétit, sans
être gros mangeur. Pas de nervosisme.

En juin 1895, assez brusquement, douleurs assez vives à
la région épigastrique, suivies de vomissements alimentaires.
Les douleurs, à point de départ gastrique, s'irradiaient dans
l'abdomen, les reins, le dos, survenaient une heure et demie
à deux heures après les repas, duraient plusieurs heures,
momentanément calmées par l'ingestion de lait, d'eau
sucrée, d'aliments ; régurgitations aigres, acides ; brûlure
derrière le sternum ; éructations rares. Les crises étaient
parfois terminées par des vomissements alimentaires qui
brûlaient le gosier et agaçaient les dents. L'appétit était
conservé. Constipation. Très rarement, légère crise nocturne.

Quelques mois après le début, le malade eut deux ou trois
vomissements de sang rutilant, survenant à la fin d'une
journée où les douleurs avaient été plus intenses, et les
vomissements abondants et plus pénibles.

Le malade fut soumis au régime lacté, et depuis ce moment
il se surveilla, ne faisant aucun excès, ne buvant plus,
fumant moins.

Vers la fin de 1895, amélioration, qui lui permit de reprendre son travail.

Il raconte qu'il y a trois semaines, il eut à manier de la chaux hydraulique, et qu'il en aurait avalé des poussières. Aussitôt les douleurs stomacales reparurent, puis les vomissements ; et le malade entra à l'Hôtel-Dieu.

Actuellement l'état général est assez bon ; le malade dit avoir un peu maigri ; il est grand, encore gros et bien musclé. Facies a légèrement pâli.

Il se plaint uniquement de douleurs stomacales provoquées par l'ingestion des aliments. Le matin, à jeun, il est calme. Après le repas du milieu du jour, il éprouve bientôt de la gêne, de la pesanteur, avec somnolence ; puis une heure et demie ou deux heures après, douleurs vives au creux épigastrique avec irradiations, dans le dos, surtout vers la région dorsale inférieure ; aigreurs, brûlure au gosier ; quelques éructations; enfin, assez souvent vomissements acides. Les crises douloureuses sont moins fréquentes et moins vives après le repas du soir.

Le malade a conservé un fort appétit, mais réduit la quantité de ses aliments, surtout le soir, pour éviter les douleurs. Langue un peu blanchâtre.

Pas d'exagération de la soif.

Constipation opiniâtre.

La paroi abdominale est assez souple. La région épigastrique ne présente rien d'anormal ; à la palpation, on provoque une douleur assez vive au creux épigastrique, mais on ne constate pas de zone indurée ; l'estomac paraît avoir ses limites normales, clapotage limité et bruit de succussion (le malade avait ingéré quelque aliment peu auparavant).

Les autres organes son normaux.

Urines en quantité normale, sans albumine.

28 mai. — Repas d'épreuve (pain, viande, eau).

Pompage gastrique, retire facilement 300 cm. c. d'une bouillie liquide tenant en suspension surtout des débris de pain, et des débris de viande en moindre quantité. L'analyse donne :

> Réaction de Gunzbourg   positive.
> »   vert brillant   très intense.
> »   Uffelmann   nulle.

Acidité totale $= 3{,}467 \ ^0/_{00}$.

Acidité en HCl libre $= 1{,}38 \ ^0/_{00}$.

Essai de fermentation n° 1

Ballon A : 90 c. c. de bouillie non filtrée.

— B : 90 c. c. $+$ petite quantité de levure.

— C : 90 c. c. $+$ glucose pur 1 gr.

Après 24 heures, pas de dégagement gazeux ; quelques bulles seulement en B.

Après 48 heures : en A, et en C, pas de gaz.

en B, 10 c. c. de gaz presque exclusivement du CO^2.

Traitement : lait, 2 litres 1/2 ; bicarbonate de soude, 15 gr. lavements quotidiens.

2 juin. — Etat stationnaire. Ces jours-ci le malade était altéré (température extérieure assez élevée), et buvait abondamment.

Aujourd'hui vomissement abondant (1.500 c. c.), très liquide, avec des grumeaux de lait ; odeur aigre, non désagréable. Cette abondance de liquide explique peut-être l'acidité peu élevée du vomissement ; les réactions de l'HCl sont faibles, l'acidité totale est de $1{,}8 \ ^0/_{00}$; la réaction d'Uffelmann donne une teinte sale tirant un peu sur le jaune.

Essai de fermentation n° 2

On emploie la partie la plus épaisse des matières vomies.

Ballon A : 150 c. c.

P. Vauthey.   14

Ballon B : 100 c. c. $+$ levure de bière lavée (que nous a donnée M. Martz).

— C : 100 c. c. $+$ glucose 1 gr.

Après 24 heures : A et C, ne renferment pas de gaz.

en B, quelques c. c.

Après 48 heures :

En A : 5 cent. c. de gaz	En B : 26 cent. c. de gaz	En C : 7 cent c. de gaz
CO^2 ⎰ parties égales. H ⎱	$CO^2 = 21$ cent. c. 3 H $= 4$ cent. c. 7	Presque uniquement du CO^2
Pas d'H²S	Pas d'H²S	

Les bouillies de A et B, après fermentation, sont filtrées : on a un liquide citrin, à odeur de beurre rance nette, et donnant une réaction d'Uffelmann faible.

9 juin. — Amélioration. Douleurs moins vives. Plus de vomissements. Le malade mange, avec appétit, des œufs, de la viande, un peu de pain. Constipation persiste.

Le malade prend toujours du lait (2 litres) et du bicarbonate de soude.

25 juin. — Amélioration s'accentue peu à peu.

Repas d'épreuve (pain, eau). On retire 200 c. c. de bouillie liquide, renfermant 60 c. c. environ de débris de pain. L'analyse donne :

Réaction de Gunzbourg très positive.

— vert brillant —

— Uffelmann nulle.

Acidité totale $= 2,445$ $^0/_{00}$

Acidité par HCl libre $= 0,91$ $^0/_{00}$

Essai de fermentation n° 3

130 c. c. de bouillie non filtrée sont mis à l'étuve.

Après 48 heures pas de dégagement gazeux.

Après 3 jours —

Amélioration continue. Le malade demande à quitter l'hôpital.

OBSERVATION IV (1)

Recueillie par notre collègue Regaud, interne des hôpitaux

Ulcère de l'estomac guéri (voisin du pylore). — Hyper-
chlorhydrie. — Rétrécissement relatif du pylore. —
Légère rétention. — Pas de dilatation ni d'insuffisance
motrice. — Fermentations à peu près nulles.

P..., Pierre, 19 ans, cultivateur. Sainte-Marguerite, n° 2.
Entré le 10 mai 1896.

Pas d'antécédents héréditaires.

Bonne santé jusqu'à 16 ans. A partir de cette époque,
douleurs d'estomac, et peu après vomissements alimentaires.

Il y a quatorze mois, au matin, sans cause provocatrice,
vomissement abondant de sang noirâtre. N'a pas eu d'autre
hématémèse.

On ne trouve aucune cause à sa maladie.

A son entrée : état général bon ; léger amaigrissement.

Eprouve des douleurs, en général peu intenses et suppor-
tables, parfois très violentes, dans le quadrant supérieur droit
de l'abdomen et dans la région lombaire, irradiées dans le
dos et vers les épaules ; surviennent deux à trois heures
après le repas de midi ; rarement la [nuit, car le malade
fait un repas restreint le soir ; pas de douleurs à jeun.

Le malade a ordinairement tous les jours un vomissement
survenant à la suite de la crise douloureuse, c'est-à-dire
trois ou quatre heures après le repas de midi ; rarement
vomissement nocturne ; les vomissements sont abondants,
composés de matières alimentaires, aigres, agaçant les
dents.

(1) Due à l'obligeance de M. Bouveret, médecin des hôpitaux, à qui
nous adressons nos remerciements.

Constipation.

Urines peu abondantes et foncées.

A l'examen, ventre souple ; un point douloureux au dessous du rebord costal droit, entre l'hypochondre et l'ombilic. Limite supérieure de l'estomac est à la cinqnième côte, limite inférieure, à deux travers de doigt au-dessus de l'ombilic. Ctapotage et succussion faciles. Pas de mouvements péristaltiques.

Le malade n'a pas vomi depuis trois jours.

A la visite du matin, pompage gastrique retire une quantité abondante de matières parmi lesquelles du pain et des pruneaux mangés vingt-quatre heures avant ; odeur aigrelette de vin nouveau fermenté ; Gunzbourg positif ; vert brillant positif.

14 mai. — A jeun on retire 150 cent. c. de contenu gastrique, contenant un sédiment en majeure partie formé de pain ; pas de trace de viande, bien que le malade en ait mangé la veille.

Insufflation : estomac abaissé, dilaté ; pylore est très continent, il est ou paraît fixé dans la région de la vésicule biliaire.

On ordonne 12 gr. de bicarbonate de soude.

22 mai. — Pas de vomissements depuis le 15 mai.

Amélioration subjective.

Tous les matins, à jeun, clapotage net, et on retire une certaine quantité de contenu gastrique renfermant quelques résidus alimentaires.

3 juin. — Depuis plusieurs jours l'amélioration passagère a fait place à une période de douleurs et de vomissements presque quotidiens, à odeur de vin nouveau fermenté.

8 juin. — Vomissement : liquide vineux abondant (1 litre) renfermant de nombreux débris de pain et quelques autres résidus alimentaires (légumes, pruneaux); même odeur.

On ordonne un lavage d'estomac tous les matins, le malade étant à jeun depuis la veille au soir.

15 juin. — Amélioration manifeste.

Le malade mange avec assez bon appétit le régime ordinaire de l'hôpital, en s'abstenant un peu de légumes.

M. Bouveret songeait à une intervention chirurgicale, quand le malade demande son exeat.

M. Bouveret nous ayant autorisé à suivre le malade, nous avons pu faire quelques essais de fermentation à l'étuve.

Nous avons utilisé le vomissement du 8 juin, et deux contenus stomacaux retirés à jeun avant les lavages des 11 et 13 juin.

Essai de fermentation n° 1 : vomissement du 8 juin.

L'analyse du liquide filtré donnait les résultats suivants :

> Réaction de Gunzbourg = intense ;
> Réaction vert brillant = intense ;
> Acidité totale = 3,28 $^0/_{00}$;
> Acidité en HCl libre = 1,27 $^0/_{00}$;
> Réaction d'Uffelmann = négative ;
> Réaction du biuret = positive ;

Nous avons disposé les essais suivants :

Ballon *A*. — 150 cent. c. de vomissements non filtré.

   — *B*. — 150 c. c. + guclose pur 1 gr.

   — *C*. — 150 c. c. + ac. salicylique 0 gr. 05

   — *D*. — 150 c. c. + salicylat de soude 0 gr. 05

   — *E*. — 120 c. c. + HCl (2 c. c. 4 de la solution à 1/10 correspondant à HCl 2 $^0/_{00}$.

   — *F*. — 120 c. c. + HCl (3 c. c. 6 de la solution à 1/10 correspondant à HCl 3/$^0_{00}$.

Après vingt-quatre heures : quelques bulles de gaz.

Après quarante-huit heures :

| A et B, 1 cent. 1/2 gaz.
$\left.\begin{array}{l}CO^2 \\ H\end{array}\right\}$ parties égales. | C et D. quelques bulles | E et F 1/2 cent. c. environ. |

La bouillie fermentée de A et B a une odeur aigrelette non désagréable. L'acidité totale, après filtration, est voisine de 4 $^0/_{00}$; la réaction d'Uffelmann n'est pas nette.

Liquide filtré et distillé ne renferme pas d'acide butyrique, ni d'acide acétique.

La réaction de Vitali est positive (alcool).

Essai n° 2. — Le 11 juin, pompage gastrique à jeun : 110 c. c. de liquide rosé avec un sédiment formé de débris de pain, légumes, fruits.

On filtre 20 c. c. dans lesquels on trouve :

> Gunzbourg positif
> Vert brillant très positif
> Acidité totale $= 1,825$ $^0/_{00}$;
> Biuret $=$ nul.

90 c. c. de contenu non filtré sont mis à l'étuve.

Après 24 heures : 1/2 c. c. de gaz.

Après 48 heures : 1/2 c. c. de gaz.

Essai n° 3. — Le 13 juin, pompage gastrique à jeun : 130 c. c. de liquide avec une grande abondance de débris de pain, légumes, pruneaux ; odeur marquée de vin nouveau fermenté, ou rappelant l'odeur de châtaignes cuites.

100 c. c. non filtrés ne donnent pas de dégagement gazeux même après quarante-huit heures de séjour à l'étuve.

OBSERVATION V (personnelle)

(Service de M. J. Drivon)

Hypersécrétion intermittente — Dilatation — Faible sta-
gnation. — Fermentations de moyenne intensité.

R..., Antoine, 45 ans, journalier. Saint-Bruno, n° 1. Entré
le 20 février 1896.

Pas d'antécédents héréditaires.

Bonne santé habituelle, séjour de quatre ans en Afrique,
sans excès alcooliques ; pas d'impaludisme.

Nourriture convenable.

En 1893 le malade prit à son compte un établissement
de marchand de vin-comptoir, et fut obligé dès lors de
boire ; pendant un certain temps sa moyenne était, par
jour, de 4 verres d'absinthe, 2 ou 3 verres de cognac,
1 litre 1/2 de vin Il attribue sa maladie au vin, qui était
falsifié, avait mauvais goût et laissait un dépôt noirâtre
très épais. A ce moment aussi le malade mangeait beaucoup.

Un an environ après cette époque, les repas provoquaient
du ballonnement, une sensation de constriction épigastrique et plusieurs renvois consécutifs sans goût ni odeur ;
entre les repas, sensation de pesanteur, digestion pénible,
envies de dormir.

Trois mois plus tard, apparurent des douleurs stomacales
avec irradiations entre les épaules, régurgitations aigres,
acides ; la ceinture du pantalon ne pouvait être tolérée ;
l'ingestion de quelque aliment apportait un soulagement
momentané ; appétit était conservé ; soif assez marquée ;
quelques alternatives de constipation et de diarrhée.

Après des périodes d'amélioration, les mêmes symptômes
reparaissaient et semblaient plus marqués.

Plus tard les douleurs d'estomac devinrent plus vives la nuit, quelquefois terminées par un peu de diarrhée, puis survinrent les vomissements (novembre 1895) qui mettaient fin aux douleurs.

Le malade quitta alors sa profession, s'abstint d'alcool et d'absinthe, et prit du bicarbonate de soude (6 à 7 gr. par jour).

Actuellement : amaigrissement marqué (poids actuel 58 kil., poids il y a deux ans et demi 75 kil.) ; facies pâle.

Appétit conservé ; le malade mange tout avec plaisir, ne boit qu'à ses repas pendant la journée, mais est altéré pendant la nuit.

Langue bonne, dentition convenable.

Le malade dit éprouver à peu près continuellement une sensation de gêne, de pesanteur stomacale.

Une heure ou deux après le repas du milieu du jour, ces sensations deviennent plus pénibles, avec ballonnement, parfois brûlure et douleur épigastriques ; peu d'aigreurs ; éructations assez fréquentes, parfois à goût et odeur infects ; pas de gaz par l'anus ; ces phénomènes persistent trois, quatre et même cinq heures.

Le soir, les mêmes symptômes reparaissent: deux ou trois heures après son coucher, le malade est réveillé par des douleurs assez vives dans toute la région préstomacale, avec éructations abondantes, quelques régurgitations acides. Depuis quelque temps, les symptômes sont plus marqués pendant la nuit, surtout les douleurs.

Celles-ci sont ordinairement calmées par le bicarbonate de soude. Le malade n'a jamais essayé d'ingérer des aliments ou des boissons quelconques.

Parfois les crises douloureuses se terminent par un vomissement, le plus souvent provoqué ; les vomissements spontanés sont assez rares. Ces vomissements sont très-abondants, 1 ou 2 litres au dire du malade, alimentaires, renfermant

surtout des débris de pain ; acides, brûlaient le gosier. N'a
jamais vomi de sang.

Constipation habituelle. Rarement diarrhée mettant fin
à la crise nocturne. Jamais de melœna.

Le malade raconte que de temps en temps il avait remarqué des exacerbations assez vives : les symptômes, au lieu
de s'atténuer après trois ou quatre heures, persistaient après
24 et 36 heures, et ne cessaient qu'après un vomissement
abondant ordinairement provoqué.

A l'examen : paroi abdominale souple, ordinairement peu
ballonnée. Estomac dilaté, a sa limite inférieure à deux tra-
versde doigt au dessous de l'ombilic. On perçoit facilement du
clapotage dans la zone très étendue de l'estomac. Succussion
hippocratique. Pas d'ondes péristaltiques.

Rien aux autres organes.

Urine normale, sans albumine,

On ordonne : lait, alimentation ordinaire très modérée
12 gr. de bi-carbonate de soude.

23 *février*. — A jeun, clapotage et succussion.

Pompage gastrique ramène 120 c. c. d'un liquide trouble,
un peu teinté en vert avec des débris alimentaires, et donnant les réactions de Gunzbourg et du vert brillant.

25 *février*. — Repas d'épreuve (pain et eau). — On retire
250 gr. de contenu stomacal constitué par un liquide gris
sale, renfermant des débris de pain.

L'analyse donne les réactions :

> Papier de toursenol : positive (pelure d'oignon)
> Gunzbourg : positive.
> Vert brillant : très-positive.
> Acidité totale $= 3,2\ ^0/_0$
> Uffelmann : liqueur prend une vague teinte jaune.
> Réaction du biuret positive.

24 *mars*. — Jusqu'à ce jour, amélioration légère ; le

malade a eu seulement quelques crises douloureuses suivies de vomissements alimentaires.

On ordonne quelques lavages d'estomac.

15 mars. — A jeun, l'estomac n'est pas distendu ; la sonorité donne les mêmes limites qu'au début ; clapotage difficile à obtenir. Paroi abdominale souple.

Pompage gastrique ramène 50 c. c. d'un liquide café au lait, tenant en suspension quelques débris alimentaires, surtout de pain ; odeur aigrelette faible.

On fait un lavage, qui ramène au début un liquide trouble avec quelques résidus alimentaires

21 mars. — Repas d'épreuve (pain et eau). On retire 150 c. c. de bouillie, dont l'acidité totale et 3, $1^0/_{00}$.—

Essai de fermentation n° 1

100 c. c. non filtrés sont mis à l'étuve.

Après 48 heures bulles gazeuses,

Après quatre jours $= 28$ c. c. de gaz.

$Co^2 = 23$ c. c. 4

$H = 4$ c. c. 6.

Pas d'$H^2 S$.

10 mai. — Depuis un mois et demi, le malade a présenté une période d'accalmie, pendant laquelle il s'était mis à manger davantage ; les troubles stomacaux ont été bien diminués, les douleurs presque nulles, pas de vomissements.

Mais les symptômes ont repris de l'intensité depuis quelques jours : douleurs plus vives, surtout pendant la nuit, et le matin, soif assez intense, constipation ; vomissements reparaissent, très abondants, et presque complètement liquides. Le malade s'abstient de manger beaucoup malgré l'intégrité de son appétit, mais il boit abondamment.

20 mai. — Mêmes symptômes intenses.

Aujourd'hui vomissement très abondant (3 litres environ) en plusieurs fois, presque uniquement liquide, avec des résidus alimentaires peu abondants, non reconnaissables. En raison de cette abondance de liquides ingérés, l'acidité est faible : le tournesol donne une teinte rouge pâle : l'acidité totale est représentée par 0, 98 $^0/_{00}$.

Essai de fermentation n° 2.

On prend la partie inférieure, renfermant les résidus solides du vomissement versé dans un flacon allongé.

Ballon *A*, 100 c. c. de cette bouillie, à l'étuve.

   » *B*, 100 c. c. + glucose pur 1 gr.

Après 24 heures, on obtient :

En *A*, 23 c. c. de gaz.	En *B*, 56 c. c. de gaz.
CO_2 = 21 c. c., soit 91 %	CO_2 = 52 c. c. 5, soit 94 %
H = 2 c. c., soit 9 %	H = 3 c. c. 5, soit 6 %
Pas d'H_2S.	Pas d'H_2S.
Mélange non inflammable.	Non inflammable.

La bouillie après fermentation a été filtrée puis distillée ; le liquide obtenu a une odeur butyrique non franche ; la réaction de l'acide acétique est de même peu nette.

On remet le malade au lait et aux lavages.

26 mai. — Amélioration légère ; le malade souffre et vomit moins.

Recommence à manger.

30 mai. — Amélioration persiste. Le malade demande à quitter l'hôpital.

OBSERVATION VI (personnelle)
(Service de M. le Dr Drivon)

Hématémèse il y a trois ans. — Hyperchlorhydrie. — Légère hypersécrétion. — Dilation et stagnation. — Fermentations moyennes.

D..., Victor, 47 ans, journalier salle, Saint-Bruno n° 30. Entré le 8 août 1895.

Père alcoolique mort. Mère morte d'une maladie d'estomac.

Bonne santé habituelle. Travaux pénibles. Nourriture suffisante.

Alcoolisme : jusque vers l'âge de 35 ans, en moyenne un litre et demi de vin et trois ou quatre petits verres avec des journées de neuf ou dix petits verres et quelques absinthes.

A ce moment, l'ingestion un peu excessive de boissons provoquait, pendant un jour ou deux, des sensations de pesanteur et de tension épigastrique, des vertiges, de l'anorexie, et le plus ordinairement le malade avait un vomissement abondant, jaunâtre, presque uniquement liquide. Peu à peu ces symptômes se sont aggravés : douleurs épigastriques plus fréquentes, plus vives, survenant souvent après les repas, et terminées par des vomissements alimentaires ; le malade a, dès lors, réduit beaucoup la quantité de ses boissons.

Il y a trois ans, à l'hôpital de Saint-Chamond, vomissement de sang rouge liquide, abondant, survenu à la suite d'un vomissement alimentaire. Plus tard le malade eut un vomissement de liquide « noir comme de l'encre », plus abondant encore, avec melœna.

Depuis ce moment, le malade accuse des douleurs stomacales vives, quelques heures après le repas, suivies de vomissements alimentaires. Appétit diminué. Constipation.

Amaigrissement ; perte des forces ; facies terreux ; fatigue générale ; léger œdème malléolaire transitoire.

Le malade insiste sur l'aggravation continuelle de sa maladie depuis sept ans, sans aucune période de rémission.

A son entrée (8 août 1895), on fit un repas d'épreuve, et l'analyse avait donné :

Réaction de Gunzbourg intense

—   vert brillant très intense

Acidité totale   = 3,723 $^o/_{oo}$

Acidité en CHl libre = 1,095 $^o/_{oo}$

Erythro-dextrine (par réaction d'iode iodurée)

Pendant les quelques mois qui suivirent, l'état est resté stationnaire. Puis il s'est amélioré peu à peu (lait, alimentation modérée, bicarbonate de soude), si bien qu'en mars 1896, nous constatons : appétit revenu, le malade, tout en prenant du lait, mange le régime de l'hôpital ; après les repas, pendant une heure environ, un peu de gêne, de serrement à l'épigastre, rarement de douleur, quelques éructations, régurgitations aigres peu fréquentes ; vomissements très rares, alimentaires, pas très abondants, revenant surtout la nuit ; pas d'hématémèses. Facies pâles, un peu terreux. Embonpoint n'est pas revenu. Toujours un peu de constipation.

Paroi abdominale souple, non tendue. Palpation légèrement douloureuse au creux épigastrique. Tympanisme stomacal descend au-dessous de l'ombilic (2 doigts). Clapotage.

24 mars 1896. — Repas d'épreuve (pain, eau).

Pompage retire 130 c. c. de contenu gastrique grisâtre, renfermant abondamment des débris de pain finement divisés. Séparation en trois couches. L'analyse donne :

Réaction de Gunzbourg positive.

— vert brillant très positive

— Uffelmann négative

Acidité totale $= 2,95 \ ^0/_{00}$

Essai de fermentation n°1

100 c. c. non filtrés sont mis à l'étuve.

Après 24 heures : 62 c. c. de gaz dégagés

$CO^2 = 29$ c. c.

Le résidu s'enflamme à l'air avec une petite détonation brève $(H \text{ et } CH^4)$.

Pas d'H^2S.

25 mars. — A jeun : région épigastrique un peu affaissée, estomac ne se dessine pas à la paroi ; sonorité se perçoit au-dessous de l'ombilic ; clapotage.

L'insufflation distend l'estomac, surtout du côté du grand cul-de-sac, et reporte sa limite inférieure à trois travers de doigt au dessous de l'ombilic.

Pompage gastrique retire 150 c. c. de liquide trouble, tenant en suspension des débris de pain (mie et croûte) ; odeur non désagréable de châtaignes cuites. Le liquide filtré, incolore, donne les réactions de Gunzbourg et du vert brillant ; son acidité est de 2,4 ; pas d'acide lactique.

Avril. — L'état est à peu près stationnaire, le malade accuse toujours quelques symptômes pénibles après les repas, ne vomit presque plus ; il mange avec un peu d'appétit.

11 avril. — A jeun l'exploration de la région stomacale et l'insufflation ne révèlent aucun phénomène particulier ; on constate toujours une dilatation peu prononcée, et du clapotage.

Pompage gastrique retire facilement 120 c. c. de liquide trouble, un peu verdâtre, avec de fins résidus alimentaires (pain, pas de viande), renfermant de l'HCl libre et combiné, pas d'acide lactique ; son acidité totale est 1, 71 $^0/_{00}$.

Essai de fermentation n° 2.

90 c. c. non filtrés sont mis à l'étuve.

Après 24 h. : gaz dégagés = 43 c. c.

CO^2 = 20 c. c. 5.

Pas d'$H^2 S$.

Résidu s'enflamme à l'air avec détonation brève.

(H + CH^4).

15 avril. — Repas d'épreuve (pain, eau).

Pompage gastrique retire 80 cent. c. d'une bouillie assez claire, formée principalement de mie de pain ; on y trouve quelques débris de pruneaux mangés la veille ; odeur de châtaignes cuites.

Le liquide filtré, clair et limpide, donne :

Réaction de Gunzbourg positive.

   »   vert brillant très positive.

   »   Uffelmann négative.

   »   biuret très faible.

Acidité totale $= 2, 40$ $^0/_{00}$.

Acidité en HCl libre $= 1, 095$ $^0/_{00}$.

A partir de ce moment, le malade se met à manger comme ses voisins, et le mois suivant il part en convalescence à Sainte-Eugénie.

OBSERVATION VII (personnelle)

(Service de M. H. Mollière)

Hyperchlorhydrie. — Hypersécrétion. — Enorme dilatation. — Stagnation. — Fermentations fortes.

D..., Joséphine, 35 ans, ménagère. Sainte-Marie, n° 6. Entrée le 22 juillet 1896.

Pas d'antécédents héréditaires.

Personnellement, rhumatisme articulaire aigu à l'âge de 13 ans. Se dit très nerveuse ; pas de crises. A porté un corset à 17 ans, sans se serrer. Nourriture bonne ; boit ordinairement très peu.

Il y a deux ans, a la suite de forts ennuis de famille, les repas étaient suivis de sensation de pesanteur, ballonnement, puis douleur épigastrique, irradiée aux hypochondres, aux lombes, à la région précordiale ; une heure ou deux après, vomissements acides, déterminant une brûlure derrière le sternum et au pharynx ; alimentaires, parfois mélangés de bile. Pendant un mois, les phénomènes aigus persistèrent, puis la malade eut des périodes d'accalmie et de crises nouvelles.

A la suite de nouveaux ennuis, il y a quatre mois, un écart de régime ramena les douleurs et les vomissements, constants depuis ce moment, avec perte d'appétit, soif vive, alternatives de diarrhée et constipation, amaigrissement et perte des forces ; vomissements alimentaires très abondants. La malade dit n'avoir jamais vomi de sang ; cependant quelques jours avant son entrée à l'hôpital, elle eut quelques vomissements alimentaires, teintés en gris noirâtre.

Actuellement la malade vomit à peu près tout ce qu'elle absorbe : son appétit est diminué, néanmoins elle restreint son alimentation depuis quelque temps, et mange à des heures irrégulières. Peu après, pesanteur extrême et douleurs vives dans toute la région épigastrique, sensation de brûlure, éructations nombreuses d'odeur infecte ; après un temps variable. mais régulièrement, vomissement alimentaire, laissant une brûlure à l'épigastre, derrière le sternum et au pharynx ; la malade vomit plusieurs fois en 24 heures, le jour et la nuit. Conservation de la bonne humeur. Soif vive, surtout après les vomissements.

Alternatives de diarrhée et de constipation.

Facies pâle, non jaune paille. Langue bonne. Dentition assez bonne. Amaigrissement marqué, perte des forces.

Depuis quelques jours, très léger œdème malléolaire le soir.

Paroi abdominale flasque, très amaigrie.

Estomac distendu, fait saillie à la paroi et dessine son contour ; il est très volumineux, limite inférieure à 4 c.c. ou 5 travers de doigt au-dessous de l'ombilic. On ne sent absolument rien du côté du pylore, en aucun point d'ailleurs. Pas de péristaltisme. Palpation épigastrique légèrement douloureuse : toute la région abdominale est également sensible à la palpation. Clapotage intense, succussion.

Foie un peu gros ; bord inférieur au niveau des fausses côtes est un peu douloureux à la pression.

On sent assez facilement à travers la paroi abdominale émaciée le rein droit légèrement abaissé, non mobile, et douloureux à la palpation.

Rien aux poumons.

Cœur : 1er bruit un peu prolongé. La malade dit avoir parfois des palpitations.

Malade nerveuse ; jamais de crises ; anesthésie pharyngée et conjonctivale : quelques troubles de sensibilité peu nets.

Urines sans albumine.

23 juillet. — N'a pas mangé hier soir, et n'a pas vomi pendant la nuit.

Repas d'épreuve (pain et eau). Une heure après, on retire facilement 500 cent. c. d'une bouillie grisâtre, odeur de châtaignes cuites, très liquide, avec d'abondants débris de pain et de pruneaux mangés la veille.

Après le pompage, la paroi abdominale est affaissée et l'estomac non distendu ne fait pas saillie à la paroi. La limite inférieure est au même niveau qu'hier. On obtient encore du clapotage et de la succussion.

Analyse du contenu stomacal filtré :

Réaction de Gunzbourg ; positive.
  » vert brillant : très positive.
  » Uffelmann : nulle.
  » biuret : positive.

Acidité totale = 3.28 $^0/_{00}$.

Acidité en HCl libre = 1,27 $^0/_{00}$.

Essai de fermentation n° 1

100 c. c. du contenu non filtré sont mis à l'étuve.

Après 3 jours : 58 c c. de gaz dont CO^2 = 51 c. c.

Pas d'H^2S.

Non inflammable.

On ordonne : lait 2 litres. Bicarbonate dè soude 10 gr.

P. Vauthey.   15

25 juillet. — Douleurs soulagées par le bicarbonate. Vomissements un peu moins fréquents.

26 juillet.— La malade a pris, au repas de midi, le régime de l'hôpital ; deux heures après, pesanteur, tiraillement, douleur, régurgitations aigres, éructations aigres, parfois d'odeur infecte ; ces phénomènes ont augmenté d'intensité jusqu'au soir, et à ce moment, l'ingestion d'une tasse de bouillon a été bientôt suivie d'un vomissement aigre et mauvais, de 500 cm. c., avec de nombreux débris d'aliments. L'analyse a donné :

Réaction de Gunzbourg = très faible.

»   vert brillant = positive.

»   Uffelmann = négative.

»   biuret = positive.

Acidité totale = 2,82 $^0/_{00}$.

Essai de fermentation n° 2.

Ballon A 100 cm. c. de matières vomies non filtrées.

» B 100 cm. c. + salicylate de soude 0 gr. 05 !

» C 100 cm. c. + HCl (2 cm. c. de la solution au 1/10.

Après 24 h. en A 30 cm. c. de gaz dont $\left\{\begin{array}{l} CO_2 \ 19 \ \text{c. c.} \\ \text{pas d'}H_2S. \\ \text{non inflammable.} \end{array}\right.$

»   » en B quelques bulles

»   » en C 8 cent. c.

Liquide de A, filtré après fermentation, donné :

Uffelmann = 0.

Acidité totale = 4 cm. c. 4.

Liquide avant et après fermentation (ballon A), filtré, puis distillé :

Avant : Odeur faible de beurre rance.

»   Réaction de l'acide acétique très faible.

»   »   Vitali nulle.

Après : Odeur aigre et rance.

»   Réaction de l'acide acétique positive.

»   »   Vitali positive.

»   »   avec chlorure de calcium, n'est pas nette.

On ordonne : régime lacté (3 litres de lait) ; salycilate de soude 0,50 centigrammes.

29 juillet. — Ce matin, à jeun, abdomen et estomac affaissés ; sonorité gastrique très étendue, très léger clapotage, succussion faible. L'insufflation distend l'estomac qui occupe à peu près tout l'abdomen jusqu'à un travers de doigt du pubis.

On retire par la pompe 200 cm. c., et on fait un lavage abondant, avec du bicarbonate de soude, qui ne ramène pas de débris alimentaires,

Contenu stomacal retiré par pompage est liquide, grisâtre, d'odeur fade, un peu filant. Il filtre lentement. L'analyse donne :

Réaction de Gunzbourg   = positive.
»   vert brillant = très positive.
»   Uffelmann   = négative.
»   biuret   = nulle.
· Acidité totale   = 1,56 $^o/_{oo}$.

31 juillet. — Soulagement à la suite du lavage.

Ce matin, à jeun, on retire 60 cm. c. de liquide sale, donnant les réactions d'HCl et d'une acidité de 1,25 $^o/_{oo}$.

Nouveau lavage d'estomac.

5 août. — On n'avait pas fait de lavage. Vomissements ont reparu depuis avant-hier. Ce matin, pompage gastrique et lavage. On a retiré de l'estomac 140 cm. c. d'un liquide verdâtre avec quelques grumeaux de lait. Les vomissements sont assez abondants, liquides avec de nombreux fragments de lait caillé.

L'analyse donne :

Pour le liquide de vomisse-
ment :
Odeur de beurre rance.
Gunzbourg réaction nulle.
Vert brillant　»　faible.
Uffelmann　»　positive.
Acidité totale = 3,83 $^0/_{00}$.

Pour le liquide retiré à jeun :

Odeur fade.
Gunzbourg réaction très faible
Vert brillant　»　positive.
Uffelmann　»　nulle.
Acidité totale = 1,022 $^0/_{00}$.

Essai de fermentation n° 3.

150 cm. c. des matières vomies (principalement grumeaux de lait).

Après 24 h. 100 cm. c. de gaz dont
$$\begin{cases} CO^2 = 56 \text{ cm. c.} \\ \text{pas d'}H^2S. \\ \text{non inflammable.} \end{cases}$$

Après fermentation, la bouillie filtrée donne la réaction de l'acide lactique ; après distillation, le liquide présente :

Odeur de beurre rance (réaction de l'odeur d'ananas semble positive).

Réaction de l'acide acétique = très faible.

　»　　Vitali = coloration bleue sur les bords seulement du liquide.

On ordonne des lavages tous les deux jours.

11 août.— La malade, sé trouvant mieux, a voulu manger un peu. Depuis deux jours, vomissements reparaissent, renfermant de nombreux débris alimentaires.

12 août. — Repas d'épreuve (pain et eau). On retire 120 cm. c. de contenu, dans lequel on note :

Réaction de Gunzbourg. = positive.
　»　　vert brillant = positive.
　»　　Uffelmann　= peut-être légère.
　»　　biuret　　= positive.
Acidité totale. = 2,08 $^0/_{00}$.

1er septembre. — Etat à peu près stationnaire ; de temps en temps douleurs vives suivies de vomissements.

2 septembre. — Ce matin, vomissement (300 cm. c.) liquide avec peu de débris alimentaires.

Essai de fermentation n° 4.

Ballon A = 100 cm. c. non filtrés.

»   B = 100 cm. c. + salicylate de soude 0 gr. 05

Après 48 h. en A = 35 cm. c. de gaz dont CO_2 = 31 cm. c.

» en B = 1 cm. c. 1/2 environ.

15 septembre. — Etat stationnaire : vomissements à intervalles irréguliers, à une certaine distance des lavages gastriques qui sont suivis d'un soulagement marqué.

La malade demande à quitter l'hôpital.

OBSERVATION VIII (personnelle)

Service de M. Drivon

Nervosisme. — Hypochlorhydrie. — Gastrite chronique. Pas de dilatation ni stagnation. Pas de fermentations.

Pl..., François, 41 ans, charron. Salle Saint-Bruno n° 8. Entré le 25 octobre 1895.

Sa mère est très nerveuse, mais n'a jamais pris de crises; assez fréquemment, sensation de pression intense à l'épigastre avec étouffement. Quatre frères et une sœur nerveux, très vifs, emportés.

Personnellement, nervosisme marqué, jamais de crises. Pas d'alcoolisme. Variole à l'âge de 15 ans. Ictère (durée = 4 mois) à 21 ans. En 1886, dothiénentérie (antipyrine et lavements froids). Il y a six ans, affection pulmonaire aiguë, depuis laquelle le malade a toussé un peu tous les hivers; pas d'hémoptysies ; en juillet 1894, poussée aiguë, toux, expectoration, inappétence, diarrhée, amaigrissement, sueurs.

Peu après, sciatique droite pour laquelle il fit un séjour de quatre mois à la salle Saint-Bruno ; il sortit avec un peu d'atrophie et en boitant légèrement.

Bientôt, à la suite d'un travail forcé, nouvelles douleurs dans le domaine du sciatique, et en même temps phénomènes gastriques, gêne, douleurs, régurgitations aigres et brûlantes, éructations, puis quelques vomissements. Deuxième séjour à Saint-Bruno, pendant lequel il se rétablit facilement. Mais à peine rentré chez lui, il voit reparaître ses troubles gastriques, et vient de nouveau à l'hôpital (25 octobre 1895).

A l'entrée, il ne reste de la sciatique qu'un peu d'atrophie de tout le membre. Le malade appelle l'attention sur les phénomènes stomacaux. Inappétence presque absolue, dégoût pour toute nourriture ; alimentation réduite au lait et à quelques bouillons. Douleur sourde permanente, au creux épigastrique ; non calmée par l'ingestion des aliments. Une heure ou deux après le repas de midi, sensation de pesanteur épigastrique, tiraillements, puis régurgitations amères et quelques éructations, et dans la soirée, vomissements de 400 à 600 cent. c. de liquide renfermant de très nombreux fragments de lait coagulé. Le soir, alimentation très réduite ; symptômes douloureux peu marqués pendant la nuit, vomissements peu fréquents.

Le matin, à jeun, le malade se trouve ordinairement soulagé.

Constipation marquée.

La paroi abdominale amaigrie est affaissée et souple. L'estomac paraît avoir ses dimensions normales, il est aussi affaissé ; la sonorité gastrique est limitée. Légère douleur diffuse à la palpation de la région épigastrique. On ne constate pas de tumeur ni de zone indurée. Le malade a bu du lait depuis peu de temps, aussi obtient-on du clapotage au creux épigastrique seulement ; pas de succussion. Scybales dan l'S iliaque.

Aux poumons, on constate en arrière : au sommet droit submatité, obscurité respiratoire, quelques craquements; au sommet gauche, submatité, exagération des vibrations, respiration très-soufflante, retentissement de la toux et de la voix, pas de râles. En avant, signes presque nuls. A la base gauche, on trouve de la diminution de la sonorité et ses vibrations, murmure vésiculaire un peu sourd.

Rien aux autres organes.

Urine sans albumine.

Anesthésie du pharynx et de la conjonctive; troubles de la sensibilité peu nets; points névralgiques variables et passagers. Pas de stigmates hystériques. Au moment de la reprise de ses symptômes douloureux. le malade, irascible, avait des idées sombres et ne voulait voir personne.

5 novembre 1895. — Repas d'épreuve (pain et thé sans sucre). On retire 110 cent. c. de liquide clair, un peu filant, avec des débris de pain; pas d'odeur spéciale.

On y reconnaît :

> Réaction de Gunzbourg   nulle
> —   vert brillant faible
> —   Uffelmann   légère
> Acidité totale $= 0{,}94\ ^0/_{00}$

18 novembre. — Etat stationnaire : douleurs stomacales après les repas, brûlure à l'épigastre, régurgitations acides, éructations quelquefois abondantes, vomissements de liquide clair, filant avec de gros fragments de lait coagulé. L'analyse d'un vomissement donne les mêmes résultats que ci-dessus.

19 novembre. — Le matin, à jeun, douleur sourde, gêne à l'épigastre. Pas de régurgitations, ni de vomissements. L'examen de la région conduit aux mêmes constatations qu'au début. Pas de clapotage.

L'insufflation ne distend pas beaucoup l'estomac.

Un pompage ne ramène qu'une petite quantité de liquide bilieux, de réaction alcaline.

On ordonne six cachets de bicarbonate de soude, de 0 gr. 50 chaque, à prendre isolément un peu avant l'ingestion d'un bol de lait.

30 novembre. — L'état est à peu près stationnaire, quoique les vomissement soient moins fréquents.

Repas d'épreuve (pain, viande, eau). On retire 200 cent. c. de contenu renfermant surtout des fragments de viande à peu près intacts, et de fins débris de pain. L'analyse donne :

Réaction de Gunzbourg = nulle ;
»   vert brillant = faible ;
»   Uffelmann   = légère (teinte paraît plus jaune qu'au début) ;
Acidité totale $= 1,4\ ^0/_{00}$;

On supprime le bicarbonate de soude et on ordonne une limonade chlorhydrique à 1 gr. pour 500 par jour.

Décembre 1895. — Au début, amélioration assez nette : gêne et douleurs après les repas sont moindres, le malade ne vomit plus.

Plus tard, les mêmes symptômes reparaissent, avec moins d'intensité cependant ; quelques vomissements peu fréquents.

Janvier 1896. — Etat stationnaire.

On ajoute à la limonade chlorhydrique 4 cachets de bicarbonate de soude [de 0 gr. 50 chacun à prendre avant le repas.

Février 1896. — Légère amélioration. L'appétit revient. Douleurs gastriques diminuent ; vomissements cessent. Le malade a repris un kil. (poids = 60 kil.) Constipation persiste.

On fait prendre un peu de viande crue et deux cachets de :

Poudre de noix vomique   } àà 0 gr. 05
Poudre de quassia
Rhubarbe   0 gr. 10

6 mars 1896. — Repas d'épreuve (pain, viande, eau). On retire 200 cent. c. de contenu un peu trouble renfermant surtout des débris de viande intacte. L'analyse donne les mêmes résultats qu'auparavant.

27 mars. — Repas d'épreuve (pain, eau). On retire facilement 180 cent. c. de liquide grisâtre avec débris de pain. Mêmes réactions colorantes ; acidité totale = 0,7 $^0/_{00}$.

Essai de fermentation n° 1

100 cent. c. non filtrés sont mis à l'étuve.

Après quatre jours, 3 ou 4 cent. c. de gaz.

Fin avril 1896. — Etat paraît un peu meilleur ; on ne constate objectivement rien de nouveau ; le malade éprouve seulement de la pesanteur, de la gêne, quelques régurgitations et éructations ; ne vomit plus ; il demande à manger. On diminue alors la quantité de lait et on lui donne une petite portion du régime ordinaire de la salle.

Le même jour peu après le repas, tiraillements et pesanteur à l'épigastre, puis douleurs vives, brûlure éructations, puis vomissement d'un litre environ, très aigre, renfermant des débris de pain, de viande crue et cuite intacte.

Essai de fermentation n° 2

100 cent. c. à l'étuve.

Après quarante-huit heures, quelques bulles gazeuses seulement.

2 mai 1896. — Le malade a continué à manger un peu toutes sortes d'aliments. Les symptômes gastriques sont plus marqués. L'estomac non distendu a son bord inférieur à un travers de doigt au-dessus de l'ombilic ; on perçoit du clapotage jusqu'à ce point ; la palpation est douloureuse dans toute la région épigastrique. Vomissements sont fréquents et abondants.

Le malade a encore vomi aujourd'hui un abondant liquide trouble renfermant quelques débris alimentaires méconnaissables.

L'analyse du liquide filtré donne :

 Réaction de Gunzbourg = nulle ;

  »   vert brillant = très faible ;

  »   Uffelmann = légèrement positive ;

Acidité totale   = $1,2\ ^0/_{00}$

Essai de fermentation n° 3

150 cent. c. à l'étuve.

Après 5 jours 4 cent. c. de gaz seulement.

9 mai. — Vomissement.

Essai de fermentation n° 4

Ballon $A = 100$ cent.c. non filtrés.

 — $B = 100$ cent.c. $+$ levure.

Après 48 heures, en A 3 cent. c. de gaz.

    en B 36 cent. c. dont CO^2 34 cent. c.

Le malade demande à partir à la campagne (asile Sainte-Eugénie).

20 juillet. — Rentre à l'Hôtel-Dieu, salle Saint-Jean n° 17 (service de M. H. Molière).

Le malade éprouve les mêmes symptômes qu'à son départ ; mais il n'a pas vomi depuis plus d'un mois ; on constate les mêmes signes objectifs ; pas de tumeur. L'état général est toujours semblable, relativement bon. Facies un peu pâle, non jaune paille.

On ordonne le même traitement, sauf l'HCl, et on fait suivre un régime assez sévère.

Le malade est un peu altéré.

Un peu de diarrhée dernièrement.

21 juillet. Repas d'épreuve (pain, eau). On retire 120 cmc. de bouillie un peu liquide sans odeur spéciale.

L'analyse du liquide filtré donne :

Réaction de Gunzbourg, nulle.

  — vert brillant très-faible.

Accidité totale : 0,65 0/00.

Réaction d'Uffelmann, très faible.

22 juillet. — A jeun, paroi abdominale souple ; sonorité stomacale peu étendue : pas de clapotage ni de succussion. Légère sensibilité à la palpation. On fait une insufflation : l'estomac se laisse peu distendre, et chasse bientôt par le cardia une partie de l'air introduit ; il paraît un peu abaissé en totalité. L'insufflation ne dévoile rien de particulier, pas de tumeur.

Pompage gastrique ramène une petite quantité de liquide trouble dont l'acidité est presque nulle.

6 août. — Amélioration légère. L'appétit revient et le malade commence à manger. Les repas sont toujours suivis, pendant un temps assez long, de fatigue, de pesanteur, sans douleur vraie ni sensation de brûlure ; quelques éructations. Un peu de constipation.

8 août. — Repas d'épreuve (pain, eau). On retire 180 cmc. de contenu avec débris de pain.

Dans le liquide filtré, on note les mêmes réactions colorantes que le 21 juillet ; acidité totale : 0,91 0/00.

Essai de fermentation n° 5

Ballon $A =$ 80 cent.c. non filtrés.

— $B =$ 80 cent.c. $+$ un peu de levure.

Après 48 heures : en A quelques cent.c. de gaz.

B 43 cent.c.

25 août 1896. — Etat général un peu meilleur. Le malade a repris 2 kil. 500 (poids actuel $=$ 62,500). Phénomènes gastriques moins pénibles. Le malade ne vomit plus, bien qu'il se nourrisse en partie du régime de l'hôpital depuis une quinzaine de jours.

OBSERVATION IX (personnelle)

Service de M. H. Mollière

*Cancer du pylore — Dil atation et rétention — Fermen-
tations moyennes — Cancer secondaire du foie.*

Goy, Marie, 38 ans, salle Sainte-Marie, n° 9. Entrée le
12 juin 1896.

Pas d'antécédents héréditaires.

Bonne santé habituelle. Mariée à 27 ans ; eut six enfants,
dont trois morts en très bas âge (coqueluche, convulsions).

En septembre 1895, étant grosse de 4 mois 1/2, la malade
fut prise de douleurs épigastres, puis de vomissements ; les
douleurs étaient à peu près continues et notablement
augmentées à la suite des repas ; les vomissements, alimentaires, amenaient un peu de soulagement. Après quelques
temps, la malade se remit, termina sa grossesse et eut un
accouchement normal ; deux ou trois jours après, la malade
était debout, s'occupant de son ménage ; elle donna le sein
à son enfant, en même temps qu'elle lui faisait prendre le
biberon.

Jusqu'au mois de mai 1896, la malade n'accuse aucun
phénomène gastrique ; elle se sentait un peu faible, l'appétit
était légèrement diminué et les digestions parfois pénibles.
A cette époque, les douleurs reparurent, et la malade se
mit à vomir constamment.

A son entrée (12 juin), amaigrissement assez marqué ;
facies anémié et cachectique ; la malade ne quitte pas le lit.

Inappétence presque absolue pour tous les aliments.

Douleurs continues à la région épigastrique, et dans
l'hypocondre droit ; accrues par l'ingestion d'aliments ou de
boissons.

Vomissements fréquents, liquides, contenant le peu d'aliments que la malade absorbe.

L'abdomen est distendu par une ascite assez abondante ; la paroi n'est cependant pas très-tendue, et se laisse assez facilement déprimer pour l'exploration des organes sous-jacents. On trouve le creux épigastrique occupé par un plateau dur étalé, non dépressible, se prolongeant sous le rebord costal gauche en une languette assez large, ferme, à bord mousse ; à droite elle se continue avec la masse principale du foie, très augmenté de volume, descendant bien au-dessous des fausses côtes, où elle forme un plastron assez dur sans bosselures nettes. La pression provoque de la douleur.

Au-dessous on trouve le tympanisme stomacal jusqu'à deux ou trois travers de doigt au-dessous de l'ombilic. Clapotage et succussion difficiles à déterminer en raison de l'ascite. Du côté du pylore, on trouve une région douloureuse à la pression, indurée, fuyant très facilement sous le foie hypertrophié, et difficile à explorer. Pas d'autres zones indurées et douloureuses au niveau de l'estomac.

Un petit ganglion sus-claviculaire gauche.

Rien au cœur ni aux poumons.

Léger œdème malléolaire.

Urines peu abondantes, un peu foncées ; traces d'albumine.

14 juin. — La malade mange excessivement peu, et vomit tout ce qu'elle ingère, même les liquides.

Aujourd'hui la malade a vomi, en plusieurs fois, 300 cmc. d'un liquide trouble grumeleux, avec des débris alimentaires méconnaissables ; odeur infecte.

Liquide filtré, légèrement teinté en jaune, a une odeur moins infecte, rappelle un peu l'odeur du beurre rance. L'analyse donne :

Réaction de Gunzbourg nulle.

— vert brillant nulle.

— Uffelmann très positive.

Acidité totale : 3,83 $_0/^{00}$.

Essai de fermentation n° 1

150 cm.c. non filtrés, sont mis à l'étuve ; après vingt-quatre heures, 52 cm.c. de mélange gazeux.

$CO^2 = 32$ cent. c.

$H = 20$ cent. c.

Pas d'H^2S.

Mélange non inflammable.

15 juin. — Aujourd'hui vomissement (500 cent. c.), de mèmes caractères et même odeur que la veille. Dans le liquide filtré, on trouve :

Réaction de Gunzbourg $=$ nulle.

» vert brillant $=$ presque nulle.

» Uffelmann $=$ très positive.

Acidité totale $= 4,015$ $^0/_{00}$.

Essai de fermentation n° 2.

Ballon A 125 cent. c. non filtrés.

» B 125 ceut. c. $+$ salicylate de soude 0 gr. 05

» C 125 cent. c. $+$ HCl (2 c. c. 5 de la solution au 1/10.

correspondant à HCl 2 $^0/_{00}$.

Après 24 heures :

En *A*, 21 c. c. de gaz	En *B*, 2 c. c. 1/2	En *C*, 3 c. c. 1/2
$CO^2 = 16$ c. c.		
$H = 5$ c. c.		
Non inflammable.	Non inflammable.	Non iuflammable.

La bouillie des trois ballons après fermentation a une odeur d'œufs pourris ; on n'y décèle pas d'H^2S.

La bouillie de A est filtrée ; on y trouve une acidité totale de 7,665 $^0/_{00}$; une partie est distillée, et donne une odeur butyrique, réaction de l'acide acétique est nulle.

18 juin. — Vomissements continuent. Aggravation marquée de l'état général, cachexie.

Aujourd'hui vomissements de 350 cent. c., semblables aux précédents ; même odeur infecte.

Essai de fermentation n° 3.

Ballon A 100 cent. c. non filtrés.

   » B 100 cent. c. + salicylate de soude 0 gr. 05

   » C 100 cent. c. + acide salicylique 0 gr. 05

Après 24 heures :

En *A*, 24 c. c. de gaz   En *B*, 3 c. c.   En *C*, 3 c. c.

$CO_2 = 12$ c. c.

Dans aucun ballon on ne décèle d'H_2S Gaz non inflammable.

Après fermentation, la bouillie de A présente une acidité totale de 6,5 $^0/_{00}$; une partie distillée a l'odeur de beurre rance, et ne renferme pas d'acide acétique.

24 juin. — Mort.

Autopsie le 25 juin : ascite légèrement hématique ; pas de noyaux néoplasiques sur les feuillets péritonéaux ; foie volumineux, dur, avec nombreux noyaux secondaires. Néoplasme annulaire du pylore, non ulcéré, peu volumineux, déterminant un rétrécissement relatif ; dilatation de l'estomac non excessive ; estomac renferme une petite quantité de liquide sale, épais et quelques grumeaux de lait ; très minime quantité de gaz.

OBSERVATION X (personnelle)

Service de M. H. Mollière.

Néoplasme de la face antérieure de l'estomac. — Légère dilation et stagnation. — Fermentations gazeuses moyennes.

Ch.., Louise, 36 ans, ménagère. Salle Sainte-Marie, n° 17. Entrée le 13 mai 1896.

Pas d'antécédents héréditaires ni personnels.

Femme petite, d'une assez bonne santé habituelle, a nourri ses cinq enfants. En mars 1896, pendant qu'elle nourrissait son dernier enfant, six mois après ses couches, elle fut prise assez brusquement de vomissements, qui pendant deux jours consécutifs étaient noirs, marc de café ; puis elle continua à vomir fréquemment les substances alimentaires qu'elle avait ingérées ; mais jamais les vomissements n'ont eu la teinte noire du début. Douleurs à la région stomacale. Après plusieurs mois, survint de l'anorexie, du dégoût pour le pain et la viande, un peu d'amaigrissement et. de perte des forces. Vers novembre 1895, la malade s'aperçut qu'elle portait une petite tumeur dure, à la région épigastrique, à gauche de la ligne médiane, un peu au-dessous du rebord costal ; à ce moment, les malléoles [étaient un peu œdématiées à la fin de la journée.

Les symptômes se sont accentués peu à peu, et actuellement la malade, très anémiée, sans être très cachectique, a beaucoup maigri, et se trouve obligée de garder le lit une bonne [partie de la journée. Facies pâle, légèrement jaune paille.

Les vomissement sont à peu près quotidiens, alimentaires, plus ou moins abondants suivant l'abondance de l'alimentation ; très rarement nocturnes ; parfois sont séparés par deux ou trois jours d'intervalles et renferment alors des aliments ingérés pendant ce temps ; ne renferment plus de sang.

Perte d'appétit considérable. Dégoût pour le pain et la viande.

Peu après les repas, s'ils sont légèrement copieux, la malade éprouve d'abord des sensations de pesanteur, de tension, puis des douleurs au niveau de l'estomac ; il y a du ballonnement ; éructations fréquentes sans caractère particulier.

Depuis plusieurs mois, quelques douleurs au niveau de l'hypochondre droit.

À l'examen de l'abdomen, on sent une tumeur, un peu dure, irrégulière, étendue transversalement, assez bien limitée et facilement saisie par toute la main disposée en gouttière ; son bord inférieur est à un travers de doigt au-dessus de l'ombilic ; elle est très mobile ; si l'estomac est affaissé, à peu près vide (le matin par exemple), la tumeur ne fait pas saillie à la paroi et on la sent fortement reportée à gauche, à trois ou quatre travers de doigt de la ligne médiane ; si l'estomac est distendu, après le repas, la tumeur soulève la paroi abdominale, et en même temps, on la trouve presque à cheval sur la ligne médiane, un peu descendue, et plus étalée, semblant se prolonger du côté du pylore.

Au niveau de la tumeur, douleurs continues, avec irradiations entre les deux épaules, et exagérées par la pression.

Quand l'estomac est presque vide, après un vomissement, la paroi abdominale est affaissée, souple, et la sonorité stomacale descend au niveau de l'ombilic. Peu après un repas, on constate une énorme voussure de la paroi, l'estomac s'y dessine nettement, et on peut mesurer transversalement 19 centim., verticalement 14 centim. ; la sonorité se perçoi à trois travers de doigt au-dessus de l'ombilic. Clapotage et succussion constants ; clapotage se perçoit jusqu'aux limites indiquées précédemment.

Lorsque l'estomac est ainsi distendu, la tumeur paraît siéger sur la face antérieure de l'organe, car au-dessous d'elle il y a une zone sonore avec du clapotage.

Garde-robes presque tous les jours.

Foie gros, dépasse largement les fausses côtes ; un peu douloureux spontanément et à la pression. Pas de bosselures. Pas de symptômes hépatiques.

Rien au cœur ni aux poumons.

Dans creux sus-claviculaire gauche, deux très petits gan-

glions durs, et quelques autres le long des vaisseaux du cou.
Quelques ganglions inguinaux, petits, durs, surtout à gauche.

Urine normale comme quantité et comme coloration ; pas
d'albumine.

Pas d'œdème malléolaire.

14 mai. — La malade n'a pas vomi hier soir. Paroi abdominale est moins tendue, plus souple. L'estomac, encore un
peu distendu, fait une légère saillie; la compression profonde
provoque des éructations ; la tumeur siège un peu sur la
gauche. Sonorité stomacale et clapotage descendent à deux
travers de doigt au-dessous de l'ombilic.

16 mai. — La malade n'a pas vomi depuis son entrée ;
se sent un peu améliorée par le repos et le régime (lait,
alimentation légère), a repris un peu d'appétit.

Ce matin, repas d'épreuve (pain, viande, eau). Pompage
gastrique une heure et quart après, ramène assez difficilement 220 cent. c. d'une bouillie très épaisse, renfermant
uniquement des débris de viande, et présentant une odeur
infecte de pourriture. Filtration d'une partie de ce contenù
stomacal donne un liquide légèrement foncé qui passe assez
rapidement, et a la même odeur un peu moins forte. L'analyse donne :

Pas d'HCl libre.

Traces d'HCl combiné.

Acidité totale $= 0\ 6205\ ^0/_{00}$.

Réaction d'Uffelmann nette, mais peu intense.

Pas d'H^2S.

Essai de fermentation n° 1

Deux ballons sont mis à l'étuve renfermant chacun
115 cent. c. de la bouillie non filtrée.

Après 24 heures, quantité de gaz assez abondante dans les
deux tubes.

Après 48 heures, quantité de gaz est à peu près la même.

Dans ballon n° 1 = 24 c. c. 8 de gaz.

Mélange non inflammable.

CO^2 = 13 c. m. c. 8, soit 52 $^0/_0$.

H = 11 cent. c. — 48 $^0/_0$.

Pas d'H^2S.

Dans ballon n° 2 = 22 c. c. de gaz.

Mélange non inflammable

CO^2 = 11 cent. c. 5.

H = 10 cent. c. 5.

Pas d'H^2S.

Après fermentation, la bouillie a une odeur infecte de putréfaction, mais on ne peut y déceler de H^2S.

19 mai. — Vomissement abondant (près de 1 litre) : bouillie d'aliments ingérés depuis un jour ou deux, et en gros fragments ; odeur de putréfaction un peu moins prononcée que précédemment. L'analyse donne le même résultat que pour le repas d'épreuve.

Pas d'HCl libre.

Traces d'HCl combiné.

Acidité totale = 1,5 $^0/_{00}$.

Réaction d'Uffelmann donne une teinte un peu plus jaune.

Pas d'H^2S.

Essai de fermentation n° 2

Avec le vomisssement non filtré :

Ballon *A* — 100 cent. c. de bouillie

» *B* — 100 cent. c. + salicylate de soude 0. gr. 05.

» *C* — 100 cent. c. + ac. salicylique 0 gr. 05.

» *D* — 100 cent. c. + HCl (2 cent. c. de la solution au 1/10) correspondant à HCl 2 $^0/_{00}$.

» *E* — 100 cent. c. + HCl (3 cent. c. de la solution au 1/10) correspondant à HCl 3 $^0/_{00}$.

Après vingt-quatre heures : nombreuses bulles de gaz retenues dans la bouillie de tous les ballons ; en *A*, seulement 4 cent. c. de gaz environ.

Après 48 heures :

Ballon B 2 cent. c. de gaz.
   » C 2 cent. c. de gaz.
   » D 6 cent. c. 5. —
   » E 2 cent. c. 5. —

non inflammable.
presque uniquement CO_2.
pas d'H_2 S.

Ballon A 20 cent. c. de gaz :

    $CO_2 = 18$ cent. c.

    Non inflammable.

    Pas d'H_2S.

La bouillie fermentée de A est filtrée puis distillée, on y décèle de l'acide butyrique, de l'alcool, pas d'acide acétique.

On fait prendre à la malade :

    Salicylate de soude.
    Salicylate de bismuth.
    Charbon pulvérisé.

âà 0 gr. 25.

Deux cachets semblables pour vingt-quatre heures.

31 mai. — Etat stationnaire : après les repas, quoique très réduits, on note sensations de gêne, tension, ballonnement et douleur épigastriques, bouffées de chaleur, sueur, éructations nombreuses, vomissements alimentaires. Les éructations et les vomissements ont toujours une odeur infecte ; du papier à l'acétate de plomb placé contre la bouche pendant les éructations ne décèle pas d'H_2S.

1er juin. — Vomissement (700 cent. c.) : bouillie épaisse avec gros débris alimentaires de toute sorte ; odeur un peu moins infecte qu'auparavant.

Le liquide filtré est jaune citron, avec odeur un peu aigre ; on y trouve :

    Pas d'HCl libre

    Traces d'HCl combiné

    Acidité totale $= 0,839$ $^0/_{00}$

    Réaction d'Uffelmann légère

    Pas d'H_2S.

Essai de fermentation n°3

Ballon A : 125 cent. c. de vomissement non filtré

» B : 125 cent. c. $+$ salicylate de soude 0gr.05

» C : 125 cent. c. $+$ HCl (2 cent. c. 5 de la solution 1/10) correspondant à HCl 2 $^0/_{00}$

» D : 125 cent. c. $+$ HCl (3 cent. c. 7 de la solution 1/10) correspondant à HCl 3 $^0/_{00}$

Après 24 heures : en A, plusieurs cent. c. de gaz ; dan les autres ballons, quelques bulles dans la bouillie.

Après 48 heures : en A, 22 cent. c. de gaz

$CO^2 = 13$ cent. c. 5

$H = 8$ cent. c. 5

Non inflammable.

Pas d'H^2S.

en B : 2 cent. c. de gaz
en C : 2 cent. c. 5   } dont 60 $^0/_0$ environ CO^2
en D : à peine 1 cent. c.

4 juin. — Vomissement semblable aux précédents (500 cent. c.)

Essai de fermentation n°4

Ballon A : 125 cent. c. de bouillie non filtrée

» B : 100 cent. c. $+$ acide salicylique 0 gr. 05

» C : 100 cent. c. $+$ salicylate de soude 0 gr.05

Après 24 heures seulement des bulles gazeuses, plus abondantes en A.

Après 48 heures :

Ballon A : 19 cent. c. de gaz

$CO^2 = 16$ cent. c. 4

$H = 2$ cent. c. 6

Pas d'H^2S.

Ballon B : quelques grosses bulles gazeuses

Ballon C : quelques rares bulles gazeuses.

La bouillie fermentée du ballon A est filtrée ; on note :

Odeur butyrique forte

Petite quantité d'acide lactique

Pas d'H²S.

10 juin. — Les symptômes sont toujours les mêmes ; depuis quelques jours, les vomissements sont quotidiens et abondants ; pas d'hématémèse ni de melœna. Eructations un peu moins fréquentes. Mais l'état général s'aggrave progressivement : anorexie presque absolue, perte des forces, etc. aussi le malade demande instamment à quitter l'hôpital.

OBSERVATION XI (personnelle).

Service de M. H. Mollière

Néoplasme du pylore. — Dilatation et rétention. — Fermentations gazeuses.

B..., Simon, 55 ans, mécanicien. Saint-Jean, n° 9.

Entré le 4 juillet 1896.

Pas d'antécédents héréditaires ni personnels.

Alcoolisme (surtout rhum, trois ou quatre petits verres par jour, souvent absinthe).

Début de la maladie actuelle, il y a huit mois, par des douleurs d'estomac, avec quelques régurgitations brûlantes.

Quatre mois après survinrent des vomissements, qui depuis se répétèrent à peu près régulièrement tous les jours ou tous les deux jours ; vomissements aigres, amers, ayant, dit le malade, une odeur de fonte mouillée (rappelant l'odeur de pourriture). Il vomissait abondamment, d'abord des liquides et des glaires, puis des matières alimentaires facilement reconnaissables. La viande surtout était à peu près intacte, on y retrouvait aussi des débris de pain, de légumes ; après une période de deux ou trois jours sans vomissements, le malade reconnaissait des aliments pris pendant ce temps. — Jamais vomissements de saug noir ou rouge.

Depuis ce moment, les forces déclinèrent, l'amaigrissement commença ; les douleurs avaient presque disparu, remplacées par des sensations pénibles de gêne, de pesanteur après les repas.

Appétit s'était maintenu bon jusqu'à ces derniers jours.

Un peu de constipation. Jamais de melœna.

Le malade avait quitté son travail depuis un mois.

A son entrée (4 juillet) amaigrissement de 21 kil. depuis six mois ; poids actuel 55 kil. Perte des forces, essoufflement, légers vertiges quand le malade se lève.

Appétit diminué depuis quelques jours. Pas de dégoût spécial.

Langue bonne.

Les repas sont suivis de sensations pénibles de pesanteur, de tension épigastrique, éructations fréquentes et, généralement, une heure ou deux après, vomissements alimentaires, amers, aigres, apportant un peu de soulagement.

Constipation assez marquée.

A l'examen : ventre souple, non ballonné ; région épigastrique plane, tandis que la région ombilicale est légèrement soulevée et distendue. Sonorité stomacale, très étendue transversalement descend à un travers de doigt au-dessous de l'ombilic.

Bruit de clapotage assez limité à la région médiane.

Succussion donne de gros gargouillements un peu sourds.

La palpation découvre à droite de la ligne médiane, un peu au-dessus de la ligne ombilicale, une petite tumeur arrondie de la grosseur d'une noix verte, peu mobile, non douloureuse spontanément mais douloureuse à la pression. Elle avait été reconnue par le malade il y a deux mois environ.

Foie normal ; bord inférieur un peu sensible à la pression.

Rien au cœur ni aux poumons.

Pas d'œdème malléollaire.

Pas de ganglions de Troizier.

Sang pâle.

Urines sans albumine, renfermant un peu d'indican.

5 *juillet*. — Vomissement abondant le matin ; bouillie épaisse, renfermant surtout des grumeaux de lait.

Liquide filtré est clair, odeur rance. L'analyse y dénote :

    Pas d'HCl libre.

    Pas d'HCl combiné.

    Réaction d'Uffelmann très positive.

    Acidité totale, 1, 9 $^0/_{00}$.

On ordonne : alimentation réduite, — lait, — vin de Condurango, et des cachets de :

    Poudre de colombo. ⎫
    Salicylate de soude. ⎬ àà 0 gr. 50.
    Rhubarbe. ⎭

6 juillet — Vomissement (1 litre) bouillie grisâtre à la fois aigre et rance. Dans la journée, après le repas principal, nouveaux vomissements, renfermant des débris d'aliments divers ; séparation du vomissement en trois couches.

Essai de fermentations à l'étuve n° 1

On dispose les ballons suivants :

Ballon A — 150 cent. c. bouillie non filtrée.

  » B — 125 cent. c. + acide salicylique 0, gr. 05.

  » C — 125 cent. c. + salicylate de soude 0 gr. 05.

  » D — 125 cent. c. + HCl (2 cent. c. de la solution à $^1/_{10}$.) correspondant à HCl 2 $^0/_{00}$.

Après 24 heures : En A 65 cent. c. de gaz.

    CO^2 = 44 cent. c. 3, soit, 68 $^0/_0$.

    H = 20 cent. c. 7, soit 32 $^0/_0$.

    Mélange non inflammable.

    Pas d'H^2S. — Odeur forte de beurre rance

Dans les autres ballons, bulles de gaz.

Les ballons B, C, D, sont laissés 48 heures à l'étuve et donnent :

$B = 4$ cent. c. de gaz.

$C = 1/2$ cent. c. environ.

$D = 5$ cent. c. 5 de gaz.

9 juillet. — Etat stationnaire. Le malade mange peu et prend principalement du lait ; vomissements sont moins abondants.

Aujourd'hui le malade a vomi 550 cent. c. d'une bouillie grisâtre, très liquide, qui se sépare en 3 couche (la supérieure n'est pas très épaisse).

Essai de fermentations n° 2

Ballon A : 100 cent. c. bouillie non filtrée (parties renfermant le plus de débris solides).

Ballon B : 100 cent. c. $+$ salicylate de soude 0,05 cg.

Après 24 h. : en A 29 cent. c. de mélange gazeux.

en B quelques bulles seulement.

13 juillet. — Les vomissements ont lieu tous les jours, plusieurs fois pendant la journée ; mais moins abondants qu'à l'entrée.

Les sensations pénibles et les douleurs au niveau de l'estomac sont plus fortes.

Clapotage se perçoit à deux travers de doigt au-dessous de l'ombilic. Succussion.

Par l'insufflation, l'estomac se laisse distendre assez considérablement ; la limite inférieure de l'estomac est à égale distance du pubis et de l'ombilic ; on sent nettement au pylore un peu abaissé une masse dure et douloureuse à la pression.

15 juillet. — Vomissement (600 cent. c.) avec des débris d'aliments de toutes sortes, et des mucosités filantes ; odeur aigre. L'analyse donne :

Gunzbourg nul.

Vert brillant nul.

Uffelmann intense.

Acidité totale = 2,263 $^0/_{00}$.

Réaction du biuret négative.

Essai de fermentation n° 3

Ballon *A* 100 cent. c.

— *B* 100 cent. c. salicylate de soude 0,05 cg.

Après 24 heures : en *A* 56 cent. c. de gaz dont 42 cent. c. de CO^2.

B 3 cent. c. de gaz.

Le contenu fermenté de *A* (odeur infecte de putréfaction) est filtré ; on y trouve :

Pas d'H^2S.

Réaction d'Uffalmann positive.

Acidité totale = 4,01 $^0/_{00}$.

Une partie de ce liquide filtré est distillée, et le produit obtenu donne :

Odeur du beurre rance.

Réaction de l'acide acétique (faible).

On fâit passer le malade dans un service de chirurgie, où M. Villard, chef de clinique, fait une gastro-entéro-anasto-mose à l'aide de son bouton anastomotique. Au cours de l'intervention, on reconnait une tumeur pylorique, de la grosseur d'une mandarine, isolée, sans adhérences, et un peu mobile.

15 août. — Le malade revient salle Saint-Jean.

19 août. — Il expulse le bouton anastomique par l'anus. (26 jours après l'intervention).

20 août. — L'état du malade est excellent ; il reprend de l'embonpoint et des forces, très fort appétit ; il mange abon-damment le régime ordinaire des malades, et digère très bien sans aucune sensation pénible. Au début il eut quelques vomissements très légers, c'étaient plutôt des régurgitations, contenant de la bile. Depuis, il ne vomit plus ; pas de régurgitations. Pas d'éructations. Selles normales. La paroi abdominale a repris de l'épaisseur et un peu de tonicité ; abdomen souple, sonorité stomacale parait sensiblement normale. A la région pylorique, on sent très mal une zône empâtée, légèrement douloureuse à la pression, mais on ne perçoit pas nettement la tumeur.

21 août. — Repas d'épreuve (pain et eau). Une heure après, on retire facilement par pompage 110 cent. c. de contenu trouble coloré par la bile ; la filtration est assez lente ; le liquide filtré, sans odeur, est teinté en vert. L'analyse donne :

Réaction de Gunzbourg nulle.

— vert brillant très faible.

— Uffelmann positive.

— biuret négative.

Acidité totale $= 0$, 76 $^0/_{00}$.

Essai de fermentation n° 4

80 cent. c. non filtrés sont mis à l'étuve.

Après 24 heures, 80 cent. c. de gaz.

$Co^2 = 44$ cent. c.

$H = 36$ cent. c.

Pas d'H^2S.

Non inflammable.

Après fermentation, le liquide filtré donne une belle réaction d'Uffelmann. Dans ce même liquide distillé, odeur de beurre rance ; on obtient aussi la réaction de l'acide acétique et faiblement celle de Vitali.

31 août. — Etat géuéral s'améliore progressivement pas de symptômes gastriques.

Poids successifs du malade : 26 juillet $= 50$ kil.

13 août $= 58$ kil.

20 août $= 60$ kil.

28 août $= 62$ kil. 5,

Le malade part en convalescence à l'asile Sainte-Eugénie.

1ᵉʳ octobre 1896. — Le malade quitte Sainte-Eugénie et se propose de reprendre son travail.

Son poids est de 70 kil. Etat général bon, malgré un peu de fatigue constante, d'essoufflement rapide, et la persistance de son teint terreux, un peu jaunâtre. Aucun phénomène morbide du côté de l'estomac.

OBSERVATION XII (personnelle)

Service de M. H. Mollière

Néoplasme de l'estomac. — Dilatation. — Rétention. — Fermentations gazeuses actives.

A..., Joseph, 46 ans, scieur de bois. Salle Saint-Jean n° 23. Entré le 9 août 1896.

Pas d'antécédents héréditaires ni personnels.

Très bonne santé habituelle.

Nourriture de la campagne : principalement légumes et soupes de légumes ; viande de temps en temps. Ne buvait, ni fumait.

Il y a trois ans, quelques douleurs stomacales, attribuées au tabac qu'il chiquait, disparurent en quelques jours par la cessation de cette habitude, et un régime lacté.

De nouvelles douleurs gastriques survinrent il y a dix-huit mois, avec quelques renvois acides, sans vomissement ; le malade en accuse l'ingestion ordinaire de vin du midi devenu aigre. Après quinze jours, il n'éprouvait plus aucun symptôme.

Au commencement de 1896, le malade se mit de nouveau à souffrir de l'estomac ; ses digestions étaient pénibles, lourdes, douloureuses ; bientôt il eut des régurgitations brûlantes et aigres, avec sensations de brûlure derrière le sternum et au pharynx, des éructations d'un goût désagréable. Les symptômes s'aggravèrent, et depuis un mois le malade a commencé à vomir ; vomissements alimentaires peu abondants, qui ont été plusieurs fois couleur marc de café.

Actuellement, il vomit à peu près tout ce qu'il ingère. Il se plaint d'une douleur continue, sourde, au creux·épigastrique, sans irradiations. Après les repas, sensation de gène, ballonnement, pesanteur, puis régurgitations acides, éructations à odeur d'œufs pourris ; vomissements fréquents, assez abondants, se faisant en plusieurs fois, de liquide clair tenant en suspension des débris alimentaires ; le malade raconte que parfois les vomissements rappelaient les œufs pourris, ou bien étaient aigres et brûlants.

Appétit relativement conservé ; pas de dégoût pour les aliments.

Selles régulières.

Amaigrissement, notable. Perte des forces. Facies pâle, jaunâtre.

Paroi abdominale amaigrie, souple. Estomac non distendu mais dilaté, descend à un travers de doigt au-dessous de l'ombilic ; on ne trouve rien du côté du pylore ; mais au creux épigastrique, on reconnaît une petite tumeur un peu dure, douloureuse au toucher, qui s'étale en suivant le rebord costal droit. Le malade a vomi abondamment depuis peu, aussi ne peut-on obtenir ni clapotage ni succussion.

Rien aux autres organes.

Urines sans albumine.

Pas de ganglions claviculaires.

Les vomissements d'aujourd'hui renferment des débris divers de substances alimentaires en suspension dans un liquide trouble, brunâtre. Ce liquide filtré est analysé :

Odeur de beurre rance.

Réaction de Gunzbourg négative.

— vert brillant très faible.

Réaction d'Uffelmann positive

Acidité totale $= 1,058 \; ^0/_{00}$

12 août. — Vomissement de 500 cent. c. ; nombreux débris d'aliments variés, notamment un ou deux petits pois ; le malade dit n'avoir pas mangé de petits pois depuis quinze jours, il en a d'ailleurs remarqué la présence dans presque tous les vomissements qu'il eut depuis ce moment.

L'analyse du liquide filtré donne :

Odeur plutôt aigre.

Réaction de Gunzbourg nulle.

   —   vert brillant très faible

   —   Uffelmann positive

Acidité totale $= 1,2 \; ^0/_{00}$

Essai de fermentation n° 1

Ballon *A :* 125 cent. c. matières vomies non filtrées

   —   *B :* 125 cent. c. $+$ salicylate de soude 0 gr. 02.

Après 24 heures : en *A :* 76 cent. c. de gaz

$CO^2 = 51$ cent. c.

$H = 25$ cent. c.

Non inflammable

Pas d'H^3S.

en *B :* 22 cent. c. de gaz

La bouillie fermentée de A est filtrée, et on trouve :

Réaction d'Uffelmann très positive.

Acidité totale $= 4,745. \; ^0/_{00}$.

Le même liquide filtré et distillé donne :

Odeur de beurre rance, et en même temps aigre.

Réaction de l'acide acétique positive.

   —   Vitali très faible.

13 août, — Vomissement de plus d'un litre, avec de gros débris alimentaires, légumes, pruneaux, peu de pain.

Essai de fermentation n° 2.

Ballon *A* 125 cent. c. non filtrés.

   —   *B* 125 cent. c. $+$ salicylate de soude 0 gr. 05.

Après 24 h. en A 110 cent. c. de gaz ; — en B 15 cent. c.

Dans la bouillie fermentée et filtrée, on note :

Réaction d'Uffelmann très intense.

Acidité totale $= 5,62\ ^0/_{00}$.

On distille et on trouve :

Odeur forte de beurre rance.

Réaction de l'acide acétique positive.

— Vitali positive.

14 août. — Le malade a moins vomi. Estomac un peu distendu.

Clapotage jusqu'un peu an dessous de l'ombilic. Succussion. La tumeur est stationnaire.

17 août. — Vomissement excessivement abondant, semblable aux précédents.

Essai de fermentation n° 3.

Ballon A 125 cent. c. non filtrés.

— B 125 cent. c. $+$ HCl (2 c. c. 5 de la solution au 1/10.

correspondant à HCl 2 $^0/_{00}$.

— C 125 cent. c. $+$ salicylate de soude 0 gr. 05.

Après 24 h. en A 60 cent. c. ; en B 15 cent. c. ; en C 10 cent. c. de gaz.

Le mélange gazeux de A donne :

$CO^2 = 37$ cent. c.

$H = 23$ cent. c.

Pas d'H^2S.

Non inflammable.

La bouillie fermentée est filtrée puis distillée, on y trouve les mêmes réactions d'acide butyrique et d'acide acétique ; la réaction de Vitali donne une teinte bleue sur les bords du liquide.

Le malade veut rentrer chez lui.

OBSERVATION XIII (personnelle)

Service de M. H. Mollière

Botulisme — Catarrhe intestinal et catarrhe gastrique subaigu.

Th..., Charles-Louis, 20 ans, jardinier, Saint-Jean 22. Entré le 5 juillet 1896.

Pas d'antécédents.

Bonne santé habituelle.

Il y a une quinzaine de jours, le malade a mangé de la charcuterie (surtout du saucisson), qu'il n'a pas trouvée bonne, bien que sans une mauvaise odeur. Un camarade, qui en avait mangé avec lui, mais très peu, a eu pendant la nuit des coliques et un peu de diarrhée qui n'ont pas persisté.

Lui-même fut pris le lendemain matin de violentes coliques intestinales, bientôt accompagnées de diarrhée abondante. Après une journée les coliques et la diarrhée ont été moins intenses, mais persistèrent pendant une semaine environ, malgré des purgations répétées, et sans grand retentissement sur l'état général ; le malade n'a pas cessé son travail et il mangeait toujours un peu à chaque repas.

Puis tout rentra dans l'ordre, et le malade se croyait guéri, quand il y quatre ou cinq jours, sans aucune cause apparente, les coliques reparurent, avec douleurs à l'épigastre et vomissements. Les vomissements se produisaient ordinairement une heure après chaque repas, étaient uniquement alimentaires, et avaient une fois ou deux l'odeur d'œufs pourris ; ils étaient précédés de sensations pénibles à l'épigastre, avec régurgitations acides et quelques éructations fades. En même temps le malade se sentait fatigué, abattu, avec un peu de céphalée, mais pas de fièvre. Il abandonna son travail et se mit chez lui au régime lacté à peu près absolu.

A son entrée, 5 juillet, notre malade est encore un peu fatigué ; mais il n'a pas vomi depuis la veille, n'a plus aucune sensation pénible ni douloureuse à la région épigastrique, et commence à éprouver la sensation de la faim.

L'exploration de l'abdomen ne révèle aucun symptôme à part un clapotage assez étendu (le malade a bu du lait depuis plus d'une heure).

Urine : pas d'albumine ; traces d'indican.

Le 6 juillet, repas d'épreuve (pain, viande, eau). Une heure après, clapotage stomacal ; tympanisme un peu étendu. On retire par le pompage gastrique 110 cent. c. de bouillie renfermant des débris de pain et de viande triturés, mais très reconnaissables ; odeur surtout aigre.

Le liquide filtré donne : pas d'HCl libre.

Très faible quantité d'HCl combiné.

Beaucoup d'acide lactique.

Réaction du biuret négative.

Nous mettons à l'étuve 80 cent. c. de la bouillie non filtrée : après vingt-quatre heures, la fermentation a dégagé 45 cent. c. de gaz, qui sont presque complètement absorbés par la potasse.

$CO^2 = 40$ cent. c.

$H \quad = 5$ cent. c.

Pas d'H^2S.

Mélange gazeux non inflammable.

La bouillie, après fermentation, a une odeur à la fois infecte et aigre ; avec le liquide obtenu par filtration, réaction d'Uffelmann très positive.

Les jours suivants le malade s'améliorait rapidement, ne

présentant plus aucun trouble subjectif, ayant repris peu à peu son appétit, et utilisant le régime ordinaire de l'hôpital, sort guéri le 11 juillet.

OBSERVATION XIV (personnelle)

Service de M, le Dr Drivon

Albuminurie. — Catarrhe aigu de l'estomac. — Vomisse- ments à odeur d'œufs pourris. — Gaz inflammables de fermentations.

Jacq... 39 ans, cultivateur, Saint-Bruno n° 37. Entré le 23 mars 1896.

Pas d'antécédents héréditaires.

Bonne santé habituelle ; jamais de maladies aiguës ni contagieuses ; pas de syphilis; pas d'impaludisme. Légers excès alcooliques pendant son service militaire ; depuis, boit très peu de vin et d'alcool. Nourriture ordinaire un peu grossière.

Début de la maladie actuelle en septembre 1895, par des céphalées assez vives, avec paroxysmes nocturnes ; peu après, envies d'uriner plus fréquentes, le malade pissait davantage et se relevait pendant la nuit. Il dit n'avoir jamais remarqué d'œdème malléolaire ni de bouffissure de la face. Léger amaigrissement et faiblesse générale. Mis au régime lacté, il ne put bientôt supporter ce traitement, ressentit quelques tiraillements, des douleurs dans l'estomac, et vomit le lait peu après l'avoir bu.

S'étant remis à manger, tout en absorbant une petite quantité de lait, il fut pris, il y a quelques jours, de troubles stomacaux plus intenses, de malaises généraux, tels que ceux qu'ils présente à son entrée à l'hôpital.

À ce moment (23 mars), abattement, céphalée, un peu de fièvre (38°5) ; facies pâle, amaigrissement. Le malade se plaint surtout de ses douleurs gastriques : pesanteur, tiraillements, douleurs vagues, par moments sensation de brûlure à l'épigastre, quelques aigreurs, fréquentes éructations à odeur infecte de choux pourris. L'ingestion d'un aliment quelconque, même du lait, provoque des sensations pénibles et elle est bientôt suivie de vomissements brunâtres, à odeur putride.

Une ou deux selles par jour, non diarrhéiques.

Langue sale.

Abdomen un peu ballonné et tympanique ; région épigastrique légèrement tendue, non douloureuse à la palpation ; estomac un peu dilaté, bruit de clapotage.

Foie normal.

Rien aux poumons.

Au cœur : pointe à trois travers du doigt au-dessus du mamelon ; pulsation assez forte ; tendance au bruit de galop ; bruits sourds à la base.

Artères un peu dilatées et dures, sinueuses, tendues.

Pas d'œdème des malléoles ni des paupières.

Pollakiurie et polyurie (3 litres 500). Fort disque d'albumine dans l'urine.

On réduit l'alimentation du malade à un litre de lait, et quelques tasses de bouillon maigre.

25 mars.

Vomissements d'une bouillie, composée d'un liquide filan et de résidus alimentaires peu abondants. Odeur infecte d'œufs pourris. Filtre lentement. L'analyse donne les réactions :

De Gunzbourg = nulle.

Du vert brillant = très faible, presque nulle.

D'Uffelmann = positive.

Acidité totale = 1,46 $^0/_{00}$.

Pas d'H^2S.

Essai de fermentations n° 1.

Ballon *A* 100 cent. c. de vomissement non filtré.

— *B* 100 cent. c. + ac. salicylique 0 gr. 05.

— *C* 100 cent. c. + salicylate de soude 0 gr. 05.

Après 24 heures on trouve :

En *A*, 38 c. c. de gaz	En *B*. 7 c. c. 3	En *C*, 2 c. c. 2
$CO^2 = 18$ c. c. Le résidu s'enflamme à l'air avec une petite détonation ($H = 20$ c. c.). Pas d'H^2S		

26 mars. — Repas d'épreuve (pain et eau).

Pompage gastrique retire 120 cent. c. d'une bouillie gris verdâtre, formée d'un liquide filant avec des débris de pain ; odeur semblable de pourriture. Une partie est jetée sur un filtre ; après vingt-quatre heures la filtration n'est pas complète ; le liquide filtré, un peu trouble, a la même odeur infecte.

L'analyse donne :

Pas d'HCl libre.

Trace d'HCl combiné.

Petite quantité d'ac. lactique.

Acidité totale = 0,73 $^0/_{00}$.

Le papier à l'acétate de plomb ne dévoile pas d'H^2S.

Essai de fermentations n° 2.

80 cent. c. du contenu stomacal sont mis à l'étuve.

Après 24 heures : 27 c. c. 5 de gaz.

$CO^2 = 13$ cent. c.

Pas d'H^2S.

Gaz inflammable.

La bouillie fermentée ne renferme pas non plus de H^2S.

27 mars. — Amélioration légère, le malade souffre moins, et n'a presque pas vomi ; toujours des éructations infectes.

Le matin à jeun, on examine la région stomacale : le tympanisme n'existe plus, on n'obtient ni clapotage, ni bruit de succussion ; épigastre non douloureux.

Un pompage gastrique ne retire absolument rien. On le fait suivre d'un lavage qui ressort bientôt très clair, sans entraîner de résidus d'aucune sorte.

On insuffle l'estomac qui se laisse peu distendre ; la limite inférieure arrive à l'embilic.

1ᵉʳ avril. — L'amélioration s'accentuait ces jours-ci, il n'y avait plus de vomissements, le lait était toléré, et hier le malade a commencé à manger un peu.

Il a quitté l'hôpital aujourd'hui sans prévenir personne.

OBSERVATION XV (personnelle)

Service de M. Humbert Mollière

Alcoolisme. — Néphrite subaigüe. — Catarrhe subaigu de l'estomac. — Gaz inflammabte de fermentations

V..., Pierre, 25 ans, cocher de fiacre. Salle Saint-Jean, n° 35. Entré le 25 juin 1896.

Pas d'antécédents héréditaires.

Antécédents personnels : méningite à 13 ans, sciatique.

Très bonne santé habituelle. Jamais de maladie infectieuse.

Depuis plusieurs années, sa profession l'oblige à ingérer journellement une assez forte quantité de boissons, principalement du vin et des amers ; peu d'alcool. N'a jamais eu de pituite. Pas de tremblement des mains.

Depuis quelque temps déjà il se sentait parfois un peu fatigué, avec des douleurs de reins, mais jamais il ne dut arrêter son travail.

Il y a un mois environ, après avoir bu plusieurs bocks de

bière glacée, puis avoir été complètement mouillé par la pluie, il ressentit des maux de tête assez intenses, avec un malaise général et des douleurs dans les reins. Le lendemain, ces symptômes étaient moins marqués, et le malade put continuer son travail ; mais depuis ce moment il était mal en train, abattu, avec un peu de fatigue générale, perte d'appétit. Peu à peu ces phénomènes s'accentuèrent et, il y a cinq ou six jours, survinrent des vomissements alimentaires peu de temps après les repas. Le malade présentait seulement du ballonnement du ventre, un peu de diarrhée ; mais pas de douleurs d'estomac, ni gêne, ni pesanteur ; pas de régurgitations aigres : quelques éructations à odeur fade, mais non putride. Les vomissements survenaient après chaque ingestion d'aliments, qui étaient facilement reconnaissables, seulement broyés et humectés ; l'odeur était seulement celle des substances alimentaires ingérées.

A son entrée on constate les symptômes décrits précédemment. Le malade dit avoir beaucoup maigri depuis un mois. On ne trouve rien au cœur, ni aux poumons. Le foie est normal.

Aucun signe objectif du côté de l'estomac.

Très léger œdème des malléoles.

Urine trouble (trois litres par 24 heures), renferme 3 grammes d'albumine par litre.

Le jour de son entrée, le malade a vomi assez abondamment, peu après avoir mangé ; bouillie épaisse presque uniquement composée de débris de viande ; odeur rappelle un peu l'odeur de pourriture.

Le liquide filtré donne :

     Pas d'HCl libre.

     Pas d'HCl combiné

     Acidité totale $= 0,9125\ ^0/_{00}$

     Uffelmann $=$ légère teinte jaune.

     Réaction du biuret nulle.

Essai de fermentation avec la bouillie non filtrée :

A : 130 cent. c. dans ballon à fermentations.

B : 100 cent. c. avec addition de salicylate de soude 0gr.05.

C : 90 cent. c. avec addition de HCl (1 cent. c. 8 d'une solution au 1/10) correspondant à une acidité de 2 $^0/_{00}$ d'HCl.

Après 24 heures à l'étuve, nous avons :

A : gaz produit = 100 cent. c.

renfermant CO^2 = 25 cent. c.

Après absorption de CO^2, le mélange gazeux restant est inflammable, et brûle avec une flamme violacée ; renferme H et une petite quantité de CH^4.

Pas d'H^2S.

Gaz obtenu était donc CO^2 25 $^0/_0$

H + CH^4 75 $^0/_0$

B : bulles gazeuses formant environ 1 cent. c.

C : 9 cent. c. 1/2 de gaz produits

CO^2 = 2 cent. c. 1/2

Le résidu inflammable brûle avec la même flamme que le gaz de A.

Les proportions de CO^2, H et CH^4 sont sensiblement les mêmes que dans A.

Pas d'H^2S.

Traitement : frictions sur tout le tronc avec pommade à la pilocarpine (méthode de M. H. Mollière) et enveloppement ouaté. Alimentation réduite à 1 litre de lait et 1 litre de bouillon maigre.

1er *juillet*. — Amélioration : vomissements n'ont plus reparu depuis l'entrée ; appétit revient.

L'albumine diminue dans l'urine.

12 *juillet*. — Guérison prochaine : état général bon ; le

malade se lève et se promène. Albumine réduite à 0gr.50 par litre.

15 juillet. — Brusquement, à la suite de l'ingestion de vin et d'aliments apportés du dehors, attaque d'hémiplégie droite avec hémianesthésie, aphasie.

Albumine = 2 gr. par litre.

Urine un peu moins abondante.

18 juillet. — Amélioration manifeste ; aphasie a disparu.

La famille du malade veut l'emmener. Les troubles gastriques n'existent plus.

OBSERVATION XVI (personnelle)

Service de M. le docteur Drivon

Tabes. — Crises gastriques. — Fermentations faibles.

P..., Claude, 52 ans, voiturier. Salle Saint-Bruno n° 22. Entré le 10 mars 1896.

Aucun antécédent héréditaire.

Bonne santé habituelle. Un peu alcoolique. Nie la syphilis. Sa femme est bien portante, n'a pas fait de fausse couche, a quatre enfants en bonne santé.

Début des accidents tabétiques au commencement de 1894 ; vers juin de la même année apparurent les crises gastriques.

Actuellement symptômes ataxiques nets : douleurs fulgurantes moins violentes qu'autrefois, crises vésicales, crises gastriques assez fréquentes ; ataxie des membres inférieurs ; perte du sens musculaire ; conservation de la force ; signes de Romberg, de Westphall, d'Argyll Robertson ; diminution de la vue, atrophie papillaire.

Le malade vient à l'hôpital surtout pour ses crises gastriques, qui depuis plusieurs mois se renouvellent fréquemment ; gonflement à l'épigastre, ballonnement du ventre, douleurs intolérables, sensation d'étouffement ; enfin vomissements d'abord muqueux et verdâtres, puis alimentaires et sanguinolents ; pendant quelques jours, intolérance gastrique absolue, le malade vomit immédiatement tout ce qu'il prend, même le champagne glacé. Il se rétablit ensuite peu à peu ; et, entre les crises, la fonction stomacale est complètement normale.

Traitement : injections de Brown-Séquard ; suspensions quotidiennes.

9 avril. — Jusqu'à ce jour, le malade se sentait légèrement amélioré. Mais il vient de prendre une crise gastrique, à la suite de laquelle il a vomi 250 cent. c. environ d'un liquide clair, filant, tenant en suspension quelques résidus alimentaires variés ; odeur non désagréable. Ce vomissement filtre assez lentement, et donne un liquide limpide, dont l'analyse montre :

Réaction de Gunzbourg nulle
—　　　　vert brillant faible
—　　　　Uffelmann très faible
Acidité totale — 1,60 $^{0}/_{00}$

22 avril. — Crise gastralgique intense vient de durer quarante-huit heures avec anorexie absolue, quelques aigreurs, éructations fades ; vers la fin de la crise, plusieurs vomissements un peu verdâtres, très filants, avec des débris alimentaires ; pas de sang. Pas de signes objectifs du côté de l'estomac.

Essai de fermentation

150 cent. c. de la portion la plus épaisse du vomissement.
Après 48 heures, 22 cent. c. de gaz dégagés :

$CO^2 = 15$ cent. c. 4
$H \quad = \quad 6$ cent. c. 5
Pas d'H^2S.

1er mai. — Quittant le service de M. Drivon à la fin du semestre, nous n'avons plus suivi le malade.

OBSERVATION XVII (personnelle)

Service de M. H. Mollière

*Tuberculose. — Phénomènes gastriques. — Vomissements.
— Fermentations assez fortes.*

V..., Louise, 22 ans, dévideuse. Sainte-Marie, nº 31. Entrée le 9 juin 1896.

Dans ses antécédents, on note une sœur morte à 18 ans de phtisie ; un frère a eu une bronchite à l'âge de 7 ans et tousse toujours un peu.

Personnellement, la malade eut la coqueluche, la rougeole ; méningite tuberculeuse à l'âge de 16 ans.

Depuis un an environ elle présente des symptômes pulmonaires, avec phénomènes généraux habituels (fièvre, sueurs, amaigrissement, etc.); parfois vomissements après la toux.

A son entrée on constate : induration très nette du sommet gauche; infiltration et début de ramollissement du sommet droit.

Au début de juillet 1896, la malade se plaint de digestions pénibles, se faisant avec lenteur; sensations de pesanteur; nombreuses régurgitations aigres, acides, quelques éructations non fétides; puis vomissements. Selles régulières. Appétit diminué. L'examen de la région stomacale ne dévoile rien de particulier, à part une légère distension et un peu de dilatation.

6 juillet. — Vomissements formant une boullie épaisse, filante, avec de nombreux débris d'aliments, 300 cent. c. Séparation en trois couches.

Filtrant lentement; liquide filtré limpide, un peu jaunâtre, odeur rance.

L'analyse donne :

    Réaction de Gunzbourg nulle.

        —   vert brillant très faible

        —   Uffelmann positive

        —   biuret très faible

    Acidité totale $= 2\ ^0/_{00}$.

Essai de fermentations n° 1 :

150 cent. c. non filtrés sont mis à l'étuve.

Après 24 heures : 95 cent. c. de mélange gazeux.

        $CO^2 = 79$ cent. c. 2

          $H = 15$ cent. c. 8

        Mélange non inflammable

        Pas d'H^2S.

10 juillet. — Mêmes phénomènes persistent. Presque tous les jours, vomissements.

Essai de fermentations n° 2 :

Ballon *A :* 100 cent. c. non filtré

    —   *B :* 100 cent. c. $+$ salicylate de soude 0 gr. 05.

En *A*, 54 c. c. de gaz.	En *B*, 8 c. c. de gaz
$CO^2 = 32$ c. c. 4	dont $CO^2 = 80\ ^0/_0$
$H\ \ = 21$ c. c. 6	Pas d'H^2S
Pas d'H^2S	

15 juillet. — Amélioration : sensations pénibles stomacales diminuent, vomissements ont disparu, appétit revient.

Fin juillet. — Amélioration persiste ; les phénomènes gastriques n'existent plus ; les signes pulmonaires s'atténuent également.

Fin août. — La malade quitte l'hôpital très améliorée, sans avoir présenté de nouveaux troubles stomacaux.

OBSERVATION XVIII (personnelle)

Service de M. le docteur Drivon

Tuberculose pulmonaire, — Troubles gastriques. —
Vomissements. — Pas de fermentations.

B..., Athanase, 42 ans, chenilleur. Salle Saint-Bruno, n° 13.
Entré le 10 mars 1896.

Présente des phénomènes pulmonaires depuis dix-huit
mois. A son entrée, on constate des signe avancés aux deux
sommets, en avant et en arrière, et plus marqués à droite
(gargouillement, souffle cavitaire, etc.).

Pas de phénomènes gastriques ; appétit relatiement bon.

Jusqu'à la fin d'avril, on note une légère amélioration.
Mais le 27 avril, le malade raconte que, depuis quatre ou
cinq jours, il vomit régulièrement tous les soirs, au momen
de se mettre au lit, c'est-à-dire deux heures et demie environ
après le repas du soir ; vomissements se font très facilement, sans efforts, sans avoir été précédés d'aucun phénomène pénible ou douloureux du côté de l'estomac ; pas de
régurgitations, pas d'éructations. Les vomissements sont constitués par les substances alimentaires prises au repas du
soir, surtout des débris de viande. L'examen de la région
préstomacale est complètement négatif : pas de dilatation,
pas de tympanisme exagéré, etc.

L'analyse du liquide filtré de ces vomissements nous
révèle un chimisme à peu près normal ; il y a en effet une
légère diminution de l'acidité totale (1,5 $^0/_{00}$).

Le 28 avril ayant recueilli 160 cent. c. d'un vomissement
semblable aux précédents nous avons fait un essai de fermentations : 80 cent. c du liquide non filtré dont mis à

l'étuve, dans un de nos ballons ; après, trois jours il n'y a ancune production gazeuse ; après le cinquième jour seulement, quelques centimètres cubes de gaz étaient produits, et après le sixième. nous avions obtenu 7 cent. c. d'un mélange gazeux, dont 6 cent. c. étaient CO_2.

Dans un ballon comparatif, nous avions ajouté 0 gr. 02 d'acide salycilique à 80 cent. c. du même contenu non filtré ; après le sixième jour, nous n'avons trouvé que quelques bulles gazeuses (1 cent. c. environ).

Les vomissements ne se sont plus montrés un jour ou deux après, et depuis le malade n'a plus vomi.

A quitté l'hôpital fin mai, légèrement amélioré.

CHAPITRE V

―――

Phénomènes pathologiques déterminés chez les hystériques par les gaz au niveau de l'estomac.

Souvent les maladies de divers organes autres que l'estomac et plusieurs maladies générales ont un certain retentissement sur les fonctions gastriques, et sont capables de réaliser les conditions favorables aux fermentations secondaires et à la production de gaz. Les affections du système nerveux, organiques ou névrosiques, peuvent avoir la même influence, et cela d'autant mieux que la sécrétion et la motricité gastriques sont soumises directement à l'action du système nerveux; les troubles de ces deux fonctions sont très fréquemment dues aux troubles de l'innervation. Un spasme du pylore, s'il se renouvelle fréquemment, s'il se prolonge un certain temps, finit par déterminer de la dilatation. L'atonie, la dilatation s'observent souvent chez les neurasthéniques. L'hystérie, le tabes, la sclé-

rose en plaques, la paralysie générale sont capables
de provoquer des phénomènes d'hypersécrétion et
d'hyperchlorhydrie secondaires, pouvant être suivis
de fermentations gastriques. La gastroxynsis de
Rossbach donnerait aussi les mêmes résultats. L'hypo
et l'anachlorhydrie peuvent également être d'origine
nerveuse, survenant chez les hystériques, les neurasthéniques.

Certaines affections nerveuses sont donc susceptibles
de déterminer des troubles gastriques fonctionnels, à
la suite desquels se réalisent les conditions favorables
aux fermentations.

Il n'est pas rare en effet d'observer chez ces malades
les symptômes provoqués par celles-ci. Ces troubles
stomacaux, assez fréquents chez les hystériques, ont
été étudiés sous le nom d'hystérie gastrique, principalement par Deniau (1883), G. de la Tourette (1895),
R. Verhoogen (1896). De plus, il peut y avoir conco-
mitance. « Il ne faut pas oublier en outre que les hystériques ne sont pas exempts des affections, autres que
la névrose, capable de déterminer la formation exagérée de gaz dans l'intestin » (G. de la Tourette). Ainsi
donc les hystériques, comme les dyspeptiques ou
d'autres malades, ont des gaz pathologiques stomacaux
par le même procédé : troubles gastriques, dilatation,
insuffisance motrice, stagnation.

Mais nous retombons ainsi dans le chapitre précédent : c'est en effet l'histoire des fermentations
gazeuses dans des estomacs pathologiques, quelle que

soit la cause des phénomènes morbides que ceux-ci présentent.

Aussi n'est-ce pas la question que nous nous proposons d'étudier dans ce chapitre. Chez les nerveux, en effet, principalement chez les hystériques, plus exceptionnellement chez les neurasthéniques ou dans d'autres névroses, on peut observer, en dehors de tout trouble gastrique, et de tout processus de fermentations, des phénomènes particuliers déterminés par la présence de gaz, que ceux-ci soient rejetés ou accumulés dans l'estomac. Disons de suite que les causes de ces phénomènes résident presque uniquement dans la production de deux des principales manifestations de l'hystérie, les spasmes et les paralysies, passagères ou plus ou moins permanentes. Ces phénomènes sont l'éructation simple, l'aérophagie, la tympanite.

Eructations hystériques. — Chez les hystériques, en dehors de tout trouble des fonctions stomacales, on peut voir survenir, à intervalles plus ou moins longs, des sortes d'accès d'éructations, d'intensité et de durée variables, et présentant l'allure des manifestations hystériques, apparition à tout moment de la journée ou de la nuit, indépendamment de l'alimentation et des repas, se répétant sous forme d'accès plus ou moins fréquents, soit spontanément, soit sous l'influence d'une cause provocatrice variable, cessant enfin brusquement.

Des cas semblables, quoique peu fréquents, ont été

signalés depuis longtemps sans avoir été convenablement interprétés. « Les anciens auteurs décrivaient
à la suite d'Hippocrate, sous le nom de *morbus ruc_
tuosus*, un état maladif dont le principal symptôme
était l'émission fréquente d'éructations..... Quelques-
uns (de ces faits) paraissent bien être des exemples
d'éructations névropathiques. » (Pitres, 1895). Telles
sont les observations de Petrus Borellus, Jœschke,
J.-P. Franck, de Haen, Henoch.

L'intensité et la durée des accès sont très variables,
aussi croyons-nous devoir faire une division : tantôt
on constaté une éructation simple ou une série de
quelques éructations, tantôt ce sont de véritables
accès pouvant durer une heure ou plus.

Parfois certains sujets [présentent brusquement un
rejet bruyant de gaz par la bouche ; cette éructation
unique ou répétée à deux ou trois reprises, émet des
gaz inodores et sans aucune saveur ; elle se fait subitement, sans troubles prémonitoires et sans aucun symptôme pénible pour le malade ; elle n'est suivie d'aucun
phénomène. Un accès de colère, une frayeur vive, la
pression du doigt en certains points du tégument,
provoquent son apparition ; une excitation portant
sur la muqueuse gastrique peut produire le même
effet ; c'est ce que nous avons constaté dans l'observation que nous rapportons (*Obs. XIX*) : presque tous
les matins, à jeun, la première cuillerée d'aliment
liquide ou solide ingéré était immédiatement suivie
de deux ou trois éructations simples. Bardet (1894)

signale la même cause provocatrice, « sans déglutition, à vide, uniquement par l'irritation que produit l'ingestion d'une quantité légère d'eau ou d'aliments ». Dans ces conditions « l'estomac peut instantanément produire des gaz »; or aucune fermentation ne pouvant fournir aussi rapidement un dégagement de gaz, Bardet l'attribue à l'osmose gazeuse. Nous croyons simplement que, dans le cas particulier d'éructations très nombreuses et peu abondantes, les causes provocatrices ont déterminé un ou plusieurs spasmes de la tunique musculaire de l'estomac, spasmes qui ont chassé brusquement, par l'œsophage et la bouche, tout ou partie du mélange gazeux contenu physiologiquement dans l'estomac.

OBSERVATION XIX (personnelle)

Hystérie. — Grandes crises. — Hématémèses périodiques, — Eructations hystériques.

Cost..., Michel, 45 ans, employé, né à Lérida (Espagne). Salle Saint-Bruno, n° 13. (Service de M. le Dr Drivon). Entré le 18 décembre 1895.

Pas d'autres antécédents héréditaires qu'une névropathie extrême de sa mère vivante et bien portante, qui pendant le courant de toute sa vie a pris de grandes crises d'hystérie, relativement fréquentes.

Lui-même a toujours été bien portant, quoique très nerveux, et d'un caractère un peu emporté. Vers l'âge de

40 ans, à la suite de forts ennuis familiaux et pécuniaires, les phénomènes nerveux s'accentuèrent, et le malade prit de grandes crises typiques d'hystérie.

Depuis ce moment apparaît régulièrement tous les vingt-cinq ou trente jours, une grande crise, accompagnée d'un vomissement abondant de sang rutilant. Pendant les quelques jours qui suivent, le malade est anémié, faible, abattu, il a perdu l'appétit. Puis la santé revient, et en dehors de ces moments, on ne note spécialement aucun trouble gastrique.

A son entrée, le malade vient d'avoir, quelques jours auparavant, une crise avec hématémèse. Il est pâle, éprouve une lassitude générale, mais a conservé son embonpoint. Il ne signale absolument aucun phénomène gastrique ; il a bon appétit, la digestion n'est accompagnée d'aucun symptôme pénible ; selles régulières. A l'examen de l'abdomen, on ne constate rien d'anormal.

Nous avons noté : diminution marquée de la sensibilité, au tact et à la douleur, dans toute la moitié droite du corps ; sur le tronc, cette anesthésie est très exactement et très nettement limitée à la ligne médiane ; anesthésie pharyngee et conjonctivale ; pseudo-ovarie ; hyperesthésie testiculaire ; rétrécissement du champ visuel, plus marqué à gauche.

Exagération des réflexes rotuliens.

Tremblement des mains assez marqué.

Le malade raconte que, depuis plusieurs mois, presque tous les matins, dès la première cuillérée d'aliments qu'il prend au petit déjeuner (ordinairement café au lait), il présente quelques éructations brusques successives, ne s'accompagnant d'aucun autre symptôme, après quoi il continue à manger sans présenter le même phénomène. Nous l'avons observé plusieurs fois, et nous avons été témoin de ces éructations simples, trois ou quatre successives, qui se font sans aucune peine ni douleur ; elles sont complètement inodores ; le malade dit qu'elles sont sans saveur. Nous n'avons noté chez notre malade aucun trouble gastrique, ni subjectif, ni objectif.

Sortie volontaire du malade, pour affaires de famille, le 9 janvier 1896, avec un état général meilleur, sans qu'il eût présenté les grandes manifestations ordinaires de son hystérie.

Dans d'autres cas, au contraire, les éructations apparaissent sous forme d'accès d'une durée plus longue. Le phénomène est semblable au précédent, mais ici les éructations se succèdent tantôt à intervalles relativement éloignés, tantôt à intervalles très courts, presque sans interruption, pouvant se continuer ainsi pendant un temps assez long, parfois plusieurs heures. Les accès se font sans effort et ne sont le plus souvent pas douloureux ; quelquefois ils provoquent une sensation pénible et fatigante par leur répétition. Notons expressément l'absence de tout symptôme digestif ; cependant si ces phénomènes se reproduisent fréquemment et pendant longtemps, ils peuvent provoquer à la longue quelques troubles dans le fonctionnement normal de l'estomac.

Comme dans le premier cas, on peut attribuer ces accès d'éructations à une suite de spasmes brusques de la tunique musculaire gastrique. Mais ici la quantité des gaz normaux de l'estomac n'est plus suffisante pour permettre le nombre des éructations et l'abondance des gaz éructés.

Quelle est alors leur origine ?

Eliminons immédiatement les fermentations gazeuses : l'estomac est sain, les fonctions gastriques sont normales. Les gaz éructés, sans odeur, sans saveur, non accompagnés de régurgitations aigres, n'ont pas les caractères des gaz de fermentations ; leur abondance en un temps relativement court exclut aussi cette idée.

De nombreux auteurs ont admis l'origine vasculaire de ces gaz ; il y aurait exhalation ou sécrétion des gaz à la surface de la muqueuse, ou bien osmose gazeuse ; ces phénomènes se produiraient même à l'état normal et seraient la source d'une partie des gaz normaux de l'estomac (*voir chap. II, p. 27*). C'est l'opinion de Baumès (1832), A. Latour (1846), Bayard (1862), Fonssagrives (1866), Ripoll (1866), Willième (1868), Leven (1877), Damaschino (1880), Hirtz (in Jaccoud 1880) Coutaret (1890), Bardet (1894) ; Dieulafoy (1895) admet aussi une véritable sécrétion gazeuse chez les hystériques. Tous citent, à l'appui de leur manière de voir, l'expérience de Magendie, et les modifications que subit le mélange gazeux stomacal par absorption de l'oxygène dans le sang et le rejet d'acide carbonique. Nous avons vu (page 29) que Brinton, réfutant l'expérience de Magendie, que G. Sée, Ewald, s'appuyant avec lui sur les données analytiques de plusieurs physiologistes, trouvent que les gaz renfermés dans le sang sont dans des proportions différentes de celles qu'ils ont dans le mélange éructé ; tandis que celui-ci a, sensiblement, les mêmes éléments, en même proportion, que l'air atmosphérique, dans le sang la teneur en acide carbonique est beaucoup plus faible, 4 à 5 pour 100 en volume d'après Strassburg ; il faudrait alors admettre une différence considérable dans les vitesses de passage des différents gaz des capillaires de la muqueuse dans la cavité gastrique. D'autre part le sang fournirait-il une abondance de gaz exhalés telle que des éructations puissent se produire pendant un temps relativement long ? Enfin « les gaz, provenant des éructations, ont à très peu de chose près la même composition chimique que les gaz expirés, et une quantité un peu moins élevée d'acide carbonique. Ils diffèrent au contraire notablement des gaz formés dans l'estomac ou y ayant longtemps séjourné. » (Pitres.)

Aussi voyons-nous Verhoogen prétendre que cette idée « constitue une simple supposition dont l'exactitude n'a en tout cas jamais été établie », et pouvons-nous conclure, avec Bouveret, que « à coup sûr, ils (les gaz) ne sont pas sécrétés par la muqueuse gastrique ».

Il n'est d'ailleurs pas nécessaire, d'après Pitres, de chercher un mécanisme aussi compliqué, pour se rendre compte de la pathogénie des éructations hystériques. Il conclut en effet, de l'analyse des gaz éructés, que ceux-ci « ne sont pas autre chose que de l'air atmosphérique légèrement modifié par la respiration pulmonaire ou par un contact peu prolongé avec les tissus vivants ».

Ainsi donc l'origine des gaz éructés, dans les cas que

nous avons en vue, est l'air extérieur, qu'il soit emmagasiné un certain temps dans la cavité gastrique, pour
être rejeté en plus grande quantité à la fois, ou qu'il
soit expulsé peu après sa pénétration.

Cette pénétration, du reste, se fait de plusieurs façons
dont une des plus intéressantes est la déglutition involontaire.

Aérophagie hystérique. — Nous avons vu (page 21),
la possibilité, chez un sujet de bonne santé, de la
déglutition volontaire d'air atmosphérique. Chez les
hystériques, le même phénomène peut se produire,
indépendamment de la volonté, sous l'influence de leur
névrose. L'air, ainsi dégluti, peut être rejeté immédiatement par des éructations bruyantes, ou bien il s'ac-
cumule dans l'estomac pour être expulsé plus tard, en
bloc, par une série d'éructations.

Divers auteurs avaient observé des faits semblables.
Luton (in Jaccoud, 1870) écrit : « Ce symptôme (flatulence) acquiert parfois des proportions inaccoutumées.
Chez certains névropathiques et principalement chez
quelques hystériques, les renvois gazeux sont incessants. Ils constituent alors un accident fort importun,
et qui se manifeste aussi bien dans l'intervalle des
repas que pendant la période digestive. Il n'est guère
douteux qu'ils ne doivent dans ce cas leur origine à
l'air dégluti, car on entend aussi bien le bruit que fait
leur pénétration daas l'œsophage que celui de leur
sortie, et on ne pourrait s'expliquer autrement leur
excessive abondance. »

« Les éructations, dit Willième (1868), très nombreuses et très rapides chez certaines personnes, qu'on pourrait attribuer à une production interne, ne sont souvent que des alternatives de déglutition et d'expulsion d'air asmosphérique. »

Pisrry (1871) dit que la déglutition d'air atmosphérique normale peut devenir pathologique, et il rapporte l'observation d'un officier de gendarmerie; celui-ci « avalait à chaque instant des masses d'air qui distendaient énormément l'estomac, causaient des douleurs, et un moment après, et heureusement pour le malade, des éructations excessivement bruyantes avaient lieu. »

Mais la déglutition involontaire de l'air atmosphérique a été étudiée en détail par Bouveret, qui a décrit (1891) les différentes phases et expliqué la pathogénie de ce phénomêne, auquel il a donné le nom d'aérophagie hystérique. Après l'observation qu'il a publiée dans la *Revue de Médecine*, Bouveret a observé trois autres cas semblables, chez des femmes.

Pitres (1895) relate deux observations (un homme et une femme); Obici (1895) en a rapporté un cas chez un dégénéré.

Nous-même avons pu examiner deux malades (hommes) dont nous donnons l'observation complète et qui présentaient cette manifestation morbide *(Obs. XX, XXI).*

L'air ainsi dégluti peut s'accumuler momentanément dans l'estomac (cas de Piorry) ; mais dans la plupart des observations, on a noté l'association des deux phénomènes, l'éructation suivant immédiatement la déglutition, l'air dégluti étant aussitôt rejeté.

Brusquement, soit spontanément, soit sous l'influence d'une cause provocatrice morale ou d'origine extérieure, le malade est pris d'une série d'éructations plus ou moins bruyantes ; chacune de celles-ci peut se décomposer en deux bruits séparés par un très faible intervalle, le premier très court, bref, le second plus prolongé et dû manifestement aux vibrations de l'extrémité supérieure de l'œsophage et du voile du palais ; ce dernier est le bruit de l'éructation simple. Au moment où se produit le premier bruit, la bouche est fermée, et il y a ascension brusque du larynx ; en même temps l'oreille placée sur la région stomacale, perçoit souvent une ou plusieurs petites bulles, éclatant dans la cavité gastrique avec un timbre amphorique ; c'est la preuve de la déglutition de l'air. Puis le deuxième bruit se fait entendre, celui de l'éructation qui rejette l'air ingéré.

Ces phénomènes peuvent se succéder, sous forme d'accès, à intervalles très rapprochés ; on en compte 20, 30, jusqu'à 60 par minute. D'autres fois ils sont isolés et reparaissent après un temps plus ou moins long, une ou plusieurs minutes. Leur durée, très variable du reste, peut néanmoins se prolonger, et on voit des accès persister parfois pendant une journée. Ils disparaissent aussi brusquement qu'ils s'installent. Ils cessent pendant le sommeil ; mais les malades peuvent être subitement réveillés, un accès d'éructations se produit, puis le sommeil revient paisiblement.

Les gaz qui donnent lieu à ces phénomènes sont constitués par l'air atmosphérique, qui circule ainsi de la bouche à l'estomac et inversement.

On a toujours noté l'absence de troubles gastriques et l'intégrité à peu près complète de l'état général.

En somme il y a là deux phénomènes successifs et très rapprochés. C'est d'abord la déglutition d'un bol gazeux, produisant le premier bruit; si on empêche tout mouvement de déglutition, le phénomène cesse immédiatement, ce que l'on obtient par l'ouverture large de la bouche, par l'interposition d'un objet quelconque entre les arcades dentaires, en déprimant fortement la langue ; Bouchard (cité par Pitres) aurait obtenu de cette façon la guérison définitive ; Piorry a essayé un moyen qui a réussi chez son officier de gendarmerie, et qui consiste à comprimer le larynx à l'aide d'une cravate médiocrement serrée, « laquelle appliquant le cartilage thyroïde sur le pharynx et la colonne vertébrale, empêchait la déglutition de l'air ». Néanmoins, lorsque la maladie est déjà ancienne, quand les accès sont plus forts et se répètent fréquemment, ces moyens ne réussissent pas complètement; chez les malades que nous avons observés, très rapidement se produisaient des contractions brusques des muscles du pharynx, avec sensations très pénibles, un peu d'anxiété, et, malgré la prolongation de l'expérience, quelques éructations parvenaient à se produire difficilement.

Le second phénomène est l'expulsion de l'air dégluti, déterminant le bruit vibratoire de l'éructation.

Fréquemment, l'air dégluti n'est pas emporté jusque dans l'estomac, et on n'entend pas toujours le bruit des bulles éclatant dans la cavité gastrique. La déglutition a fait pénétrer l'air dans l'œsophage, d'où il a été rejeté. On pourrait donc distinguer une éructation œsophagienne et une éructation stomacale ; mais en clinique le phénomène est absolument le même.

Le rôle essentiel dans la production de ce phénomène doit être attribué aux muscles pharyngiens ; c'est un « spasme clonique du pharynx » (Bouveret). L'estomac a un rôle secondaire ; il y a spasme des tuniques musculaires gastriques, qui détermine l'éructation, de même que les contractions spasmodiques de l'œsophage chassent l'air arrêté dans sa cavité. « L'éructation, dit Obici, a sûrement son origine dans les contractions antipéristaltiques de l'estomac s'exerçant sur l'air dégluti. » Pitres résume la pathogénie en disant : « Ces éructations sont dues tout simplement à des spasmes musculaires, systématiquement harmonisés de façon à provoquer alternativement la déglutition et l'expulsion de quantités plus ou moins grandes d'air atmosphérique. »

OBSERVATION XX (personnelle)

Service de M. le docteur Drivon

Esprit faible. — Manie de la persécution. — Hallucina-
tions multiples. — Hystérie. — Aérophagie.

L..., Joseph, 33 ans, sabotier. Saint-Bruno n° 40. Entré le
19 décembre 1895.

Père mort à 77 ans, était un peu nerveux ; marié deux fois
n'eut pas d'enfants de son premier mariage. Sa deuxième
femme est la mère de notre malade ; vivante, assez bien
portante, a quelques douleurs vagues dans les membres ;
caractère triste ; très nerveuse pleure facilement ; jamais de
crises.

Un oncle paternel, mort il y a une vingtaine d'années ;
avait perdu la raison à la suite de pertes d'argent et de
mauvais traitements ; ne fut pas enfermé, était inoffensif.

Notre malade est le septième enfant de la famille. Un de
ses frères est mort en bas âge; un autre mort subitement à
l'âge de 41 ans. Trois frères et une sœur bien portants. La
sœur est un peu nerveuse ; a eu neuf ou dix enfants, dont
cinq vivants ; aucun ne présentant de manifestations nerveuses.

Pas de consanguinité.

Le malade dit avoir été toujours bien portant, quoique
peu gros. A été ajourné deux fois au service militaire, à la
suite d'une bronchite ; puis il a fait deux ans de service
à Nancy, sans être malade. Il voyagea ensuite dans son pays
(Puy-de-Dôme) exerçant son métier de sabotier ; eut une
typhoïde légère et une fluxion de poitrine et enfin s'établit
à son compte en février 1894.

A ce moment, santé excellente ; poids 68 kilos ; ne ressentait plus sa bronchite, ne toussait pas ; vivait seul, faisait lui-même son ménage et se nourrissait assez bien, gagnant 4 à 6 francs par jour. Pas d'alcoolisme.

Vers le mois de mai 1894 commencèrent à naître les idées de persécution, qui s'accentuèrent rapidement : d'abord moqueries de ses voisins, puis complots contre lui, vols à ses dépens, tentatives d'empoisonnement, coups de feu dirigés sur lui ; ses réclamations au maire restèrent sans réponse.

Un dimanche de juin 1894, assistant à la messe, il ressentit brusquement sans cause occasionnelle apparente, un violent mal de tête, avec bourdonnement et sifflement d'oreilles, éblouissements, « il avait un grand feu dans la tête..., les cheveux lui faisaient très mal ; il était poussé à chanter malgré lui ; il était comme s'il allait perdre la tête ». Pas de perte de connaissance, pas de chute. Il se tint assis et attendit le départ des fidèles pour rentrer chez lui. Cet état persista jusque dans le courant de l'après-midi ; profitant d'un moment d'accalmie, il est allé se baigner, et revint à peu près guéri, ne conservant qu'un peu de fatigue. Les jours suivants, il put travailler, mais chaque jour des crises semblables reparurent, moins fortes, calmées par des aspersions froides sur la tête et le visage, ou par de grands bains froids. Ces crises douloureuses s'aggravèrent progressivement, et retentirent sur l'état général : irritation extrême, perte de sommeil, hallucinations, cauchemars. Les idées de persécution avaient pris aussi plus d'importance.

Au mois de septembre 1894, ces symptômes se compliquèrent de bouffées d'air, de « vents », qui se précipitaient sur son visage, s'engouffraient dans son nez et dans sa bouche, et augmentaient considérablement ses souffrances ; ce phénomène était ordinairement suivi d'éructations très bruyantes ; parfois les éructations ne se produisaient pas mmédiatement, le malade avait du gonflement très pénible de l'abdomen, calmé par l'expulsion des gaz.

L'état s'aggrava continuellement, et en décembre 1894 le malade ne pouvait plus travailler ; perte d'appétit, amaigrissement, perte des forces, fatigue extrême; pas de grandes crises avec perte de connaissance ; les crises douloureuses se répétaient fréquemment, le jour et la nuit, empêchant le sommeil, avec des sensations pénibles de bouffées d'air au visage et des éructations ; aucune cause occasionnelle apparente ; parfois ces crises étaient si violentes que le malade partait dans la campagne « comme un fou » en se tenant la tête entre les mains, ayant des éructations très bruyantes, parfois poussant des cris et se roulant à terre. Vers cette époque, il fut témoin à l'église d'une crise épileptique, qu'il revoyait fréquemment, le réveillant pendant la nuit et déterminant parfois des crises douloureuses et des éructations.

Au début, les « vents » qui s'engouffraient dans son nez et sa bouche et qu'il éructait, n'avaient aucune odeur et ne déterminaient aucun phénomène gastrique, si ce n'est des sensations pénibles de ballonnement lorsqu'ils n'étaient pas expulsés immédiatement.

Plus tard le malade leur trouva une odeur et un goût mauvais, « des odeurs de chiens », dit-il, et ils provoquaient parfois des vomissements ; ils déterminaient aussi de violentes douleurs dans les membres et dans la tête, que le malade compare à une brûlure intérieure et à des coups de marteau, des coups de lance.

En janvier 1895 état général très mauvais ; très fatigué, amaigri, ne mangeant pas, ayant toujours ses douleurs de tête et ses éructactions, le malade resta au lit |pendant plusieurs semaines, avec du délire. Ses parents le firent entrer, sans le prévenir, à l'asile Sainte-Marie, à Clermont-Ferrand, où « il se fit remarquer par son urbanité et son empressement à se rendre utile » nous a écrit le docteur Hospital, médecin en chef de l'asile ; étant « inoffensif, et en état de gagner sa vie » on le laissa partir un peu amélioré.

A partir de ce moment, ne pouvant être gardé par aucun de ses parents, il se lança sur la grande route, et vint, errant de tous les côtés, chercher à se faire admettre dans les hôpitaux de Clermont, de Lyon, puis de Clermont, de Montpellier, d'où on l'expédia à Lyon. Il raconte avoir beaucoup souffert pendant tout ce temps, surtout pendant les mois de juillet, août et septembre, ne pouvant travailler, vivant comme il pouvait de ce qu'on lui donnait, et couchant le plus souvent au milieu de la campagne.

A l'hôpital de Clermont-Ferrand on lui fit cinq ou six lavages d'estomac qui l'ont, dit-il, amélioré.

Actuellement (décembre 1895) le malade au premier abord paraît n'avoir pas toute sa raison : il parle, avec volubilité et insistance, de « ces vents qui se précipitent dans le nez et la bouche, lui gonflent la tète, font tourner ses yeux, et le rendent comme idiot ; parfois ils provoquent des tourbillons devant sa figure, ou bien arrivent toujours du même côté, lui apportant des infections de chiens ».

Intelligence médiocre ; sait à peine écrire et lire son nom. Il semble honnète et avoir fait toujours scrupuleusement son travail. Ne s'est fait remarquer par aucun fait au service militaire, n'a eu que seize jours de salle de police. Après avoir quitté le régiment, il s'est perfectionné lui seul dans son métier de sabotier ; auparavant il ne faisait que le gros travail, l'évidement ; pour s'établir à son compte, il s'est appris à finir les sabots prêts à être livrés. Habitant seul il savait très bien se tirer d'affaire, calculer ses intérêts, régler son argent ; s'était acheté un petit mobilier et faisait des économies, qu'il a dû dépenser au commencement de as maladie. N'est pas marié ; vie génitale nulle ; nie la masturbation. Quelques pratiques religieuses.

Le malade raconte toute sa vie avec des détails assez précis, ne s'égare pas dans les dates, et cause assez raisonnablement, si l'on veut bien ne pas tenir compte de certaines expressions et de certains mots entendus dans les divers hôpitaux qu'il a fréquentés, et qu'il ne manque pas de dénaturer effroyablement.

Les idées de persécution persistent ; il se rappelle avec un peu d'énervement toutes les persécutions auxquelles il était en butte ; les « vents » et les éructations qu'il présente actuellement sont déterminés, dit-il, par la méchanceté de quelques habitants de son pays, qui veulent le faire souffrir.

Hallucinations multiples, visuelles, auditives, génitales, de sensibilité générale, de l'odorat (« infections de chiens »), etc., parfois religieuses.

Le malade appelle immédiatement l'attention sur l'arrivée de « vents » en plein visage, suivie d'éructations plus ou moins sonores. Le phénomène se reproduit fréquemment sans aucune régularité, tantôt isolément avec des intervalles variables, tantôt consécutivement par séries, par sortes d'accès. Souvent il se produit sans aucune cause apparente, d'autres fois les séries d'éructations sont provoquées par la pression en un point quelconque du tégument, par des contractions musculaires volontaires et un peu fortes, par la flexion des segments de membres, par la flexion du tronc sur les cuisses ; on note deux points dont la pression détermine des éructations plus bruyantes et plus fréquentes, ce sont la région antérieure du larynx et la région de l'occiput. La pression en ces divers points ne réveille d'ailleurs aucune douleur. Pendant la conversation, les éructations sont moins fréquentes, mais par moments le malade est obligé de s'arrêter, a deux ou trois éructations successives, et continue la phrase commencée. Pendant la nuit, le malade ordinairement dort bien, mais il est de temps en temps réveillé brusquement, présente une série d'éructations abondantes, puis reprend

P. VAUTHEY.   19

son sommeil. Ce phénomène s'accompagne, dit le malade, de sensation d'air au visage, dans le nez et la bouche, puis de gonflement, de distension dans la tête, le thorax et l'abdomen, avec douleurs générales vagues. Parfois l'éructation ne se produit pas, il y a du ballonnement, de la gène abdominale, soulagée par l'expulsion de l'air.

Si l'on examine le malade pendant la production de ce symptôme, on observe au début une ascension du larynx comme pour la déglutition ordinaire, et au même moment l'oreille appliquée sur la région stomacale perçoit deux ou trois grosses bulles éclatant dans la cavité gastrique avec un timbre élevé ; puis immédiatement on entend le bruit de l'éructation, pendant que le larynx s'abaisse. Toutes les fois que nous avons examiné le malade, nous avons entendu les bulles d'air éclatant dans l'estomac.

Si l'on fait maintenir la bouche du malade ouverte, les éructations sont bien moins fréquentes, mais à un certain moment on remarque des contractions du côté du cou et du pharynx et peu après le malade est obligé de fermer la bouche pour avoir deux ou trois éructations successives.

Un bouchon placé entre les dents, un abaisse-langue, n'arrêtent pas complètement les éructations.

Les gaz rejetés par les éructations sont ordinairement inodores ; quelquefois ils apportent l'odeur des aliments ingérés, ou bien, plus rarement, ont une odeur désagréable rappelant celle des fermentations stomacales. Le malade dit qu'au début ces « vents » étaient sans odeur; mais que parfois, depuis un certain temps, ils ont un goût et une odeur infects (« infection de chiens »), d'autres fois ils sont plutôt agréables, sucrés, ou bien rappellent le lait, le vin qu'il a absorbé peu auparavant.

A plusieurs reprises, nous avons remarqué, au moment même où se produit le phénomène de déglutition et d'expulsion d'air, des spasmes convulsifs dans les muscles de la moitié gauche du cou, qui inclinent et tournent la tête à gauche. Ainsi, le malade croit sentir l'air se précipiter sur son visage et s'engouffrer dans son nez et dans sa bouche, et au même moment sa face est tournée du côté gauche, puis l'éructation se produit : ce fait explique pourquoi le malade prétend que « les vents viennent toujours du même côté, du côté gauche ». Il dit aussi avoir presque continuellement le cou raide et la tête attirée à gauche; il est obligé de faire effort pour la maintenir directe ou pour la tourner à droite.

Du côté du tube digestif, on ne découvre aucun trouble. Au moment de la période d'aggravation de la maladie, on avait noté de la perte d'appétit, quelques vomissements pendant les crises douloureuses; mais dans les périodes d'accalmie, il n'existait aucun trouble digestif. Actuellement le malade a bon appétit; mange très bien le régime de l'hôpital; il n'éprouve après les repas ni douleurs stomacales, ni pesanteur, ni gêne épigastrique; pas de régurgitations, pas de vomissements; selles normales. Il y a quelques jours pourtant, il dit avoir vomi abondamment, à jeun, pendant une forte crise d'éructations.

L'abdomen est souple, non douloureux; pas de tympanisme, pas de dilatation d'estomac; en temps ordinaire l'estomac n'est pas distendu par des gaz. Le malade dit cependant que parfois, après l'arrivée des gaz, il reste ballonné, avec sensation pénible de gêne, de tension épigastrique; c'est alors que par des contractions volontaires, en serrant fortement le poing, par exemple, il rejette, dit-il, ces « vents » et se trouve rapidement soulagé. Mais nous n'avons jamais constaté ce fait.

Le malade est un peu amaigri et se sent faible. Néanmoins la force musculaire est conservée; il n'y a pas d'atrophie.

La sensibilité est normale dans la moitié gauche du corps; hyperesthésie manifeste au contact et à la piqûre dans la moitié droite. Pas de zones hystérogènes. La pression un peu brusque sur toute la surface du tégument, mais surtout au niveau du larynx et de l'occiput, provoque les éructations.

Sensibilité plantaire normale. Aucun trouble de la marche ni de la station debout.

Réflexes cutanés normaux.

Réflexes rotuliens exagérés surtout à droite. Un peu de trépidation épileptoïde.

Parfois, au repos, contractions musculaires spasmodiques dans les membres; nous avons déjà noté les spasmes du cou. Une piqûre d'épingle un peu forte détermine parfois dans tout un membre quelques contractions spasmodiques, épileptoïdes, et de la contracture passagère.

Pas de tremblement des mains.

Du côté de la face, on note : à l'œil gauche, un tic qui se produit très fréquemment, consistant en un clignement spasmodique des paupières, et contraction brusque des muscles voisins de la joue; beaucoup plus rarement on l'observe à droite. Sensibilité conjonctivale nulle à gauche, à peu près normale à droite. Pas de strabisme; mouvements des globes oculaires normaux. — Acuité : à droite 1/2, à gauche 1/7. Fond d'œil normal. Pas de dyschromatopsie. Rétrécissement du champ visuel considérable à gauche, un peu moins à droite.

Rien du côté des lèvres ni de la langue. Anesthésie du voile du palais, de la luette, du pharynx. Le malade dit sentir vers le pharynx nasal une boule qui se gonflerait au moment des éructations.

Pas de bourdonnements, ni de tintements dans les oreilles. L'oreille gauche n'entend plus le bruit d'une montre à 2 ou 3 centimètres de distance, la droite à 10 ou 15 centimètres.

Rien au foie, au cœur, ni aux poumons.

Urines normales sans albumine.

Pas de température.

25 décembre 1895. — Etat général assez bon. Le malade se lève toute la journée, accusant seulement un peu de fatigue ; mange bien ; digestions bonnes.

Actuellement n'existent plus ces crises douloureuses dans la tête, accompagnées de cris. Le malade accuse uniquement des sensations de gêne, de malaise général, au moment de la déglutition d'air et de l'éructation. Dans le courant de la journée, un peu de céphalée, douleurs vagues dans les membres. Pendant la nuit surviennent quelquefois des crises d'éructations bruyantes ; mais ordinairement le malade dort bien.

27 décembre. — Repas d'épreuve d'Ewald.

On le retire une heure après, par expression ; on n'obtient d'abord qu'une petite quantité de liquide grisâtre, sans odeur, renfermant des débris de pain ; puis quelques vomissements rejettent un liquide mélangé de bile.

Les réactions de Gunzbourg et du vert brillant sont positives ; celle d'Uffelmann est négative.

Acidité totale $= 1,6425\ ^0/_{00}$

10 janvier 1896. — Contenu gastrique, après repas d'épreuve d'Ewald, donne intenses les réactions de Gunzbourg et du vert brillant.

Acidité totale $= 2, 9\ ^0/_{00}$
Pas d'acide lactique.

26 janvier. — Après repas d'épreuve d'Ewald, réaction de Gunzbourg positive, du vert brillant très positive ; acidité totale $= 2,99\ ^0/_{00}$. La réaction d'Uffelmann est négative.

Pendant le séjour du malade à l'hôpital, l'état général s'est très amélioré ; le malade a repris de l'embonpoint et des forces.

Malgré les traitements variés qui ont été faits à diverses reprises (douches froides, KBr, valériane, antispasmodiques, raisonnements) le symptôme aérophagie a persisté et existe encore ; il est peut-être un peu moins fréquent, moins fort et moins pénible pour le malade ; parfois il se passait une demi-journée sans qu'il eût lieu ; à d'autres moments il se produisait par séries plus longues et plus intenses. Les symptômes douloureux n'existent plus.

Tube digestif normal.

L'état mental du malade ne s'est pas davantage modifié. De temps en temps il a des hallucinations variées. Les sensations de bouffées de vent qui pénètrent et gonflent sa tête et ses yeux sont toujours les mêmes. La manie de la persécution subsiste également et aucun raisonnement ne peut le faire abandonner cette idée que ces « vents » sont envoyés par une ou des personnes qui lui ont juré du mal.

7 février 1896. — Le malade demande à quitter l'hôpital.

OBSERVATION XXI (1)

Service de M. le Dr H. Mollière

Hystérie. — Spasmes du pharynx. — Aérophagie. — Spasmes du larynx. — Aboiement.

Dep..., Denis, 28 ans, journalier. Salle Saint-Jean, n° 26. Entré le 19 août 1893.

Antécédents héréditaires : père mort subitement, peut-être par rupture d'un anévrysme ; mère bien portante, « méchante et vive », dit le malade, mais n'a jamais présenté ni crises de nerfs, ni aucune maladie nerveuse.

(1) Observation due à l'obligeance du Dr J. Roux qui l'avait recueillie pendant l'absence de M. H. Mollière, suppléé par M. le professeur agrégé Devic, médecin des hôpitaux.

Un frère en bonne santé. Quatre sœurs bien portantes ; l'une d'elles serait peut-être tuberculeuse.

Antécédents personnels : à dix-huit ans, attaque de rhumatisme articulaire aigu, n'ayant duré que quinze jours, sans manifestations cardiaques ; depuis, nombreuses attaques moins fortes.

Après dix-huit mois de service militaire, il est réformé pour bronchite spécifique ; il eut alors une pleurésie. A partir de ce moment il a continué à tousser presque continuellement, mais ses forces revinrent peu à peu et il put reprendre son travail. Jamais d'hémoptysies.

En d cembre 1892, séjour à l'hôpital Saint-Pothin ; traitement créosoté ; il en sort très amélioré, pour rentrer quinze jours plus tard à l'hospice de la Croix-Rousse.

Le 24 janvier 1893, sans qu'on puisse relever aucune cause occasionnelle, il fut pris subitement de l'affection pour laquelle il entre à l'Hôtel-Dieu.

Ce qui frappe dès l'abord du malade, c'est la production d'un bruit presque continuel, qui, par sa répétition, le rend très pénible à ses voisins. Ce bruit se compose de deux sons distincts, séparés par un court intervalle de deux secondes à peine ; le premier son, brusque, très court, d'un timbre sec, ressemble assez bien au bruit produit par le hoquet, mais moins fort. Le deuxième, plus fort, plus prolongé, d'un timbre plus sonore, paraît déterminé par la vibration du voile du palais, et ressemble au bruit d'une éructation gazeuse simple.

La production de ce bruit s'accompagne de certains mouvements du larynx : avant qu'on ne perçoive aucun son, le larynx subit d'abord un léger mouvement d'abaissement, assez brusque, très nettement perçu par le doigt appuyé sur le larynx ou la trachée ; il n'offre pas toujours la même étendue : dans une série de ces quatre ou cinq sortes d'éructations, le mouvement d'abaissement, d'abord peu étendu, acquiert de plus en plus d'amplitude, et il semble qu'il y ait à ce moment un léger mouvement inspiratoire. Au moment où se produit le premier bruit, le larynx se soulève brusquement, pour retomber pendant la production du deuxième bruit, s'abaissant même au delà de sa position normale.

Dans le cours de ces phénomènes, les muscles sous-hyoïdiens restent parfaitement flasques. Pendant le mouvement d'élévation, les muscles sus-hyoïdiens au contraire se contractent énergiquement ; une dépression brusque qu'on observe vers l'angle du maxillaire témoigne également d'une contraction spasmodique des muscles du pharynx.

Nous avons dit plus haut que le premier bruit ressemble à un hoquet ; il ne s'accompagne cependant d'aucune contraction des muscles inspirateurs, l'épigastre et les hypochondres restent immobiles. Mais après le second bruit, on perçoit à cette région un léger soulèvement, dû à un simple mouvement d'inspiration qui suit immédiatement cette sorte d'éructation.

La région épigastrique est soulevée par l'estomac qui paraît légèrement distendu, mais sans dilatation. A ce niveau l'auscultation fait entendre, mais rarement, une bulle à timbre métallique, venant éclater dans l'estomac peu après la production du premier bruit.

Lorsque ces phénomènes cessent de se produire pendant quelque temps, on perçoit parfois, immédiatement, de petites bulles qui éclatent dans l'oreille, comme si de l'air emprisonné dans l'œsophage ne trouvait à se faire jour vers l'estomac qu'à ce moment-là.

L'auscultation de l'œsophage dans le dos ne fait percevoir aucun bruit spécial.

La palpation de la région cervicale ne permet de constater qu'une chose : les mouvements de la trachée accompagnant ceux du larynx.

Ce bruit insolite se produit aussi bien dans l'inspiration

que dans l'expiration ; mais s'il se répète par série de quatre ou cinq, celle-ci est toujours immédiatement suivie d'une inspiration.

Si le malade parle pendant quelque temps, les éructations cessent ; mais lorsqu'il prolonge la conversation, elles reparaissent et l'obligent à s'arrêter.

Jamais il n'a éprouvé ce phénomène pendant la déglutition de liquides ou de solides.

Lorsqu'il maintient la bouche entr'ouverte, les éructations sont beaucoup plus rares. Elles cessent complètement si l'on place un bouchon de liège entre les arcades dentaires ; mais on détermine ainsi une forte sensation de malaise, et on voit la région sus-hyoïdienne se soulever à chaque instant par un commencement de mouvement de déglutition que la position de la mâchoire fait avorter. Mais si le malade serre le bouchon, il se produit une série précipitée et prolongée d'éructations qui semblent le soulager.

Le malade présente un certain nombre de stigmates hystériques : battement des paupières, anesthésie pharyngée, diminution de la sensibilité dans tout le côté gauche, pression douloureuse au testicule gauche ; champ visuel ne paraît pas rétréci.

Pas de troubles moteurs ni trophiques.

Pas de troubles intellectuels, si ce n'est un léger changement de caractère.

Les signes pulmonaires sont très peu accusés : dans la fosse sus-épineuse à droite, légère submatité, exagération des vibrations ; respiration un peu soufflante avec retentissement de la voix et de la toux, pas de râles.

Appétit conservé ; digestions sont devenues pénibles, en raison de ces éructations continuelles.

Rien au cœur.

Urines normales.

Le malade a fait à l'Hôtel-Dieu un séjour de deux ans

environ, pendant lesquels son état nous est décrit dans la note suivante, que M. H. Mollière a eu l'extrême obligeance de rédiger pour nous (1).

« Le nommé Dep... est resté dans mon service pendant plus d'une année. A son entrée, il présentait des phénomènes nerveux d'une forme bien singulière. Ils consistaient en une série de déglutitions suivies d'éructations, produisant un bruit continu absolument semblable au roucoulement du pigeon, à tel point que lorsqu'il commençait à le faire entendre, un essaim de ces oiseaux, attirés par cette sorte d'appeau venait se placer sur la corniche de la fenêtre qui avoisinait son lit.

« Ces spasmes bizarres se manifestaient surtout pendant la journée, parfois durant plusieurs heures de suite et ils réapparaissaient la nuit lorsque le malade se réveillait.

« L'air dégluti dans l'inspiration était si rapidement rejeté qu'il ne s'emmagasinait pas dans l'estomac et qu'on ne constata jamais de tympanisme. Au bout de cinq à six mois le phénomène changea de caractère : l'éructation devint de plus en plus bruyante et se transforma en un cri aigu et strident, d'une telle violence qu'on fut obligé de placer le malade dans une chambre d'isolement. Au bout d'un même nombre de mois nous vîmes ces spasmes diminuer d'intensité puis disparaître enfin graduellement, sans que la thérapeutique ait joué, à notre avis, un rôle bien net dans cette guérison.

« Cependant nous n'étions pas demeuré inactif. Tout en surveillant très attentivement les voies respiratoires qui, sur certains points nous paraissaient suspectes, nous avons soumis le malade aux douches froides pendant de longs mois sans résultats bien évidents.

(1) Nous tenons à adresser tous nos remerciements à M. H. Mollière, médecin des hôpitaux, qui nous a permis de nous occuper plus spécialement, dans son service, de la question qui nous intéresse : nous n'oublierons jamais son amabilité et la bienveillance qu'il nous a témoignée, et nous l'assurons de toute notre reconnaissance.

« Dans le but de rompre le spasme, comme disaient les anciens, nous avons fait introduire le tube de Faucher dans l'œsophage, sans amener aucune diminution dans les contractions. Le bromure fut employé également sans succès.

« A l'époque du Congrès de médecine (octobre 1894) le malade fut présenté aux professeurs de Cérenville (de Lausanne) et Révillod (de Genève) : ils furent d'avis d'essayer les préparations de strychnine et d'hyoscyamine. Ni la forme, ni la violence des spasmes ne furent influencées, seule l'hydrothérapie a peut-être produit parfois un peu de sédation.

« A sa sortie de l'hôpital, le malade était pâle et affaibli. Il toussait fréquemment : l'expectoration quelquefois abondante était claire et spumeuse. Nous n'avons pas trouvé de râles dans les sommets mais seulement un peu d'obscurité. Nous lui avons recommandé de venir de temps en temps se faire examiner et jusqu'à présent il ne nous semble pas qu'il soit devenu tuberculeux ».

Le malade avait quitté l'Hôtel-Dieu le 16 septembre 1895.

Depuis six mois nous-même avons vu Dep... à trois ou quatre reprises, dans le cabinet de M. H. Mollière à l'Hôtel-Dieu. Nous l'avons examiné une dernière fois le 25 octobre 1896 et nous avons constaté les phénomènes suivants. L'état général est stationnaire, assez bon ; un peu d'amaigrissement, légère dépression sus et sous-claviculaire, scapulæ alatæ ; depuis sa première entrée à l'hôpital, Dep... a un poids uniforme de 66 kil. Il travaille régulièrement toute la semaine, sans fatigue. Bon appétit ; digestions bonnes, malgré un peu de pesanteur, de gonflement stomacal, après les repas ; selles régulières.

Pendant toute l'année, le malade a toussé quelque peu, sans expectorer : la toux est un peu plus fréquente, le matin, depuis les froids que nous avons subis dernièrement ; mais pas de symptômes généraux ni aucun trouble fonctionnel. Au sommet gauche, en arrière, nous avons trouvé une légère diminution de la sonorité, une faible augmentation des vibrations et de l'obscurité respiratoire ; en avant ces signes sont presque nuls. An sommet droit, symptômes plus marqués, surtout en arrière : submatité nette, exagération des vibrations, inspiration et surtout expiration soufflantes, celle-ci un peu prolongée, de très rares craquements apres la toux, retentissement de la toux et de la voix ; sous la clavicule droite, mêmes signes un peu moins marqués.

Le malade présente toujours le phénomène de l'aérophagie ; les bruits que celui-ci détermine sont un peu sourds, voilés et exactement comparables, le plus souvent, au roucoulement de la tourterelle. Depuis le début, ce phénomène persiste, et se reproduit tous les jours ; tantôt on observe une déglutition isolée, qui se renouvelle à quelques minutes d'intervalles, tantôt il y a une série de trois ou quatre déglutitions successives, sans aucune interruption. Le malade dit qu'actuellement le temps maximum qui sépare la production de deux déglutitions ne dépasse pas une heure. Assez souvent la nuit il se réveille brusquement, est très agité et présente quelques déglutitions.

Chaque déglutition est immédiatement suivie d'un éructation, qui se prolonge un peu. Nous avons constaté plusieurs fois, aujourd'hui, la production de deux ou trois éructations ininterrompues à la suite d'un seul mouvement de déglutition.

Dans le cours de la conversation, le phénomène est moins fréquent. En plaçant un bouchon de liège entre les molaires de notre malade, nous avons vu rapidement, après une minute ou deux, plusieurs mouvements successifs d'ascension brusque du larynx avec des contractions brusques du pharynx et des piliers du voile du palais, le patient accuse une sensation d'étouffement, puis un mouvement de déglutition parvient à se produire.

Le malade ne suit pas, depuis sa sortie de l'hôpital, un traitement régulier.

Tympanite hystérique. — On entend sous le nom de tympanite la distension gazeuse du tube digestif, telle que l'abdomen résonne à la percussion comme un tambour (τυμπανον). Ordinairement généralisée à tout le tube gastro-intestinal, elle est souvent aussi localisée à l'intestin, parfois à l'estomac. Elle s'observe au cours de nombreuses maladies, locales ou générales ; mais dans l'hystérie elle prend une allure spéciale, qui autorise à l'étudier à part. Tantôt alors elle constitue un phénomène relativement bénin et passager auquel se joignent ordinairement des éructations ; il y a là augmentation de la quantité des gaz ; tantôt accompagnant les grandes manifestations hystériques, elle existe à l'état permanent, avec des périodes d'augmentation et de diminution, et constitue un accident plus sérieux, disparaissant sans émissions gazeuses, et ne paraissant pas dépendre d'un excès des gaz. Sous ces deux formes, la tympanite hystérique peut être localisée à l'estomac, c'est pourquoi nous l'étudions ici.

La première forme nous retiendra peu. L'air atmosphérique introduit dans l'estomac, d'une façon ou d'une autre, par déglutition involontaire surtout, peut n'être pas expulsé immédiatement ; il est retenu et accumulé dans la cavité gastrique, sous l'influence dans certains cas d'une contracture prolongée des deux orifices. La tympanite est encore plus apparente si les tuniques de l'estomac cèdent à la force expansive des gaz emmagasinés. On constate alors quelques symptômes pénibles, déterminés par la distension stomacale et la compression des organes voisins. Tel est le cas de l'officier de gendarmerie cité par Piorry. La disparition de ce phénomène morbide se fera par l'expulsion des gaz à travers l'œsophage et la bouche avec production d'éructations abondantes et bruyantes, la résorption par la muqueuse digestive, qu'admettent divers auteurs, étant très faible. Ce sont peut-être des cas de ce genre, avec un caractère de périodicité en plus, qui ont été décrits par Diday (1878) sous le nom de « Pneumatose gastrique périodique ». Il y a dans cette forme augmentatiou des gaz, et l'air atmosphérique paraît en être l'origine.

Dans certains cas, la même pathogénie peut expliquer la production d'une tympanite généralisée. Ainsi d'après Eichorst cité par Bouveret, « il s'agit presque uniquement et avant tout (et c'est là, à notre avis, la seule explication plausible) de quantités d'air avalé par les malades, qui arrivent facilement dans l'intestin par suite de certains troubles de l'innervation qui opposent un obstacle provisoire à l'obstruction du pylore. » Il y aurait ici, sous l'influence de la névrose, déglutition d'air, et atonie ou paralysie du sphincter pylorique permettant au gaz de passer dans l'intestin. Ebstein, Verhoogen l'admettent aussi.

Tout autre est la seconde forme. Chez les grandes hystériques, avec stigmates constants et crises fréquentes, on peut constater d'une façon à peu près permanente, un tympanisme abdominal habituellement

peu accentué, dont le degré varie avec les manifestations nerveuses, avec l'état nerveux des malades,
augmentant au moment de l'apparition des grandes
crises, diminuant après leur cessation. On pourrait
peut-être considérer ce phénomène comme un stigmate
de l'hystérie. De telles malades présentent à certains
moments une tympanite très prononcée, quelquefois
avec gonflement abdominal considérable, survenue
brusquement, tantôt spontanément, tantôt sous l'influence d'une cause provocatrice variable, et pouvant
persister sans modifications pendant un temps plus ou
moins long, souvent de une ou plusieurs années. Le
phénomène cesse alors, ou diminue, aussi brusquement qu'il [s'était établi, parfois sans aucune cause
apparente, et sans provoquer aucun symptôme. La
suggestion, la chloroformisation, provoquent aussi sa
disparition subite.

Le même symptôme s'observe aussi chez des malades
qui n'avaient présenté jusqu'alors aucune manifestation
bien marquée de la névrose; la tympanite s'établit
brusquement, persiste quelquefois assez longtemps et
disparaît subitement, parfois sans cause appréciable.

La cessation brusque de ce phénomène, ne s'accompagnant d'aucun symptôme, indique qu'il n'y a pas
dans ces cas augmentation de la quantité des gaz ; chez
quelques malades, « le météorisme, dit Landouzy (1846)
disparaît sans l'émission d'aucun gaz, ni par haut, ni
par bas, bien qu'il ait été porté assez loin parfois pour
simuler une grossesse au neuvième mois ». Que devien-

draient, en effet, les gaz en excès dont la disparition serait si rapide et qui ne sont rejetés ni par la bouche ni par l'anus.

Quelle est la pathogénie d'un tel symptôme ? Quels sont les gaz qui le produisent, et d'où viennent-ils ?

On ne peut songer à des fermentations gazeuses, les fonctions digestives des malades étant normales. Aucune fermentation d'ailleurs ne donnerait un dégagement gazeux aussi rapide. De plus il y a là production exagérée des gaz, qui se manifesterait au moment de la disparition des phénomènes par des éructations abondantes?

De nombreux auteurs ont invoqué l'exahalation brusque des gaz du sang, la sécrétion gazeuse à la surface de la muqueuse. Sous l'influence d'un trouble nerveux, il y aurait d'abord atonie gastro-intestinale puis exhalation. La résorption [rapide des gaz que ces auteurs admettent parallèlement expliquerait la cessation brusque du phénomène. Nous avons rejeté précédemment la possibilité de l'exhalation gazeuse ; nous avons vu aussi que la résorption des gaz est très-faible et se fait difficilement. Et même, cette exhalation pourrait-elle être assez rapide et assez intense pour produire une tympanite aussi subite ?

La contraction spasmodique du diaphragme a été regardée par quelques auteurs comme [la cause de la tympanite [hystérique. [L'apparition soudaine et la disparition brusque de ce symptôme, sans aucun autre phénomène concomitant, seraient bien expliquées de cette façon, de même sa cessation par lé chloroforme. La contracture du diaphragme refoule à la partie déclive de l'abdomen le paquet gastro-intestinal, qui repousse et distend la paroi abdominale ; on constate alors de la sonorité tympanique généralisée, et une respiration uniquement costale par suite de l'immobilité du diaphragme. La chloroformisation provoque la cessation de la contracture du diaphragme, ce muscle reprenant son fonctionnement régulier, et avec elle la disparition de la tympanite.

R. Verhoogen (1896) soutient cette opinion. Après avoir cité deuxcas de Talma (1886), il rapporte l'observation de deux malades qu'il a examinées. Il met en parallèle et sépare complètement la tympanite, et le météorisme gastro-intestinal ou pneumatose comme l'appelle Cadet. Mais ici encore, c'est une question de mots (*Voir chap. III*), et Verhoogen désigne par ces deux appellations différentes les deux formes de la tympanite hystérique, avec ou sans augmentation de gaz. Pour lui, en effet, la pneumatose est l'accumulation et la rétention des gaz, provoquant des borborygmes incessants, et finalement expulsés par la bouche et l'anus. Ce phénomène est en somme la première forme que nous avons décrite plus haut, chez les hystériques : déglutition d'air emmagasiné dans l'estomac (tympanite stomacale), pouvant franchir le pylore atone ou paralysé pour envahir l'intestin (tympanite intestinale). Le mot tympanite, au contraire, est employé par le même auteur, dans son sens étymologique : sonorité d'un tambour, tandis que nous avons admis, dans notre définition, de la distension du tube digestif. Dans ce cas, dit Verhoogen, il n'est pas nécessaire d'avoir, et il n'y a pas une quantité plus abondante de gaz dans la cavité gastro-intestinale, « la ponction intestinale ne donne et ne peut donner aucun résultat ».

Sur ce dernier point, nous sommes totalement de son avis ; mais, pour diverses raisons, nous ne partageons plus aussi complètement son opinion quand il admet, comme cause efficiente vraie de la tympanite hystérique, la contraction spasmodique du diaphragme Comment expliquerait-elle en effet la production d'une tympanite localisée à une portion du tube digestif, l'estomac par exemple ? De plus, l'application d'aimants sur la paroi abdominale fait disparaître ou atténue la tympanite, sans aucune modification dans l'état des muscles de la paroi abdominale et du diaphragme, ni dans le rythme respiratoire. C'est en effet ce que nous montre le résumé suivant d'une observation que nous devons à l'obligeance de notre ami et collègue E. Martin, qui a examiné la malade pendant plusieurs mois.

Enfin la contracture du diaphragme devrait toujours déterminer de la tympanite, que cette contracture soit accidentelle comme [dans certaines affections thoraciques (grand épanchement pleural, pleurésie diaphragmatique) ou provoquée, par électrisation du phrénique, par suggestion pendant le sommeil hypnotique. Or le fait ne se réalise pas.

Toutefois nous ne nions pas qu'il puisse y avoir en

même temps, dans certains cas, spasme du diaphragme ; l'immobilité de ce muscle pendant la respiration qui devient uniquement costale, fait observé par Talma et Verhoogen, nous le montre ; M. Tournier nous dit l'avoir constaté plusieurs fois. Mais nous croyons devoir lui assigner une place secondaire dans la production de la tympanite.

Faisons remarquer aussi que chez les femmes la respiration normale prend le type costal supérieur, et que sous l'influence d'une tympanite marquée, avec distension abdominale, cette respiration supérieure peut être exagérée par le fait de la compression de la base du thorax immobilisée.

OBSERVATION XXII (résumée) (1)

Service de M. le docteur Carrier suppléé par M. le docteur Devic

Grande hystérie. — Tympanisme abdominal.

Il nous a été donné d'observer à l'Antiquaille une femme de 30 ans, qui présentait des crises et des stigmates hysté-riques depuis le moment où ont paru ses règles. Peu à peu la névrose s'était accentuée et aux manifestations isolées, telles que grandes crises convulsives à l'occasion des émotions et des tracas, a succédé un état de mal presque constant. La malade présente des hallucinations, elle a peur elle tremble à la moindre approche ; elle raconte qu'elle est

(1) Observation recueillie par notre ami et collègue E. Martin à qui nous adressons nos sincères remerciements.

très malade et que rien ne peut la soulager. Nombreux stigmates hystériques, rétrécissement concentrique du champ visuel, etc.

Il existe une tympanite abdominale très marquée, du météorisme au point que la malade ne peut plus mettre son corset et dut agrandir la taille de ses jupes et de ses robes. Elle raconte que ce ballonnement du ventre varie avec les périodes de sa maladie : il augmente lorsque vont arriver les règles et avec elles les crises convulsives, et diminue dans les périodes d'atténuation, au moment où l'état nerveux est moins accentué.

Notre malade, étant parfaitement hypnotisable, a été endormie régulièrement deux fois par semaine, et voici les constatations, qui ont été faites relativement à la tympanite. La circonférence abdominale était à l'état de veille de 120 cent. Notons d'abord qu'avant l'hypnose la respiration était normale, régulière, principalement costo-supérieure, et que nous n'avons constaté aucun changement dans le rythme respiratoire et cardiaque lorsque la malade a été plongée dans l'état cataleptique ou dans le sommeil somnambulique. On appliquait alors sur la paroi abdominale deux gros aimants, et, sans aucune modification du côté du diaphragme pas plus que de la respiration, on constatait au réveil une circonférence abdominale de 90 cent. ; jamais nous n'avons obtenu une disparition complète de la tympanite. Puis, ordinairement deux ou trois jours après, le volume de l'abdomen revenait à son état primitif. Cette expérience a été répétée à diverses reprises et ce n'est que par l'application des aimants que nous avons pu obtenir une diminution de ce symptôme.

Il y a lieu de tenir compte enfin, dans ces phénomènes de tympanite gastro-intestinale, du volume et de la tension des gaz contenus dans le tube digestif.

Nous devons signaler d'abord l'opinion de Contejean (1896) qui, à la suite de Odebrecht, Hasse, a constamment observé, chez les animaux dans la station normale et non couchés sur une table d'opération, une pression négative dans la cavité abdominale et à l'intérieur des viscères abdominaux, notamment dans l'œsophage, l'estomac, le rectum. Il attribue ce fait « au poids des viscères pesant sur la partie déclive du ventre, et déterminant, en repoussant au dehors la paroi inférieure de l'abdomen, une dépression dans les régions plus élevées de la cavité abdominale ».

Cependant la majorité des physiologistes s'accordent à reconnaître une pression toujours positive.

Dans le tube digestif, à l'état normal, cette tension varie peu, grâce à certains procédés qui contrebalancent la tendance des gaz à occuper toujours un espace plus grand, leur accroissement, leur diminution ; ce sont principalement la tonicité normale et la contractilité de parois gastro-intestinales, secondées par la tonicité et la contractilité des parois abdominales et du diaphragme. L'élément musculaire de ces organes, par son action passive ou active, est le régulateur naturel de la tension des gaz dans la cavité digestive : si ceux-ci se dilatent ou s'accumulent, il en assure la progression, la diffusion, ou l'expulsion, ou leur accorde par distension un espace plus considérable; s'il y a raréfaction gazeuse, le retrait tonique des parois tend à ramener ces gaz à une tension voisine de l'état physiologique en diminuant leur volume.

Le volume et la tension du contenu gazeux du tube digestif dépendent donc en grande partie de la tonicité et de la contractilité des tuniques de l'estomac et de l'intestin. Les troubles pathologiques de ces deux propriétés seront suivies de modifications dans la tension gazeuse, augmentée s'il y a spasmes, contractures, diminuée s'il y a atonie, paralysie des parois musculaires de la cavité digestive ; en même temps, les gaz occuperont un espace, un volume qui aura varié en sens inverse.

Dans le cas d'atonie ou de paralysie des tuniques gastro-intestinales, celles-ci, ne résistant ou ne réagissant plus, se laissent distendre par les gaz, qui, en vertu de leur tendance constante à l'expansion, occupent un volume plus considérable, avec une tension moindre. On a ainsi une distension d'un organe rempli de gaz, avec tous les symptômes de la tympanite.

Si, en même temps, il existe de l'atonie ou de la paralysie des muscles de la paroi abdominale, à la distension gazeuse de la cavité digestive se joint de la distension abdominale apparente.

« Le volume d'un gaz, dit Brinton, est déterminé par la pression à laquelle il est soumis, Or la pression des muscles abdominaux sur le tube digestif, et celle des parois musculaires de ce tube sur son contenu, déterminent en grande partie le volume des gaz intestinaux. Les effets les plus caractéristiques résultent principalement de la diminution dans la pression, dont le mécanisme est un relâchement musculaire sous l'influence d'un stimulus. » Ce stimulus peut-être d'origine très variable. Citons comme exemple la tympanite sous la dépendance de la péritonite. Brinton explique même de cette façon la distension observée dans l'expérience de Magendie : elle serait due à un relâchement musculaire consécutif à la ligature, par trouble de l'innervation.

Or, chez les hystériques, « l'existence de l'atonie gastrique est hors de doute, et la musculature de l'estomac peut être frappée de paralysie plus ou moins complète » (Verhoogen). Il en est de même pour l'intestin. En présence de ce fait, les gaz contenus dans le tube digestif, en lutte continuelle avec les parois qui le renferment, se dilatent et distendent la cavité ; il y a tympanite. Donnons en plus à ces phénomènes le caractère spécial d'apparition et de cessation brusques, ainsi se trouvera réalisé le symptôme tympanite hystérique.

La tympanite hystérique serait donc due à un relâchement musculaire subit, à une paralysie d'origine névrosique, que suit immédiatement la distension provoquée par la dilatation normale des gaz ; brusquement ce relâchement disparaît, et avec lui la tympanite, les gaz étant ramenés à leurs tension et volume primitifs.

Quelques faits viennent à l'appui de cette hypothèse, c'est d'abord la disparition de la tympanite sous l'influence de la chloroformisation qui ramène à leur état de fonctionnement physiologique les muscles de la vie végétative, faisant cesser l'atonie des parois gastro-intestinales. L'application d'aimants sur la paroi abdominale fait disparaître ou atténue la tympanite en provoquant le retour de la tonicité des muscles du tube digestif. Chez les grandes hystériques, l'existence habituelle de la constipation révèle l'atonie et la parésie gastro-intestinales ; or chez ces malades on observe un tympanisme constant, quoique léger.

De nombreux auteurs ont indiqué ces phénomènes de diminution de tension et d'augmentation de volume sous la dépendance d'un trouble moteur dû lui-même à un trouble de l'innervation.

Combalusier (1754) notait déjà l'action antagoniste du contenu et du contenant gastro-intestinal, et reconnaissait comme cause prochaine des mauvais effets des gaz digestifs la diminution de la tonicité des parois.

Ripoll (1866), Cadet (1871), Vulpian (1874), Damaschino (1889) signalent l'atonie, la paresse ou la paralysie des tuniques digestives ; ils reconnaissent un trouble de l'innervation « frappant d'inertie la musculeuse de l'intestin dont le calibre dès lors s'agrandit sous la poussée des gaz ». Mais ces auteurs admettent la coexistence de l'exhalation gazeuse.

Pour Deniau, au contraire, « les variations du volume de la tympanite (hystérique) paraissent devoir, à l'exclusion de toutes les autres théories, être rattachées aux variations de la puissance contractile des tuniques musculaires, qu'une innervation irrégulière modifie d'une façon plus ou moins temporaire ». Et pour expliquer la permanence de ce phénomène, il accepte l'idée de Guéneau de Mussy (1866) qui l'attribue aux coudes que forment les anses intestinales en s'adossant, à ce qu'il appelle les « genouillures ».

Luton (in Jaccoud 1884) signale aussi « la distension par paralysie intestinale, paralysie directe ou réflexe, ou par relâchement actif de la paroi intestinale, ou par altération de la musculeuse ».

G. de la Tourette (1895) se demande s'il y a exhalation et résorption, « ou bien, dit-il, les gaz sont-ils normalement dans l'intestin à une certaine tension que maintient la tonicité intestinale, et la rupture d'équilibre, la dilatation des gaz se fait-elle par suite d'une paralysie de la tunique musculaire ? »

Nous avons eu en vue jusqu'ici l'atonie et la paralysie du système gastro-intestinal tout entier, déterminant une tympanite généralisée. Mais ces phénomènes morbides peuvent être localisés aux tuniques stomacales par exemple ; on sait que l'atonie et la paralysie de la musculature gastrique sont hors de doute chez les hystériques (Verhoogen). La tympanite sera alors stomacale.

Dans la majorité des cas, il y a seulement augmentation de volume des gaz avec diminution de tension, mais non pas exagération de leur quantité ; c'est pourquoi « la ponction intestinale ne donne et ne peut donner aucun résultat » (Verhoogen) (voir page 306). Il n'est nul besoin de faire intervenir des troubles digestifs avec fermentations gazeuses, pas plus d'ailleurs qu'une exhalation vasculaire. Le mélange gazeux, contenu normalement dans le tube digestif, se dilate au moment de la production du symptome, pour reprendre son volume normal quand cesse celui-ci. Cependant, quelquefois, surtout lorsque la tympanite est localisée à l'estomac, on pourrait admettre une faible augmentation de la quantité des gaz, par le simple fait de la déglutition de l'air atmosphérique.

En résumé la paralysie des tuniques gastro-intestinales, sous la dépendance de l'hystérie, permet la dilatation des gaz présents dans leur intérieur. Il y a distension gazeuse du tube digestif, tympanite.

L'atonie ou la paralysie concomitantes des parois de l'abdomen laisseront se produire la distension abdominale.

Enfin une contracture simultanée du diaphragme refoulera vers la partie inférieure et antérieure de l'abdomen la masse gastro-intestinale distendue et tympanisée.

Nous considérons donc, comme la cause principale de la tympanite hystérique, le relâchement musculaire des parois du tube digestif, sur toute sa longueur ou dans certaines de ses parties, en admettant néanmoins d'autres causes secondaires, car, ainsi que conclut G. de la Tourette « la pathogénie (de ces phénomènes), n'est du reste probablement pas univoque ».

CHAPITRE VI

Pronostic et Traitement

Nous avons eu occasion, dans le cours de notre travail, de dire quelques mots du pronostic et du traitement. Nous en faisons dans ce chapitre une rapide étude d'ensemble.

I. PRONOSTIC. — En général le pronostic n'est pas grave. A part les cas, d'ailleurs douteux, de mort cités autrefois, les accidents provoqués par la présence exagérée de gaz stomacaux sont passagers, consistant en sensations pénibles de ballonnement, parfois légères douleurs, gêne de la respiration, accélération du pouls. Ils cèdent d'ailleurs et disparaissent rapidement par l'expulsion des gaz enfermés dans la cavité gastrique. La flatulence elle-même est un symptôme pénible, parfois douloureux, mais sans gravité.

Les phénomènes observés chez les hystériques sont relativement bénins malgré leur persistance possible pendant plusieurs années. Certains cependant sont d'un pronostic plus grave, en ce sens qu'ils accompagnent les grandes manifestations de la diathèse.

Les gaz des fermentations secondaires, par contre, entraînent un pronostic plus mauvais. Leur production indique des conditions très défectueuses du fonctiondement de l'estomac ; ce n'est qu'à une période un peu avancée des affections gastriques, lorsque la dilatation et l'insuffisance motrice se sont installées, que les fermentations sont actives. Mais, surtout, celles-ci ont pour effet de favoriser et d'augmenter la dilatation et les troubles de la motilité, d'aggraver notablement, par conséquent, la maladie dont elles sont une complication. D'autre part les phénomènes d'auto-intoxication sont à craindre.

II. TRAITEMENT. — Jusqu'à ces derniers temps, bien qu'on reconnût un certain nombre de causes à l'apparition des gaz dans le tube digestif, on s'occupait a peu près uniquement de traiter le symptôme en face duquel on se trouvait, flatulence, tympanisme, météorisme. C'était la présence des gaz en quantité exagérée contre laquelle on cherchait à lutter, en favorisant leur résorption par les capillaires de la muqueuse, en déterminant leur absorption par certains agents médicamenteux, ou leur expulsion, à l'aide de divers carminatifs, par l'excitation des propriétés motrices et par la ponction intestinale. Quelquefois cependant on faisait de la thérapeutique préventive, en interdisant aux malades les aliments venteux. Et dans les cas dé dyspepsie flatulente, il est évident que le traitement de l'affection gastrique n'était pas négligé.

Au contraire, nous pouvons actuellement donner aux conditions qui déterminent l'apparition des gaz dans le tube digestif leur importance respective, et notre travail le montre pour les gaz de l'estomac. Ce sont ces conditions qui doivent attirer toute l'attention thérapeutique, et, lorsque le traitement n'aura pu avoir raison d'elles, lorsque les fermentations auront donné naissance à des gaz abondants, à des produits secondaires pathologiques, ce sont ces derniers et les symptômes qu'ils déterminent que l'on devra combattre.

Or les gaz de l'estomac ont deux origines principales : les fermentations secondaires, et l'air atmosphérique. Nous ferons l'étude du traitement de ces deux questions.

Traitement des fermentations gazeuses. — Les fermentations gazeuses étant un symptôme, ou une complication, de la plupart des affections gastriques, il est de première nécessité d'instituer le traitement spécial à celles-ci, ou plutôt ce traitement, le plus souvent déjà établi, sera continué dans ses grandes lignes.

Le traitement préventif consistera à éloigner dans un estomac malade toutes les conditions susceptibles de déterminer et de favoriser la production des fermentations. Ces conditions étant réalisées, on devra employer contre elles tout l'arsenal thérapeutique convenable, en même temps que l'on traitera les symptômes dus aux fermentations qui sont produites et aux gaz dégagés.

Il est facile de combattre certaines causes adjuvantes, telles que l'insuffisance de la mastication et de l'insalivation, l'abondance trop considérable des aliments, l'apport de ferments figurés par les aliments métazymes, etc.

Etudions successivement quel traitement doit être ordonné contre les causes principales : substances fermentescibles de l'alimentation, troubles de la sécrétion, de la motilité, stagnation, développement des germes.

L'alimentation doit, autant que possible, introduire dans l'estomac le minimum des substances capables de fermenter. L'analyse des gaz et des autres produits des fermentations indiqueront aux dépens de quelle variété d'aliments se font celles-ci. La suppression absolue d'une classe d'aliments n'étant pas tolérable, il faut seulement en réduire notablement la quantité. Nous avons vu que [les fermentations des hydrocarbonés sont les plus fréquentes, aussi le plus souvent le régime alimentaire comprendra la moindre quantité possible de ces substances, amylacés, féculents, sucres. La plupart des végétaux, légumes verts crus, choux, haricots, pois, lentilles, châtaignes, etc., seront très peu abondants. La suppression du pain serait très favorable, mais elle n'est ordinairement pas acceptée ; aussi faut-il laisser prendre aux malades les parties superficielles, les plus cuites, la croûte, ou des tranches de pain grillé. Certains auteurs interdisent le lait capable de donner de vives fermentations lactique et butyrique. On pourrait songer, si l'affection gastrique causale ne la contre-indique pas, à établir une diète complète, en remplaçant l'alimentation buccale par des lavements nutritifs ; mais cette méthode ne pourrait être prolongée au delà de quelques jours. Dans le cas de fermentations des albuminoïdes, la quantité de ceux-ci sera considérablement diminuée.

Les troubles de la sécrétion favorisent les fermentations gazeuses par le défaut de transformation physiologique des substances introduites dans l'estomac. L'excitation de l'activité sécrétoire pourra être obtenue par les eupeptiques, les amers, les substances aromatiques, de faibles quantités de bicarbonate de soude avant les repas, les eaux minérales à petites doses, surtout alcalines (Vichy, etc.) Les troubles de la sécrétion relèvent d'ailleurs de la maladie primitive, et leur traitement est compris dans celui de cette dernière, aussi nous n'insisterons pas.

Nous savons que la condition la plus favorable aux fermentations est réalisée par la stase gastrique due principalement à l'insuffisance de la tunique musculaire. C'est surtout contre ces deux causes que devra porter le traitement. On cherchera avant tout à éviter la production de la stase alimentaire en maintenant

normale la tonicité et la contractilité des parois stomacales. Lorsqu'elle existe, le traitement peut-être palliá-
tif agissant sur la stagnation elle-même, ou curateur
agissant sur les causes qui la déterminent.

Pour éviter ou diminuer la stase stomacale, la principale indication est de réduire la surcharge alimentaire ; l'abondance des aliments sera restreinte à la
quantité suffisante, et l'on choisira une alimentation
aussi nutritive que possible sous un petit volume ;
leur digestibilité sera parfaite et le malade doit les
prendre dans un état de division assez grand pour
qu'ils soient évacués dans l'intestin le plus facilement
et le plus rapidement possible. Avant que le malade
ne prenne un nouveau repas, son estomac doit être
à peu près complètement vide du précédent.

Pour arriver à ces résultats, deux méthodes sont en
présence : celle des petits repas souvent répétés
(Rosenheim, Boas, Brown-Séquard, A. Robin), celle
des repas rares et copieux (Leube, Hayem, Bouchard,
Bouveret, Dujardin-Beaumetz, Debove et Rémond,
Mathieu, Camescasse), qui toutes deux ont donné les
meilleurs résultats entre les mains de ces auteurs. Cependant la deuxième méthode, repas rares et relativement copieux, a l'avantage de demander à l'estomac
un travail intermittent comme à l'état normal, de lui
permettre un repos complet ; et surtout on évite de
cette façon l'apport de nouvelles substances alimentaires au milieu du résidu stagnant des repas précédents ; on peut diminuer ainsi la stase. Le pompage

gastrique et les lavages fréquents et abondants, la douche stomacale pourront enfin combattre la stagnation en enlevant de la cavité gastrique tous les résidus alimentaires.

Le traitement curateur doit chercher à diminuer et à faire disparaître la stagnation en s'attaquant à la cause de celle-ci, sténose du pylore ou insuffisance motrice. Les sténoses pyloriques sont passibles d'une intervention chirurgicale. Au contraire, divers moyens médicaux ont pour but de réveiller et d'augmenter la tonicité et la contractilité des tuniques de l'estomac, qui pourront reprendre leurs fonctions normales, agiter convenablement et chasser en temps opportun le contenu gastrique. Micheli (1896) prétend que l'eau froide possède la plus grande action excitante des fonctions motrices de l'estomac. Certains médicaments, la strychnine, la noix vomique, l'ergot de seigle, stimulent la contractilité de la musculeuse. Battelli (1896) a étudié l'action de diverses substances sur les mouvements de l'estomac; parmi celles qui les excitent, certaines le font très énergiquement, muscarine, pilocarpine, etc; d'autres moins énergiquement mais notablement, nicotine, quinine, cocaïne, digitale, café, etc.; un troisième groupe faiblement, tartre stibié, émétine, arsenic, etc. Les lavages et la douche stomacale (Malbranc, Gross de New-York 1896) excitent également les contractions de la tunique musculaire. L'acide carbonique, que dégagent certains médicaments, bicarbonate de soude, carbonate de chaux, les eaux minérales alcalines (Vichy), provoquent les mêmes effets. Ces liquides pourront être employés avec avantage dans les lavages, la douche.

L'électrisation galvanique et faradique, principalement cette dernière, le massage ont aussi la même propriété. Récemment Massy (1896) aurait obtenu de bons résultats par l'association de ces deux modes de traitement. L'hydrothérapie enfin pourrait être de quelque utilité en agissant de même. Signalons que l'exercice modéré facilite les contractions naturelles du tube digestif, tandis qu'une vie sédentaire favorise le relâchement de ses tuniques.

Cependant Boas (1896) prétend qu'aucun traitement n'est capable d'augmenter la motricité stomacale. D'ap rès lui, une seule indication est à remplir : lutter contre les fermentations elles-mêmes, empêcher l'implan tation et le développement des microorganismes. On s'efforcera d'abord d'éviter leur introduction dans l'estomac en quantités considérables, par une bonne hy giène de la bouche, en rejetant [les aliments portant à leur intérieur de nombreux ferments ou se trouvant en état de putréfaction commençante (charcuterie, gibier, viandes conservées, aliments métazymes). Les microorganismes qui pullulent dans l'estomac et déterminent des fermentations gazeuses sont susceptibles d'un traitement par les nombreuses substances antiseptiques. Nous avons vu l'action déterminée par un certain nombre d'entre elles sur les fermentations à l'étuve. L'antisepsie du tube digestif est une question fort discutée, et la valeur de cette méthode thérapeutique, presque nulle pour certains auteurs, est admise par beaucoup d'autres. Quelques moyens mécaniques réalisent en partie cette indication, tels sont le lavage, la douche stomacale, les purgatifs. Les principaux antiseptiques recommandés sont : naphtol α, β, benzonaphtol, salol, bétol, menthol, naphtaline, sous-nitrate et salicylate de bismuth, charbon, acide tannique, permanganate de potasse, sels de quinine, iodoforme, camphre, eau sulfocarbonée, sels de mercure, etc. D'après Bouchard, un bon antiseptique des voies gastro-intestinales doit être insoluble, peu toxique et d'un pouvoir germicide fort : s'il était soluble, il pourrait être rapidement absorbé et n'agirait que sur les premières portions du tube digestif. Il s'ensuit que, lorsqu'on recherche la désinfection de la cavité stomacale, on peut employer un antiseptique soluble ou insoluble. Mais Kuhn, à la suite de ses expériences, est arrivé à conclure que la solubilité du médicament est une condition nécessaire à son action antiseptique dans l'estomac; ainsi, le salol et le benzonaphtol, insolubles, ne donneraient aucun résultat.

La plupart des substances énumérées plus haut ont été utilisées comme antiseptiques stomacaux. Certains auteurs donnent la préférence à quelques autres. Rosenthal (1886) recommande l'acide borique, 1 à 3 grammes par jour, et A. Mathieu (1893) formule l'eau boriquée saturée, à la dose de 10 gr. par jour. Lewin

(1876) reconnaît au thymol (solution de 0,5 à 1 $^o/_{oo}$) une action utile. Naunyn (1882) ordonne l'acide benzoïque, l'acide phénique. Naught (1890) a obtenu des résultats expérimentaux avec l'eau chlorée, le salol, le salicylate de soude, et les recommande en clinique. Ewald (1892) conseille le benzonaphtol (2 à 4 gr. par jour), associé à la résorcine et au salicylate de bismuth. Les recherches de Kuhn (1892) lui ont montré comme principalement actifs le salicylate de soude et l'acide salicylique, puis le benzoate de soude, la saccharine, le phénol; la résorcine, la créosote, l'acide borique, puis l'eau chlorée, l'alcool ont une action [moins marquée. Riegel (1892) soutient les résultats de Kuhn. Wissel (1895), à la suite de ses expériences, recommande la créosote, le sous-nitrate de bismuth (5 à 15 gr.), le salicylate de soude (1 gr. à 1 gr. 50), le sulfure de sodium. Boas (1896) préfère l'acide salicylique (0 gr. 30 à 0 gr. 50), le salicylate de soude (1 à 2 gr.), la saccharine.

Cependant A. Robin (1896) croit à la parfaite inutilité de tous ces antiseptiques, dont les effets favorables ne peuvent être obtenus que par l'emploi d'une « dose telle que la fonction pepsique elle-même se trouve entravée »; il faudrait prescrire des substances capables d'entraver l'action des ferments figurés, sans agir en même temps sur les ferments solubles, et, dans ce sens, A. Robin dit avoir obtenu de bons résultats. avec le fluorure d'ammonium (solution à 1 p. 300), et l'iodure de soufre (0 gr. 10 à 0 gr. 30).

Enfin, de nombreux auteurs ordonnent la limonade chlorhydrique en qualité d'agent antiseptique.

Mais lorsque, malgré le traitement institué contre les causes des fermentations stomacales, celles-ci se sont produites, on doit chercher à éviter ou à atténuer les symptômes qu'elles déterminent, symptômes dépendant surtout des gaz engendrés, et des autres produits, acides, substances toxiques, qui ont pris naissance.

Les symptômes déterminés par la production d'un abondant mélange gazeux dans l'estomac sont compris dans les syndromes flatulence, ou tympanisme, ou météorisme, ou encore pneumatose. Divers moyens thérapeutiques peuvent leur être opposés, qui amèneront l'atténuation ou la disparition des symptômes par la diminution ou la suppression des gaz; ce résultat sera obtenu en facilitant ou provoquant l'absorption ou l'évacuation de ceux-ci.

Nombreux sont les agents absorbants qui ont été employés. Baumès en rapporte une longue liste, mais il ajoute que ce sont des moyens incertains et même inutiles. Ripoll aussi prétend que ce ne sont que des palliatifs, et par suite inutiles, pouvant être parfois nuisibles. Parmi ces agents, citons, d'après Fonssagrives, l'ammoniaque, les alcalins, liqueur de potasse, eau de chaux, la magnésie calcinée, la craie, la poudre de coquilles d'huîtres, d'yeux d'écrevisses, d'os de sèche, charbon pulvérisé, etc. Soulier (1891) divise les absorbants eupeptiques en absorbants physiques : poudres de charbon, sous-nitrate de bismuth, magnésie; et chimiques : magnésie, ammoniaque, eaux de chaux, craie préparée.

Le plus fréquemment employé de ces agents absorbants est le charbon de bois pulvérisé, souvent ordonné encore actuellement. De très nombreux auteurs en ont obtenu d'excellents résultats, depuis que Lowitz et de Saussure, au siècle dernier, ont signalé cette propriété d'absorber les gaz (35 fois son volume de CO_2). Waldenburg (1868) rapporte un cas où l'emploi du charbon a amené, dit-il, la guérison après trois ans de durée. Mais la poudre de charbon a-t-elle bien un pouvoir absorbant dans l'estomac ? La réponse serait plutôt négative. En effet, Leven s'est assuré expérimentalement que le charbon pulvérisé n'absorbe pas de gaz, il a perdu la propriété absorbante du charbon en bloc. Pour Luton (in Jaccoud), le pouvoir absorbant sur les gaz, du charbon végétal, est plus que contestable à l'état humide et pulvérulent. Soulier dit aussi que sa faculté d'absorber diminue beaucoup par le fait qu'il est humide dans le tube digestif. Aussi pour la plupart des auteurs, avec Fonssagrives, Ripoll, Luton, etc., la poudre de charbon ne paraît utile qu'en provoquant, comme corps étranger réfractaire à la digestion, les contractions du tube digestif, en sollicitant l'exonération de l'estomac dans l'intestin grêle, en combattant la constipation. Robert Wild (1896) ne reconnaît au charbon aucune action antiseptique, aucun pouvoir absorbant dans le tube digestif ; mais son emploi serait d'une certaine utilité, car, à l'état humide aussi bien qu'à l'état sec, il a la propriété d'oxyder les matières organiques et d'empêcher leur putréfaction.

Divers moyens médicamenteux et mécaniques ont pour but de faciliter ou de provoquer l'expulsion des gaz. Ce résultat peut être obtenu en réveillant ou en augmentant la contractilité de la tunique stomacale : tous les agents que nous avons mentionnés précédemment sont indiqués ici. Les principaux sont d'abord tous les carminatifs : anis, carvi, fenouil, coriandre, mélisse, camomille, vanille, tilleul, etc. Les moyens mécaniques comprennent les applications chaudes ou froides, les frictions simples ou aromatiques sur la région stomacale, le massage modéré, les ventouses sèches, l'électrisation, l'eau froide ou la glace à l'intérieur. La titillation de la luette et de l'arrière-gorge a réussi à Ripoll. L'apparition d'une plus abondante quantité de gaz dans l'estomac peut arriver à forcer les orifices et à réveiller les contractions gastriques, déterminant l'expulsion des gaz; c'est de cette façon qu'agiraient la déglutition volontaire d'air atmosphérique (Aubert), le dégagement gazeux qui suit l'ingestion de bicarbonate de soude, d'eaux gazeuses, de vins mousseux, d'eaux alcalines (Vichy), de craie préparée, etc. L'évacuation des gaz de l'estomac peut se faire à l'aide d'une sonde œsophagienne, aidée d'une pression modérée à l'épigastre, ou si la pneumatose est généralisée à l'estomac et à l'intestin, l'introduction d'une sonde rectale avec aspiration.

Enfin on a conseillé la ponction et l'évacuation par un trocart, de pratique courante chez les vétérinaires; la ponction intestinale a été pratiquée chez l'homme par Velpeau, Nélaton, Blache, Maisonneuve, Levrat. Fonssagrives la recommande et a soulevé à l'Académie de médecine (1871) une discussion, à laquelle ont pris part divers auteurs qui en étaient partisans. On pourrait faire la ponction sur l'estomac. Mais cette petite intervention, susceptible d'accidents, n'était pratiquée que lorsque tous les moyens précédents avaient échoué et lorsque l'asphyxie était imminente; c'était un traitement d'urgence. Or, actuellement il n'est plus indiqué d'y avoir recours, les accidents observés ne présentant plus un tel degré de gravité.

Les acides organiques, nés des fermentations stomacales, seront traités par les [alcalins, le bicarbonate de soude, les eaux minérales surtout alcalines (Vichy, etc.), les lavages abondants pratiqués avec de l'eau simple, des solutions antiseptiques faibles (acide borique), de l'eau de Vichy.

Les mêmes moyens seront utilisés contre les produits toxiques qu'on évacuera le plus rapidement possible, lavages, purgations, etc., et dont on favorisera l'élimination. Les phénomènes d'auto-intoxication seront traités par les moyens spéciaux.

En résumé, dans le traitement des fermentations gazeuses de l'estomac, trois indications se posent :

1º *Eviter ou atténuer la stagnation;*

2º *Diminuer ou arrêter le processus fermentatif;*

3º *Traiter les symptômes;*

La première indication sera remplie par la diminution de la surcharge alimentaire, les repas rares et copieux, l'ingestion de substances très digestibles et peu fermentescibles, c'est-à-dire par l'indication d'un *régime;* en même temps on débarrassera l'estomac des résidus stagnants, et on excitera la tonicité et la contractilité de la tunique musculaire.

L'emploi des *antiseptiques stomacaux* réalisera la deuxième indication.

Enfin, troisième indication, on mettra en œuvre les *moyens thérapeutiques propres à chacun des symptômes* déterminés par les gaz, les acides, les alcaloïdes, produits secondaires des fermentations.

Traitement des phénomènes gazeux chez les hystériques. — Ici la principale indication est de traiter la maladie causale, la névrose, et la guérison ou l'amélioration de celle-ci sera suivie de la disparition du symptôme que nous avons en vue, comme des autres d'ailleurs.

Cependant nous devons signaler certains moyens capables d'amener la guérison du symptôme dans quelques cas. Tels sont, pour l'aérophagie, la béance prolongée de la bouche, la cravate de Piorry, les badigeonnages cocaïnés du pharynx.

Pour la tympanite, citons l'anesthésie, l'électrisation, l'application d'aimants, la sangle hypogastrique. Mais ces divers moyens, qui réussissent parfois, n'ont dans d'autres cas aucun résultat.

CONCLUSIONS

1° La présence de gaz dans l'estomac est un fait normal, physiologique. Leur nature est bien déterminée, leur quantité ordinairement minime, leurs origines et leurs causes multiples, leurs effets peu importants.

2° L'état pathologique est constitué le plus souvent par une abondance plus considérable des mêmes gaz, leurs proportions dans le mélange pouvant être variables. Certains troubles morbides peuvent exister sans exagération de la quantité des gaz.

Leur apparition et leur accumulation dans l'estomac donnent lieu à des phénomènes dont la plupart sont réalisés par les syndromes flatulence, tympanisme, météorisme, pneumatose, auxquels on peut ajouter quelques effets divers ordinairement sans gravité.

Leurs deux principales origines sont les fermentations anomales, et l'air atmosphérique introduit par l'œsophage. Plusieurs autres causes sont de moindre importance.

3° Les fermentations gazeuses de l'estomac se font le plus souvent aux dépens des substances hydrocarbonées, plus rarement des matières albuminoïdes.

Elles sont provoquées par l'activité de nombreuses espèces de microorganismes (ferments, levures, bactéries).

Un certain nombre de causes interviennent dans leur production ; mais la dilatation avec insuffisance motrice, la stagnation réalisent les conditions les plus favorables. L'intensité des fermentations est dans un rapport évident avec l'insuffisance motrice et donne des indications pour le diagnostic du degré de cette insuffisance.

Le suc gastrique et son HCl n'ont qu'une action antiseptique relative : les fermentations secondaires se font aussi bien en leur présence qu'en leur absence.

Les fermentations trouvent leurs conditions favorables réalisées à une certaine période de la plupart des affections gastriques. Les maladies des autres organes et certaines maladies générales sont capables de déterminer des troubles stomacaux pouvant être suivis des mêmes processus fermentatifs.

Aux symptômes de ces maladies, s'ajoutent des signes nouveaux, qui constituent le syndrome dyspeptique flatulent. D'autres effets pathologiques, qu'on peut considérer comme des complications, sont dus à la production de substances anomales, gaz, acides organiques, ptomaïnes, dont l'action porte sur l'estomac, l'intestin, le foie, l'état général, etc.

Les fermentations les plus habituelles sont la fermentation lactique, butyrique, alcoolique, acétique, albuminoïde.

Elles dégagent CO_2, H, H_2S ; CH_4 en petite quantité; quelquefois C_2H_4.

La direction de la fermentation paraît dépendre de causes multiples, mais surtout de [la nature du milieu fermentescible; la prédominance d'espèces particulières d'agents fermentatifs, leur activité, les associations microbiennes, la présence ou l'absence d'oxygène, la présence ou l'absence d'HCl, pourraient être regardées comme des conditions adjuvantes. Néanmoins chaque variété de fermentations peut s'observer dans tous les cas : elles peuvent se succéder ou coexister dans un même estomac, présentant un même chimisme.

Les expériences [de fermentations à l'étuve peuvent donner une idée de ce qui se passe dans l'estomac, et permettent de suivre la marche de la maladie. La vitesse et] l'intensité du dégagement gazeux, l'analyse des gaz, des acides organiques produits, l'examen des microorganismes qui ont pullulé pendant la fermentation, fournissent des indications pour le diagnostic et le pronostic de l'affection, et servent de complément à l'exploration clinique et à l'examen de la fonction chimique. De là découlent des indications thérapeutiques, auxquelles il faut ajouter celles que donne l'essai expérimental, sur les fermentations, de divers antiseptiques (salicylate de soude et acide salicylique principalement).

4° Chez les nerveux, et ordinairement chez les hystériques, on observe des phénomènes pathologiques, dans lesquels les gaz stomacaux sont en jeu. Ce sont : l'éructation hystérique, due à un spasme de la tunique musculaire de l'estomac ; — l'aérophagie ou déglutition involontaire d'air atmosphérique, déterminée par un spasme du pharynx, et que suit le rejet immédiat des gaz par éructation, ou l'accumulation plus ou moins prolongée de ceux-ci dans la cavité gastrique ; — la tympanite, dont nous avons reconnu deux formes : l'une avec exagération de la quantité des gaz dont l'air atmosphérique est la source principale, l'autre qui dépend du relâchement subit de la musculaire, avec distension de l'estomac par augmentation de volume des gaz sans augmentation de leur quantité, et non pas de l'exhalation gazeuse, ni de la contracture spasmodique du diaphragme.

5° Le traitement doit comprendre d'abord celui de la maladie primitive. Contre les fermentations gazeuses, trois indications sont à remplir : combattre la stagnation (par le régime, la diminution de la surcharge alimentaire, l'évacuation des résidus stagnants, l'excitation de la tonicité et de la motricité); lutter contre les processus fermentatifs (par les antiseptiques); traiter les symptômes déterminés par la présence des gaz dégagés, des acides et des substances toxiques engendrés.

Les phénomènes hystériques seront passibles presque uniquement du traitement général de la névrose.

BIBLIOGRAPHIE (1)

---

* Abelous. — Recherches sur les microbes de l'estomac à l'état normal. (Comptes rendus de l'Acad. des sciences, février 1889. Th. Montpellier 1889).

> Article : Albuminoïdes (in. Dict. de physiologie de Richet, 1895).

Alapy. — Des agents d'infection traumatique dans l'intestin. (Wiener med. Presse 1889.)

Arceus. — Obs. sur une tympanite hystérique. (Journal de méd., de chir. et de pharmacie de Paris, 1780).

* Aubert. — Déglutition de l'air atmosphérique (Lyon méd. 1894).

* Audhoui. — Du bruit de flot ou de clapotage stomacal. (Soc. méd. des hôpitaux 1883. — Gaz. des hôpitaux 1884 n° 147. — Bull. Acad. des sciences, 1884).

De Baker. — Les ferments thérapeuthiques, 1896.

* Baradat. — Etude sur le bruit de clapotement stomacal. (Th. Paris, 1884).

* Bardet. — Composition des gaz des éructations de la flatulence. (Soc. de médecine pratique, avril 1894).

---

(1) Les astérisques précédant les noms d'auteurs indiquent que nous avons consulté les textes originaux ; nous n'avons eu connaissance des autres travaux que par des analyses ou des comptes rendus.

P. Vauthey. 22

De Bary. — Organismes inférieurs dans le contenu de l'estomac. (Arch.für exp. Pathol. und Pharmak, 1886.)

Battelli. — Action de diverses substances sur les mouvements de l'estomac. (Acad. des sciences, 1896).

Baumel. — Maladie de l'appareil digestif, 1888.

Baumès. — Lettres sur les causes et les effets de la présence des gaz dans les voies digestives. (Paris, 1832, 1833). — Maladies venteuses, 1837.

Bayard. — Traité pratique des maladies de l'estomac 1862.

Beau. — Dyspepsie flatulente guérie par les eaux d'Alet. (Moniteur des hôpitaux, 1859).

Beaunis. — Eléments de physiol. humaine, 1881.

Béclard. — Traité élémentaire de physiologie, 1880.

Berslau. — Production et signification des gaz intestinaux chez les nouveau-nés. (Indiqué in Gaz. hebdomadaire, 1866).

Betz. — Memorabilien, 1864, 1869, 1874.

Bial. — Fermentations gastriques. (Société de méd. interne de Berlin, décembre 1895).

Bienstock. — Bactéries des fèces. (Fortschritte der Medicin, 1883).

Biernacki. — Deutsch. Arch. f. klin. Medicin, B^d IL.

Bizzozero. — Présence de bactéries dans les glandes du tube gastro-intestinal du chien. (Académie des sciences de Turin 1893).

Boas. — Sur la présence de H_2S dans l'estomac. (Deutsche med. Woch. déc. 1892, ; Centr. Bl. für innere medicin, janv. 1895).

Traitement médical de l'insuffisance motrice de l'estomac. (In Diagn. und Therapie der Magenkrank. IIe partie, 1895).

Contribution à l'insuff. mécanique de l'estomac. (Deutsche méd. Wochenschrift, 1894, n° 25).

Pathologie et thérapeutique des troubles moteurs de l'estomac. (Therap. Monatshefte, 1896 n°s 1,2).

Traitement médicamenteux de la fermentation gazeuse. (Résumé in Semaine méd. 1896, annexes).

Boerhave. — Aphorismes sur la manière de connaître et de guérir les maladies, 1787.

Boix. — Le foie des dyspeptiques. (Th. Paris, 1894).

* Bouchard. — Leçons sur les auto-intoxications, 1887.
    »   Thérapeutique des maladies infectieuses, 1889.

* Bouveret. — Aérophagie hystérique. (Rev. de méd. 1891).
    »   Traité des maladies de l'estomac, 1893).

* Boyer. — Sur l'emploi thérapeutique du suc gastrique. (Comptes rendus Acad. des sciences Paris, 1845).

* Brinton. — Maladies de l'estomac. (Traduit par Riant, 1870).

* Briquet. — Traité de l'hystérie, 1859.

* Broadbent. — Sur la dilatation de l'estomac. (Harveian Society, Londres 1893).

* Brochin. — Art. : Dyspepsie. (in Dechambre, 1885).

Bufalini. — Action de la bile et d'autres liquides organiques sur la levure de bière, 1875.

Bunge. — Lehrbuch der physiol. und patholog. Chemie, 1887, 1889.

* Cadet. — Essai sur la pneumatose gastro-intestinale des hystériques. (Th. Paris, 1871).

* Camescasse. — Dilatation d'estomac. Repas rares et copieux (Journal des praticiens 1896).

* Capitan et Moreau. — Recherches sur les microorganismes de l'estomac. (Soc. de biologie, janvier 1889).

Carius. — Eructations de gaz inflammables. (Verhandlungen des natur. Vereins zu Heidelberg, Bᵈ IV).
    »   Berl. Klin Wochenschrift, 1874 nᵒ 27.

* Carles. — Antisepsie du sous-nitrate de bismuth. (Annales cliniques de Bordeaux, février 1896).

* Charrin. — Poisons du tube digestif, 1896.

* Charrin et Roger. — Note sur l'action antiseptique de la bile. (Soc. de biologie, 1886).

* Chapuis. — Rôle chimique des ferments figurés. (Th. d'agrég. 1880).

* Chéron. — Relâchement des ligaments larges et dilatation

d'estomac chez les neurasthéniques. (Assoc. franç. pour l'avancement des sciences. Besançon 1893).

* CHEVILLOT. — Recherches sur les gaz de l'estomac et des intestins de l'homme à l'état de maladie. (Gaz. méd. de Paris, septembre 1833. Th. Paris 1833).

CHOMEL. — Traité des dyspepsies, 1857.

» Art. Pneumatose (in Dict. en 30 volumes, 1842).

* CLOZIER. — Sur un mode de déformation de l'estomac sans dilatation préalable. (Gaz. des hôpitaux, 1886).

COHN. — Influence du suc gastrique artificiel sur la fermentation acétique et lactique. (Zeitschrift f. physiol. Chemie, 1889. Dissertation inaug. Strasbourg, 1889).

* COLIN. — Physiologie comparée des animaux, 1871.

Comptes rendus Acad. des sciences, 1869.

* COMBALUSIER. — Pneumo-pathologie. (Trad. franç., 1754).

* CONTÉJEAN. — Pression négative dans l'abdomen. (Soc. de biol., févr. 1896).

* COUTARET. — Dyspepsie et catarrhe gastrique, 1890.

* CUFFER. — De l'atonie gastro-intestinale. (Bulletin méd. 1893).

CZERNY. — Beitraege zur oper. Chirur. Stuttgard, 1878.

* DALLEMAGNE. — Microbes du tube gastro-intestinal des cadavres. (Arch. de méd. expérim., mars 1895.)

* DAMASCHINO. — Maladies des voies digestives, 1880.

* DEBOVE ET RÉMOND. — Traité des maladies de l'estomac, 1894.

* DEGUÉRET. — Relations pathologiques du foie et de l'estomac. (Th. Paris, 1894).

DEJARDIN. — Gaz intestinaux. (Th. Paris, 1814).

* DENIAU. — Hystérie gastrique. (Th. Paris, 1883).

* DIDAY. — Pneumatose gastrique périodique. (Lyon médical, 1878).

* DUCLAUX. — Putréfaction et digestion. In chimie biol., 1883.

Germination sur un sol riche en matières organiques, mais privé de microbes. (Comptes rendus, t. 100, 1885).

Digestion sans microbes. Revues critiques. (Annales de l'Institut Pasteur, 1891, 1895, 1896).

* DUJARDIN-BEAUMETZ. — Traitement des maladies de l'estomac, 1891.

    »   Flatulence. (Soc. de méd. pratique,
* 15 mars 1894).

DUPLAY, — De l'ampliation morbide de l'estomac. (Arch. gén. de médecine, 1833).

DUNBAR. — Zeitschrift f. Hygiene, 1892.

EBERLE. — Numération des bactéries dans les fèces des nouveau-nés. (Centr. Bl. für Bakter. 1896 n° 1).

EBSTEIN. — Incontinenzia pylori. (Deutsches Archiv. fur klin.Medicin 1880.—Deutsche.médic.Wochenschrift,1882).

EICHORST. — Traité de pathologie interne. (Trad. franç, 1889).

EMMINGHAUS. — Berl. hlin. Wochenschriff, 1872, n°ᵇ 40. 41.

ESCHERICH. — Bactéries de l'intestin du nouveau-né et du nourrisson. (Fortschritte der Medicin, 1886.)

EWALD. — Fermentation stomacale et gaz brûlant avec une flamme jaune. (Reichert und Du Bois-Reymond's Archiv., 1872 n° 2).

    Ueber Magengaehrung, etc. (Reichert et Du Bois' Arch. 1874. — Archiv. für. Anat. u. Physiol, 1874).

    Pathologie de la digestion. (Trad. franç. 1888).

EWALD ET RUPPSTEIN. — Gaz de l'estomac chez l'homme. (Archiv für Anat. und Physiol. 1874. — Du Dois-Reymond's Archiv. 1875).

FALK. — Séjour des éléments infectieux dans le tube digestif. (Virchow's Archiv. Bᵈ 93).

FALKENHEIM. — Ueber Sarcina. (Arch. für exper. Pathol. und Pharmak, 1885).

FIENUS. — Traité sur les vents et flatuosités qui affligent le corps humain, 1682.

FODÉRÉ. — Essai théorique et pratique de pneumopathologie. Strasbourg, 1829.

** FONSSAGRIVES. — Pneumatose gastro-intestinale et son traitement. (Bulletin gén. de thérapeutique 1866).

Fournier. — Examen comparatif des diverses sortes de tympanites. (Paris, 1846).

P. Franck. — Tympanite intestinale, péritonéale, ascitique, 1842.

Franck. — Deutsche med. Wochenschrift, 1884.

* Frédériq et Nuel. — Eléments de physiologie humaine, 1868.

Frerichs. — Ueber sarcina ventriculi. Archiv. für. Anat. und Physiol. 1874.

* Gad et Heymans. — Traité de physiologie humaine. (Traduction française, 1895).

* Galippe. — Parasitisme normal. (Soc. de biologie, 25 janvier 1896).

Gaspard. — Dissertation physiologique sur la gazéification vitale. Paris 1812.

* A. Gautier. — Chimie biologique, 1892.

Gerardin. — Dissertation sur les gaz intestinaux. (Th. Paris, 1814).

de Giaxa. — Quantité des bactéries dans le tube gastro-intestinal de quelques animaux. (Journal intern. des Sciences méd. Naples, 1888).

* Gilbert. — Action de l'acide HCl sur les microbes. (Soc. de Biologie, 1894).

* Gilbert et Dominici. — Recherches sur le nombre des microbes du tube dig. (Soc. de Biologie, 1894)

Gillepsie. — $B.\ coli$ dans l'estomac. (Fortschritte der Medicin, 1884).

* Gilles de la Tourette. — Hystérie gastrique. (In Traité de l'hystérie, 1895).

* Glénard. — Dyspepsie nerveuse, 1885.

* Gley et Langlois. — Art. : Estomac (in Dechambre 1888).

Goodsir. — Vomissement périodique contenant des organismes végétaux d'une forme non décrite. (Edimbourg, med. et sc. J. 1842).

* Gouget. — Rôle de l'auto-intoxication dans la pathogénie des néphrites. (Gaz des hôp. 1895).

GRAVES. — De la tympanite dans les fièvres graves. (Dublin, Journal of medical Sc. t. VIII, 1831).

* GRUBY et DELAFOND. — Recherches sur des animalcules se développant en grand nombre dans l'estomac et les intestins. (Compte-rendu Acad. des Sc. de Paris, déc. 1843).

* GUÉNEAU DE MUSSY. — Des conditions mécaniques de la tympanite. (Gaz. hebd. de méd. et chir. 1866).

HAMBURGER. — Action du suc gastrique sur les bactéries pathogènes. (Cent. Bl. für klin. Medicin 1890. — Inaug. Dissert. Breslau, 1890).

HAMON. — Pneumatose gastro-intest. et son traitement par la ponction capillaire. (Th. Paris. 1878).

* HANOT. — Rapports du foie et de l'intestin en pathologie. (Arch. gén. de médecine, 1895, 1896. — Congrès de médecine de Bordeaux, 1895).

HARRIS. — Relations de certaines bactéries avec les processus digestifs. (Report of med. office to Societ. gov. Board. 1888-89).

* HAYEM. — Leçons de thérapeutique, 1893.

VAN HELMONT. — De flatibus, § 48.

HENRY. — Dilatation de l'estomac avec éructations de gaz inflammables. (London med. Record, 1874).

HEYNSIUS. — Renvois inflammables. (Weekbld. v. het. nederlandst. Eijdschr. voor Geneesk, 1874, n° 37).

HIPPOCRATE. — Aphorismes, section IV.

HIRSCHFELD. — Pflügers Archiv. Bd. 47.

HIRSCHLER. — Zeitsch. f. phys. Chemie, 1886.

* HIRTZ. — Pneumatose (in Jaccoud, 1880).

HOCHHAUS. — Gaz de l'estomac. (Berl. klin Wochenschrift, 1891).

HOFFMAN. — Médecine systématique raisonnée.

HOMMEL. — Journal des médecins suisses, 1884.

* HOPPE-SEYLER. — Fermentation stomacale et examen des gaz de l'estomac. (Deutsches Archiv. für klin Medicin, 1892. — Prag. med. Wochenschrift, 1892. — Mitteilung. im physiol. Verein, Kiel, 1893.

Examen du contenu stomacal, etc. (Münch. medic. Wochenscrift, 1895, n° 50).

* Hugounenq. — Leçons de chimie médicale. (Digestion), 1894.

Jaworski. — Accumulation de gaz dans l'estomac. (Przegl. lek. Krakow. 1883).

» Variété dans la constitution du suc gastrique. (VII Congress f. innere Medicin 1888).

Josat. — De la tympanite et de ses complications. (Th. Paris, 1840).

* Josué. — Ac. sulfoconjugués dans les urines et putréfactions intest. (Gaz. des hôpitaux, 1895).

Jurine (de Genève). — Mémoires de la Société de médecine, 1789.

Kabrehl. — Action du suc gastrique artificiel sur les microorg. pathogènes. (Arch. f. Hygiene, 1890).

Kast. — Evaluation de l'action antiseptique du suc gastrique. (Fortschrift zur Eroffnung des neuen allg. Krankenhauses, Hamburg, 1889).

* Kaufmann. — Bactériologie des fermentations stomacales. (Berl. klin. Wochensch. 1895).

» Un nouveau bacille lactique et sa présence dans l'estomac. (Wiener klin. Woch., 1895).

* Kayser. — Etude sur la fermentation lactique. (Ann. de l'institut Pasteur, 1894).

Kiamowski. — Propriétés bactéricides du suc gastrique. (Cent. Bl. f. Bakt. und Parasit. 1891).

Kiessling. — Le *B. coli commune*. (Hygienische Rundschau, 1893).

Klemperer. — Fonctions motrices de l'estomac. (Soc. de med. int. de Berlin, 1888).

Korak. — Gaz inflammables de l'estomac. (Deutsche med. Wochenschrift, 1880).

Kuhn. — Fermentation de la levure et formation de gaz combustibles dans l'estomac humain. (Zeitschrift f. klin. Medicin, 1892).

» La fermentation gazeuse dans l'estomac humain

(Deutsche med. Wochenschrift, 1892 n° 49, 50, et 1893 n° 15).

Kulniew. — Contribution à l'étude des auto-intoxications, 1891.

Kurloff et Wagner. — Action du suc gastrique humain sur les germes des maladies. (Centr. Bl. f. Bakt. und Parasit. 1890).

* Kuss et Duval. — Traité de physiologie, 1887.

Labric. — De la ponction abd. dans la tympanite. (Paris, 1852).

* Lacassagne. — Rôle de l'estomac comme réservoir d'air chez les plongeurs. (Lyon, 1887).

* Landois. — Traité de physiologie humaine, 1893.

Landouzy. — Traité complet de l'hystérie, 1846.

* Lasegue. — Flatulences. (In préface du traité de Brinton, 1870).

* Latour. — Causes, nature, diagnostic et traitement des gaz développés dans les voies digestives. (Bull. gén. de thérapeutique, 1846).

* Lesage. — Contribution à l'étude du *B. coli commune*. (Soc. de Biologie, 1892).

Leuret et Lassaigne. — Recherches physiol. et chim. pour servir à l'histoire de la digestion. (Paris, 1825).

Leuvenhoek. — Anat. et contempl. 1685.

 »   Œuvres complètes. (Leyde, 1722).

* Leven. — Des gaz de l'estomac et de l'intestin, et de la dyspepsie flatulente. (Gaz. hebd. Paris, 1877. — Acad. de méd. Paris, 1877).

 »   Gaz du tube gastro-intest. (Tribune méd. de Paris, 1878).

* Lévy. — Auscultation de l'épigastre. (Th. Paris, 1883).

Lewin. — Thymol, nouvel antiseptique et anti-fermentescible. (Arch. f. path. Anat. 1876).

Lockart-Gillespie. — Exp. sur le chimisme de l'estomac. (Soc. med.-chir. d'Edimbourg, 1893).

* Longet. — Traité de physiologie, 1861.

— 346 —

* Luton. — Art. Dyspepsie in Jaccoud, 1870.
  »   Art. Tympanite in Jaccoud, 1870.
* G. Lyon. — Clinique thérapeutique, 1895. Chap. : Dyspep-
  sies chroniques.

* Macaigne. — Le *B. coli commune* et son rôle dans la
  pathogénie. (Paris, 1892).
* Macé. — Fermentation alcoolique. (In Dict. de physiologie
  de Richet, 1895).
  »   Fermentation acétique. (In Dict. de physiologie).
Macfadyen, Nencki et Sieber. — Processus chimiques dans
  l'intestin grêle de l'homme. (Arch. f. exp. Pathol. 1894).
Mackensie. — Sur le traitement de la flatulence. (Practi-
  tionner, juillet 1895. -- Presse méd. août 1895).
* Magendie. — De la déglutition de l'air atmosph. 1815.
  »   Note sur les gaz intest. de l'homme sain.
  (Ann. de chimie et physique, 1816).
* Magendie et Chevreul. — Ann. de chim. et phys. 1814-1815.
* Main. — Dyspepsie motrice. (Bull. de thérapeut. 1892).
* Massy. — Electricité et massage dans la dilatation d'es-
  tomac. (Ann. de la polyclinique de Bordeaux, mars
  1896).
* A. Mathieu. — Art. Estomac in Dechambre, 1888.
  »   L'antisepsie gastro-intestinale. (Gaz. des
  hôp. 1893).
  »   Régime alimentaire dans le traitement des
  dyspepsies. (1894, p. 155, 289).
  »   Dilatation de l'estomac. (Gaz. des hôp.
  1895).
  »   L'examen extérieur de l'abdomen chez les
  dyspeptiques (Gaz. des hôp. 1896).
Mayer. — Lehrbuch der Gæhrungschemie.
Mayer M. — Ueber pneumatosen. (Wurzbourg, 1838).
Von Mehring. — Sur la fonction de la muqueuse gastrique.
  (XII° Congrès de méd. int. Wiesbaden, 1893).
Meister. — Suc gastrique et putréfactions intest. (Inaug.
  Dissert. Breslau, 1893).

Mestaier. — Sur la tympanite. (Paris, 1820).

B. Mester. — Suc gastrique et putréfactions intest. (Zeitschrift f. klin. Medicin, 1894).

Micheli. — Température des aliments et les fonctions gastriques. (Gaz. degli Ospedali e delle Clin., 1896).

Miller. — Processus de fermentations dans la digestion et bactéries articulées qui y contribuent. (Deutsche med. Woch., 1885 n° 40, 1886 n° 8).

» Sur quelques bactéries articulées donnant des gaz dans l'estomac. (Deutsche med. Woch., 1888).

» Les microorganismes de la bouche. (Leipzig, 1889).

* Mills. — Action de la salive et du suc gastrique sur les bactéries. (Ann. des sc. méd. et nat. de Bruxelles, 1896, n° 3).

* Milne-Edwards. — Traité de physiologie, 1862.

* Minkoswski. — Production de gaz dans l'estomac. (Mitt. aus der med. Klin. zu Konigsberg, 1888, Leipzig).

* Miquel. — Organismes vivants de l'atmosphère. (Th. de Paris, 1883).

Moritz. — Münch. med. Wochenschrift, 1891, n°° 1 et 2.

* Naught. — Dilatation de l'estomac avec éructations de gaz inflammables. (Bristish med. Journal 1890).

» Fermentation gazeuse stomacale. (Deutsche med. Wochenschrift, 1893).

* Naunyn. — Relations des fermentations de l'estomac avec l'insuffisance mécanique. (Deutsch. Arch. f. klin. Med. 1882).

Neisser. — La migration des microbes à travers les parois intest. (Ann. de l'Institut Koch, 1896).

Neitzky. — Digestion sans microbes. (Soc. des méd. russes, janvier 1896).

Nencki. — Digestion sans bactéries. (Arch. f. exp. Pathol. und Pharmak. 1886).

» » » Ejenedelnik, 1896).

Von Noorden. — Transformations des aliments dans les maladies de l'estomac. (Zeitschrift f. klin Medicin, 1890).

Nuttal et Thierfelder. — La nutrition sans microbes.. (Zèitsch. f. physiol. Chemie, 1895, 1896).

* Obici. — Association de diverses formes dégénératives ; éructations hystériques. (Atti dell' Acad. d. sc. med. e natur. in Ferrara, 1895).

Oppler. — Sur la sarcine (Münch med. Wochenschrift, 1894). » Contenu stomacal dans le cancer. (Deutsche med. Wochenscrift, 1892, 1895).

Oser. — Les causes de la dilatation d'estomac. (Wiener Klin. 1881. — Deutsche med. Wochenschrift, 1882).

* Paschutin. — Influence des sucs dig. sur la fermentation butyrique. (Pflügers Arch. 1873. — Archives de physiologie, 1875).

Penzoldt. — La dilatation de l'estomac. (Br., Erlangen, 1875).

* Perdrix. — Fermentations produites par un microbe anaérobie de l'eau. (Ann. de l'Institut Pasteur, 1891).

* Perroncito. — De la transmission du charbon par les voies digestives. (Archives italiennes de biologie, 1884).

* Piorry. — Gaz contenus dans les cavités abd. et ponction du ventre. (Bull. de l'Acad. de méd., nov. 1871).

Pisani. — Flamma ex ventriculo. (Misc. Acad. natur. curios. Lips, 1670. — Collection Acad. de méd. Dijon, 1755).

* Pitres. — Des éructations hystériques. (Progrès méd. 1895, n° 2).

Planer. — Les gaz du tube digestif. (Berl. d. k. Acad. d. Wissenchaften. Wien, 1860. — Wiener Sitzungsberichte, 1860.)

Poengsen. — Sur les gaz inflammables de l'estomac. (Dissert. Strasbourg, 1879.)

D. Popoff. — Epoque d'apparition et propagation des microbes dans le canal dig. des animaux. (Vratch, 1891. Centr. Bl. f. Bakt. und Parasit., 1892, XI.)

Popoff. — Sténose pylorique avec dilatation et éructations de gaz combustibles. (Berl. klin. Wochenschfrit, 1870.) Production du gaz des marais. (Pflüger's Archiv. X.)

Portal. — Pneumatie, 1825.

Posajni. — Sécrétion de gaz chez un chien affamé. (Saint Pétersbourg, 1886.)

Prazmowski. — Développement et activité fermentative de quelques espèces bactériennes. (Leipzig, 1880.)

Priestley. — Obs. de tympanite hystérique. (Med. Times and Gazette, 1858.)

Quincke. — Avalement d'air. (Verhandlung des Congr. f. innere Med., 1889.)

Raczyski. — Sur les microorganismes du canal digestif. (Cent. Bl. für Bakt. und Paras., 1889.)

* Riegel. — Hypersecretio continua ventriculi. (Deutsche med., 1892.)

Die Erkrankungen des Magens. (Wien, 1896.)

* Rippoll. — Pneumatose gastro-intest. et son traitement. (Bull. gén. de thérapeut., 1866.)

* A. Robin. — Formes aiguës de l'hypersthémie gastrique. (Bull. méd., 1893.)

Trait. des troubles gastriques dus aux fermentations anomales de l'estomac. (Bull. gén. de thérapeutique, 1896, nᵒˢ 10 et 11.)

* Roger. — Fermentations et putréfactions intestinales. (Gaz. des hôp., 1888.)

Les poisons putrides. (In Pathol. gén. de Bouchard, 1896, t. I.)

Rosenheim et Richter. — Production d'ac. lactique dans l'estomac. (Zeitschrift f. klin. Med. XXVIII.)

Rumo et Ferranini. — Riforma medica, 1889.

Sanarelli. — Salive humaine et microorganismes de la cavité buccale. (Rivista clinica, 1891.)

W. Schild. — Présence de microbes dans l'intestin du nouveau-né avant toute alimentation. (Zeitschrift f. Hygiène, 1895).

Mˡˡᵉ Schipiloff. — Arch. des Sc. physiques et naturelles de Genève, 1889.

Schlesinger et Kaufmann. — Sur un bacille produisant l'ac. lactique ; sa présence dans l'estomac. (Wiener klin. Rundschau 1895, n° 15.)

Schüle. — Sécrétion et motilité de l'estomac normal. (Zeitschrift f. klin. Medicin, XXVIII, XXIX).

Schultze. — Formation de gaz inflammables dans l'estomac. (Berl. klin. Wochenschrift, 1874).

Schultzen. — Travaux du laboratoire de chimie. (Reichert und Du Bois Archiv, 1864.)

* Scohy. — Hygiène alimentaire dans la thérapéut. des maladies, 1890.

* G. Sée. — Dyspepsies gastro-intestinales, 1881.

* G. Sée et A. Mathieu. — Dilatation atonique de l'estomac. (Revue de méd., 1884.)

Seifert. — Jahrbuch f. Kinderheilkunde, 1891.

Senator. — Berlin. klin. Wochenschrift, 1868, n° 21.

Sieber. — Journal f. prakt. Chemie, 1879.

* Sigaud. — Troubles fonctionnels mécaniques de l'appareil digestif, 1894.

* Soulier. — Traité de thérapeutique. 1890 (t. II, p. 279, 341).

Spalanzani. — Exp. sur la digestion. (In Opusc. de physique végétale et animale, Genève, 1873.)

Stadelmann. — Action des alcalins sur les transformations élémentaires. (Stuttgard, 1890.)

Stahl. — Diss. de flatulentia. (Halle, 1708.)

Steele. — L'indigestion dans ses rapports avec les gaz de l'estomac. (Dublin Journal Med. Sc., 1843.)

Stein. — Fonction de l'abdomen dans la pneumatose gastro-intest. (Deutsch. Arch. f. klin. Med., 1869.)

Strassburg. — Sur la topographie de l'expansion des gaz. (Pflüger's Archiv. VI.)

* H. Strauss. — Vomissement à trois couches et gaz de l'estomac. (Berl. klin. Wochenschrift. 1894.)

Fermentations gastriques et leur signification diagn. (Zeitsch. f. kl. Med., 1894.)

Production d'H_2S et d'indol dans l'estomac humain. (Berl. kl. Wochen., 1896.)

Sur le contenu de l'estomac. (Zeitschrift f. klin. Medicin, 1896.)

* Strauss et Wurtz. — De l'action du suc gastrique sur quelques microbes pathogènes. (Arch. de méd. expérim. 1889.)

Szego. — Bactéries intest. du nouveau-né et de l'enfant. (Gyogyaszat, 1895.)

Tappeiner. — Recherches comparatives sur les gaz de l'intestin. (Zeitschrift f. physiol. Chemie, VI, p. 303.)

La digestion de la cellulose. (Berichte d. deutschen chem. Gesellschaft. XV, p. 999.)

Thielmann. — Pneumatose stomacale. (Med. Ztg. Russlands, Saint-Pétersbourg, 1847.)

* Teissier. — Rapports de l'intestin et du foie en pathologie. (Congrès de méd., Bordeaux, 1895.)

* Tournier. — Bruit de glouglou rythmé par la respiration. (Province méd., 1896, n° 27.)

* Valmyre. — Rôle antiseptique du milieu stomacal. (Th. Bordeaux, 1895.)

* De Varigny. — La vie aseptique. (Méd. moderne, 1896, n° 6.)

* Verhoogen. — Tympanisme et météorisme abd. des hystériques. (Merc. méd. 1895).

Les troubles digestifs des hystériques (Ann. des Sc. méd. et nat. de Bruxelles, 1896, n° 1-2.)

* Viault en Jolyet. — Traité de physiologie, 1889.

* Vignal. — Microbes de la bouche et des matières fécales. (Arch. de physiologie, 1887, p. 286, 495).

* Vulpian. — Cours de physiologie, 1874.

Waldenburg. — Gaz combustibles, 1864.

Dyspepsie flatulente guérie par le charbon. (In Allgem. med. Centr. Ztg, 1868.

Wasbutzki. — Influence des ferment. gastriques sur les processus de putréfactions dans l'intestin. (Arch. f. exp. Pathol. und Pharmak, 1889).

Wesenèr. — Beitraege zur Lehre von der Fütterungs Tuberculose. (Fribourg, 1885).

R. Wild. — Le charbon comme agent thérapeutique. (The
med. Chronicle, 1896).

* Willième. — Des dyspepsies dites essentielles, 1868.

* Wissel. — Fermentation gazeuse dans l'estomac humain.
(Zeitsch. f. phisiol. Chemie, 1895).

* Wundt. — Eléments de physiologie humaine. (Trad. fr.,
1872).

* Wurtz. — Chimie biologique 1884.

* Zantiotis. — Pneumatose stomacale. (Gaz. hebd. de méd. et
chir., 1886, n° 16).

Zasjadko. — Dilatation stomacale et gastroptose par développement de gaz combustibles. (Vratch. Saint-Pétersbourg,
1889).

* Zawadzki. — Présence de H²S dans l'estomac dilaté. (Centr.
Bl. f. innere Medicin, 1894).

* Zawadzki et Solman. — Un cas de chirurgie de l'estomac.
(Deutsche med. Wochenschrift, 1894, n° 8).

Ziemke. — Influence de HCl sur les putréfactions intest. (Th.
Halle, 1893).

X... (A. D.) — Art. Météorisme in Dict. Dechambre.

X... (D.) — Art. Flatulence.   »   »   »

X... — Art. Amylacés. (Dict. de physiologie de Richet, 1896).

X... — Les gaz inflammables de l'estomac. (Revue scientifique, 1887, n° 7. — British med. Journal, 27 fév.
1886.

— Discussion sur l'antisepsie gastro-intest. (Soc. de thérapeut., 1895, 1896).

TABLE DES MATIÈRES

P. Vauthey.   23

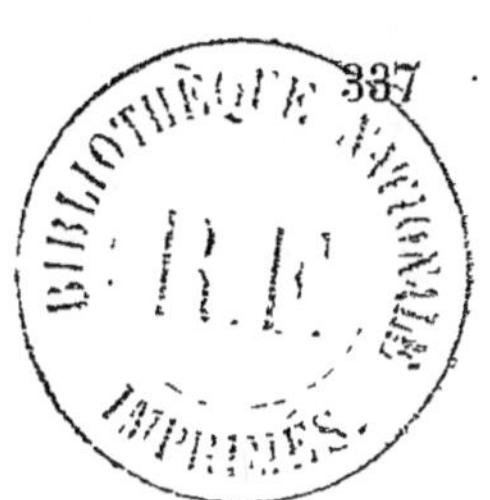